Rheumatologie in Kürze

Klinisches Basiswissen für die Praxis

Herausgegeben von   Niklaus J. Gerber
Beat A. Michel
Alex K. L. So
Alan Tyndall
Thomas L. Vischer

Mit Beiträgen von
D. Frey
M. Gamper
N. J. Gerber
J.-C. Gerster
Ch. Heinz
M. Mäder

B. A. Michel
H.-P. Rentsch
G. Rivier
A. K. L. So
A. Tyndall
Th. L. Vischer

62 Abbildungen, 26 Tabellen

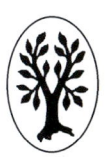

1998
Georg Thieme Verlag
Stuttgart · New York

Einbandgestaltung: Martina Berge, Erbach-Ernsbach

Wichtiger Hinweis: Wie jede Wissenschaft ist die Medizin ständigen Entwicklungen unterworfen. Forschung und klinische Erfahrung erweitern unsere Erkenntnisse, insbesondere was Behandlung und medikamentöse Therapie anbelangt. Soweit in diesem Werk eine Dosierung oder eine Applikation erwähnt wird, darf der Leser zwar darauf vertrauen, daß Autoren, Herausgeber und Verlag große Sorgfalt darauf verwandt haben, daß diese Angabe **dem Wissensstand bei Fertigstellung des Werkes** entspricht.

Für Angaben über Dosierungsanweisungen und Applikationsformen kann vom Verlag jedoch keine Gewähr übernommen werden. **Jeder Benutzer ist angehalten,** durch sorgfältige Prüfung der Beipackzettel der verwendeten Präparate und gegebenenfalls nach Konsultation eines Spezialisten festzustellen, ob die dort gegebene Empfehlung für Dosierungen oder die Beachtung von Kontraindikationen gegenüber der Angabe in diesem Buch abweicht. Eine solche Prüfung ist besonders wichtig bei selten verwendeten Präparaten oder solchen, die neu auf den Markt gebracht worden sind. **Jede Dosierung oder Applikation erfolgt auf eigene Gefahr des Benutzers.** Autoren und Verlag appellieren an jeden Benutzer, ihm etwa auffallende Ungenauigkeiten dem Verlag mitzuteilen.

*Die Deutsche Bibliothek –
CIP-Einheitsaufnahme*

Rheumatologie in Kürze : 26 Tabellen / hrsg. von Niklaus J. Gerber ...
Mit Beitr. von D. Frey ... -

© 1998 Georg Thieme Verlag
Rüdigerstraße 14
D-70469 Stuttgart

Printed in Germany
Satz: Gulde-Druck
D-72072 Tübingen
Druck: Druckhaus Götz
D-71636 Ludwigsburg

ISBN 3-13-112431-8   2 3 4 5 6

Geschützte Warennamen (Warenzeichen) werden **nicht** besonders kenntlich gemacht. Aus dem Fehlen eines solchen Hinweises kann also nicht geschlossen werden, daß es sich um einen freien Warennamen handele.

Das Werk, einschließlich aller seiner Teile, ist urheberrechtlich geschützt. Jede Verwertung außerhalb der engen Grenzen des Urheberrechtsgesetzes ist ohne Zustimmung des Verlages unzulässig und strafbar. Das gilt insbesondere für Vervielfältigungen, Übersetzungen, Mikroverfilmungen und die Einspeicherung und Verarbeitung in elektronischen Systemen.

Vorwort

Rheumatische Krankheiten gehören heute zu den kostspieligsten Faktoren des Gesundheitswesens. Rechtzeitiges Erkennen, rationale Diagnose und effizientes Behandeln sind deshalb nicht nur aus medizinischen, sondern auch aus Kostengründen angesagt. Im Gleichschritt mit dem enormen Wissenszuwachs der letzten Jahre hat sich der Umfang der meisten rheumatologischen Lehrbücher derart vermehrt, dass sie größtenteils den Charakter imposanter Nachschlagewerke angenommen haben.

Seitens der Medizin-Studierenden und der praktizierenden Ärzteschaft wurde deshalb der Ruf nach Neufassung des bewährten und kurzgefassten „Grundrisses der Rheumatologie" unüberhörbar.

Das Bundesamt für Gesundheit begrüßt und unterstützt die vorliegende Neufassung. Es gratuliert den Autoren nicht nur zum erreichten Konsens, sondern auch dafür, dass es ihnen gelungen ist, die im ärztlichen Alltag relevanten Fakten auf erstaunlich geringen Umfang zu reduzieren. Nicht zuletzt dankt es ihnen aber auch dafür, dass sie durch Verzicht auf Autoren-Honorare den Studierenden und praktizierenden Ärztinnen und Ärzten wiederum ein kostengünstiges Lehrmittel zur Verfügung stellen. Es wünscht der neuen „Rheumatologie in Kürze" eine rasche Verbreitung und ist überzeugt, damit im Kampf gegen rheumatische Leiden der Bevölkerung gute Dienste zu leisten.

Prof. Dr. med. Thomas Zeltner
Direktor des Bundesamtes für Gesundheit

Vorwort

Rheumatologie wird von uns als die Medizin des Bewegungsapparates sowie der Autoimmunerkrankungen verstanden, die neben anderen Organen auch den Bewegungsapparat betreffen. Somit ist Rheumatologie ein Spezialfach für degenerative, metabolische, entzündliche, funktionelle und psychosomatische Störungen des Bewegungsapparates.

Rheumatische Störungen sind häufig und verursachen hohe Abklärungs-, Behandlungs- und Rentenkosten. In der hausärztlichen Praxis präsentiert etwa jeder 4. Patient ein rheumatologisches Problem.

Die meisten Lehrbücher der Rheumatologie sind enorm umfangreich geworden und haben eher den Charakter von Nachschlagewerken angenommen. Um dem Medizinstudenten, dem Arzt für Allgemeinmedizin, dem Allgemeininternisten und anderen Interessenten das unerläßliche Rüstzeug in kurzer und lesbarer Form zur Verfügung zu stellen, haben wir den beliebten, aber überholungsbedürftigen „Grundriß der Rheumatologie" aus dem Jahre 1985 neu verfaßt und umbenannt.

Diese Neuauflage stellt einen Konsens der 5 Fachverantwortlichen für Rheumatologie an den Schweizer Universitäten dar. Erarbeitet wurde er im Auftrag der Eidgenössischen Rheumakommission des Bundesamtes für Gesundheit. Wir danken dessen Direktor, Prof. Dr. Thomas Zeltner, für die Förderung und Unterstützung.

Bern, im Sommer 1998 *Niklaus J. Gerber*

Danksagung

Die Realisierung dieses Lehrbuches wurde nur durch die tatkräftige Mithilfe zahlreicher Mitarbeiter möglich.

Für die kritische Durchsicht einzelner Kapitel und für wertvolle Anregungen danken die Autoren folgenden Kollegen: Dr. med. Andrea Badaracco (Bern), PD Dr. med. Christine Beyeler (Bern), Dr. med. Pius Brühlmann (Zürich), Dr. med. Paul Hasler (Basel), Prof. Dr. med. Michael Seitz (Bern) und Dr. med. Robert Theiler (Aarau).

Die Übersetzung der deutschsprachigen Kapitel ins Französische und deren sprachliche Homogenisierung realisierte Prof. Dr. med. Yves Saudan (Lausanne) auf subtile und professionelle Art. Die Übersetzung englischer und französischer Kapitel ins Deutsche besorgten Dr. med. Jürg Burgherr (Bern), Dr. med. Urs Gäumann (Bern), Dr. med. Walter Nef (Bern), und Dr. med. Anne Veraguth (Genf). Die sprachliche Überarbeitung aller deutschen Texte verdanken wir Cand. med. U. Nicolas Gerber (Genf).

Für Graphikvorlagen danken wir Herrn Ueli Kleboth (Wissenschaftlicher Zeichner, Rheumaklinik, Universitätsspital Zürich). Frau Anne-Marie Gräub (Photographin, Rheumatologische Universitätsklinik Bern) besorgte die Photographien.

Für die sekretarielle Koordination sind wir Frau Esther Wyler zu großem Dank verpflichtet. Sie wurde unterstützt von Frau Maya Sprunger (Bern), Frau Maya Keiser (Bern), Frau Paula Meneghenello (Basel), Frau Sylvianne Rochet (Genf), Frau Anna-Marie Harter (Zürich), Frau Françoise Collaros (Lausanne), Frau Christiane Guyot (Lausanne) sowie Frau Anne-Christine Pichard-Borello (Lausanne).

Ein spezieller Dank gilt schließlich dem Thieme Verlag und seinen Mitarbeitern, namentlich Herrn Dr. med. Markus Becker, Programmplaner, und Herrn Rolf Dieter Zeller, Hersteller, für die sehr ansprechende Gestaltung.

Anschriften

Dr. med. Dieter Frey
Oberarzt
Rheumatologische Universitäts-
klinik
Felix-Platter-Spital
CH-4056 Basel

Markus Gamper
Schweizerische Invalidenversi-
cherung, Direktor IV-Stelle Bern
CH-3001 Bern

Prof. Dr. Niklaus J. Gerber
em. Direktor und Chefarzt
Rheumatologische Universitätsklinik
CH-3010 Bern

Prof. Dr. med.
Jean-Charles Gerster
Service de Rhumatologie
CHUV
CH-1011 Lausanne

Dr. med. Christoph Heinz
Schartenrainstraße 40a
CH-5400 Baden

Dr. med. Mark Mäder
Chefarzt
REHAB Basel
Zentrum für Querschnitts-
gelähmte und Hirnverletzte,
Schweizerisches Paraplegiker-
zentrum Basel
Im Burgfelderhof 40
CH-4055 Basel

Prof. Dr. med. Beat A. Michel
Direktor und Chefarzt
Rheuma-Klinik und Institut für
Physikalische Medizin
Universitätsspital
CH-8091 Zürich

Dr. med. Hans-Peter Rentsch
Leitender Arzt für Rehabilitation
Kantonsspital
CH-6000 Luzern

Dr. med. Gilles Rivier
Chef-de-clinique
Service de Rhumatologie
CHUV
CH-1011 Lausanne

Prof. Dr. med. Alex K. L. So
Médecin-chef
Service de Rhumatologie
CHUV
CH-1011 Lausanne

Prof. Dr. med. Alan Tyndall
Vorsteher
Rheumatologische Universitäts-
klinik
Felix Platter-Spital und Kantons-
spital
CH-4012 Basel

Prof. Dr. med. Thomas L. Vischer
Médecin-chef de Service
Division de Rhumatologie,
Hôpital cantonal universitaire
CH-1211 Genève 14

Inhaltsverzeichnis

1. Klinische Untersuchungstechnik 1
N. J. Gerber

Anamnese 1
Anamnesegliederung 1
Jetziges Leiden/aktuelle Probleme 1
Aktuelle Systemanamnese 2
Weitere persönliche Anamnese 3
Medikamentenanamnese 3
Sozialanamnese 3
Familienanamnese 3
Schmerzcharakteristika 4
Schmerzlokalisation und -austrahlung 5
Schmerzanaloge 6
Schmerzquantifizierung 6
Schmerzverstärkende/schmerzauslösende Umstände 7
Schmerzlindernde Mechanismen 7
Schlafanamnese 8

Problemorientierte klinische Untersuchung 8
Klinische Globaltests 9
   Gangstörungen 10
Gezielte klinische Tests des Bewegungsapparates 13
   Gezielte Beweglichkeitsprüfung der Gelenke in 2 Schritten 14

Beweglichkeitsmessung mit Neutral-0-Durchgangsmethode . 14
Muskelkraftsemiquantifizierung 15
Untersuchung bei Rückenschmerzen 16
Untersuchung bei Schulterschmerzen 24
Untersuchung bei Ellenbogenschmerzen 27
Untersuchung bei Handproblemen 28
Untersuchung bei Hüft-, Oberschenkel- und Knieproblemen 32
Untersuchung des Sakroiliakalgelenks 34
Kniegelenkuntersuchung 36

Untersuchung des Fußes 38
Gelenkpunktion – Gelenkaspiration (Arthrozentese) 40
Synoviauntersuchungen 42

2. Arthrosen 43
B. A. Michel

Epidemiologie, Ätiopathogenese 43
Symptome, Befunde 44
Labor 45
Behandlung 45
Verlauf, Prognose 46

Koxarthrose 47

Gonarthrose 49

Fingerarthrose 51

Hallux-valgus-Arthrose 52

3. Kristallablagerungskrankheiten 55
J. Ch. Gerster

Gicht 55

Pyrophosphatablagerungskrankheit 62

Hydroxyapatitkrankheit 69

4. Rheumatoide Arthritis 73
N. J. Gerber

Definition, Epidemiologie 73
Ätiologie 73
Pathologie 74
Klinik 78
Klassifikationskriterien 80
Differentialdiagnose 80

Radiologische Befunde 81
Labor 81
Verlauf, Prognose 84
Therapie 85

5. Konnektivitiden („Kollagenosen") 88

A. K. L. So und G. Rivier

Systemischer Lupus erythematodes (SLE) 88

Sjögren-Syndrom 98

Systemische Sklerose (Sklerodermie) 102

Polymyositis/Dermatomyositis 105

Mischkonnektivitis (Sharp-Syndrom) 110

Vaskulitiden 112
Polymyalgia rheumatica und Riesenzellenarteriitis 113
Panarteriitis nodosa 116
Wegener-Granulomatose 118

6. Spondyloarthritiden 121

A. Tyndall und D. Frey

Spondylitis ankylosans (Morbus Bechterew) 123
Epidemiologie 123
Klinik 123
Komplikationen 125
Radiologische Befunde 126
Labor 128
Behandlung 128

Psoriasisassoziierte Arthritis 129
Klinische Formen 129
Labor 130
Behandlung 131

Arthropathien bei chronisch entzündlichen Darmerkrankungen 131

7. Mikrobielle Arthritiden ... 132

A. Tyndall, D. Frey und Th. L. Vischer

Infektiöse Arthritis ... 132
Erregerspektrum ... 133
Klinik ... 133
Labor ... 134
Radiologische Befunde ... 135
Behandlung ... 136
Spezielle Gelenkinfektionen ... 137
    Tuberkulöse Arthritis ... 137
    Brucellenarthritis ... 138
    Borrelienarthritis (Lyme-Arthritis) ... 138

Reaktive Arthritis ... 139
Rheumatisches Fieber ... 140
Reaktive Arthritis nach intestinalem oder urogenitalem Infekt ... 142

Virale Arthritis ... 144

8. Rheumatologische Probleme beim Kind ... 145

A. Tyndall und D. Frey

Juvenile Arthritiden ... 145
Juvenile chronische Arthritiden ... 146
    Systemische Form (Morbus Still) ... 146
    Polyartikuläre Form ... 148
    Oligoartikuläre Form Typ I ... 149
    Oligoartikuläre Form Typ II ... 151
Juvenile rheumatoide Arthritis ... 152
Juvenile psoriasisassoziierte Arthritis ... 153
Therapie der juvenilen chronischen Arthritiden ... 154

Weitere Störungen am kindlichen Bewegungsapparat ... 155
Kindliches Beinschmerzsyndrom ... 155
Syndrom der benignen Gelenkhyperlaxität ... 155
Idiopathische Osteonekrosen, Osteochondrosen und andere Probleme ... 156
Osteoidosteom ... 157
„Hüftschnupfen", transiente Synovitis des Hüftgelenks ... 159
Femoropatelläre Schmerzsyndrome ... 159

9. Schmerzsyndrome des Rückens 161
Th. L. Vischer

Häufigkeit	161
Nomenklatur	161
Psychosoziale Aspekte	161
Ursachen	162
Symptome, Befunde	163
Praktisches Vorgehen	164
Therapie	165
Wiederaufnahme der Alltagsaktivität	166
Spezielle Situationen zervikaler Rückenschmerzen	167
Thorakale Rückenschmerzen	167
Radiologische Merkmale	168
Radikuläre Syndrome	170
Enger Spinalkanal	172
Statische Rückenschmerzen	172
Intervertebralgelenkschmerzen	172
Spondylose, Olisthese	173
Osteochondrosis juvenilis, Skoliosen	173
Spondylodiszitis, viszerogene	175

10. Knochenerkrankungen 177
N. J. Gerber

Osteoporose 177

Klassifikation	178
Anamnese	179
Klinik	180
Labor	180
Knochenumbaurate	181
Blutuntersuchungen	182
Radiologische Befunde	183
Behandlung	184
Prognose, Verlauf	187

Osteomalazie 189

Osteitis fibrosa/Hyperparathyreoidismus 192

Osteitis deformans Paget 193

Erbliche Defekte der Kollagensynthese 196

Tumorbefall des Knochens 196

11. Weichteilrheumatische Syndrome 198
B. A. Michel

Periarthropathie der Schulter 198

Insertionstendopathien (Enthesiopathien) 202
Epikondylopathie des Ellenbogens (Epicondylopathia humeri lateralis, „Tennisellenbogen") 203
Periarthropathie der Hüfte (Periarthropathia coxae) 203

Sehnen- und Sehnenscheidenentzündungen 204
Tendovaginitis de Quervain 204
Peritendinitis der Achillessehne 205

Fibromyalgiesyndrom 205

Nerveneinklemmungssyndrome 208
Karpaltunnelsyndrom 208
Algodystrophie 209

12. Behandlungsprinzipien 212
N. J. Gerber

Grundsätzliche Fragen vor Behandlungsbeginn 212

Patienteninformation 213

Wann sollen Analgetika, wann nichtsteroidale Antiphlogistika (NSA) eingesetzt werden? 214

Kortikosteroide 223

Strategie der Dosisreduktion 226

Psychopharmaka 226

Myorelaxanzien 226

Schmerzstillende physikalische Therapien 227

Ergotherapie 227

Orthesen 227

Fortbewegungshilfen 227

Ärztliche Führungs- und Stützgespräche 228

13. Krankheitsfolgen und Rehabilitation: Definitionen, Kriterien, Assessment 229
N. J. Gerber, Ch. Heinz, M. Gamper, M. Mäder und H.-P. Rentsch

Internationale Klassifikation der Schädigungen, Fähigkeitsstörungen und Beeinträchtigungen (IKSFB) 229
Schädigung (englisch: impairment) 230
Fähigkeitsstörung (englisch: disability, functional limitation) 230
Beeinträchtigung (englisch: handicap) 231
Testverfahren 232
   Quantifizierung von Krankheitsauswirkungen 232
   Quantifizierung von Schmerzen 232
   Quantifizierung von Fähigkeitsstörungen im Alltag 232
   Erfassung des globalen Gesundheitszustands 233
   Quantifizierung der Muskelkraft 234

Assessmentmethoden für die Erfassung der Berufsfähigkeit .. 234

Klassifizierung der häufigsten Behinderungsarten 237

Definitionen 237
   Arbeitsunfähigkeit 237
   Erwerbsunfähigkeit 237
   Valideneinkommen 238
   Invalideneinkommen 238
   Krankheitsfremde Faktoren 238
   Krankheitsbezogene Faktoren 238
   Rehabilitation 239
   Nachbehandlung 239

Glossar 241

Weiterführende Handbücher 246

Sachverzeichnis 247

1. Klinische Untersuchungstechnik

N. J. Gerber

Anamnese

Die Art der Anamneseerhebung ist für folgende Fragen entscheidend:

- Gelingt es, das Vertrauen des Patienten zu gewinnen, den Kern seiner Probleme zu erkennen (körperlich, psychisch, sozial)?
- Gelingt es entscheiden zu können, welche körperlichen Untersuchungen vorerst nötig sind (Beschränkung auf Bewegungsapparat, internistischer Ganzkörperstatus, psychosoziale Exploration, Fokussierung auf bestimmte Organsysteme)?
- Gelingt es abschätzen zu können, ob es sich um ein relativ kleines Problem (mit entsprechend beschränktem Untersuchungsbedarf) oder um ein großes Problem (mit der Notwendigkeit ausgedehnterer Untersuchungen) handelt?

Die gute Anamnese erfolgt patientenorientiert, problemorientiert und zeitökonomisch. Mit geeigneter Anamnesetechnik wird 2 Hauptgefahren jeder Anamnese begegnet:

- Uferlosigkeit (Verlieren in Einzelheiten),
- ärztliches Danebenlenken (ständiges ärztliches Unterbrechen durch gezielte Fragen im Stile eines Untersuchungsrichters).

Beide Hauptgefahren führen zu Frustration und vernebeln den Blick auf das Wesentliche.

Anamnesegliederung

Jetziges Leiden/aktuelle Probleme

Hier lohnt es sich, folgende *goldene Regeln* der Anamnesetechnik anzuwenden:

Offene ungezielte Fragen stellen. Welches sind Ihre aktuellen Probleme? Was plagt Sie aktuell am meisten? Was führt Sie zu uns?

Den Patienten etwa 5 Minuten sprechen lassen, ohne ihn zu unterbrechen und ohne lenkende Gegenfragen zu stellen. Die wichtigsten Informationen fließen meist während der ersten 5 Minuten, sofern man den Patienten nicht durch gezielte Gegenfragen unterbricht.

Stockende Information in Fluß bringen. Durch offene, nicht gezielte Aufforderungen: „Erzählen sie bitte weiter!" Oder ganz einfach: „Weiter!"

Ergänzende Fragen stellen. Zur Präzisierung des aktuellen Problems. Schmerzen und andere Symptome können differenzierter erfaßt werden unter Zuhilfenahme der auf den S. 4–8 beschriebenen Kriterien.

Aktuelle Systemanamnese

Mit der aktuellen Systemanamnese wird die krankhafte Mitbeteiligung anderer, nicht schmerzbetroffener Organsysteme erfaßt. Dies ist besonders wichtig bei systemischen Konnektividen (z. B. rheumatoider Arthritis), aber auch bei Infekten, Neoplasien usw.

Zunächst wird in verständlicher Sprache nach den *Allgemeinsymptomen* wie Krankheitsgefühl, Müdigkeit, Inappetenz, Gewichtsverlust, Fieber, Nachtschweiß, Schlafstörungen gefragt.

Anschließend werden systematisch die relevanten extraskelettalen Organe kurz angesprochen. Bezüglich der *Augen* interessieren durchgemachte oder aktuelle Entzündungen, z. B. Konjunktivitis, Iridozyklitis, Episkleritis, Visusstörungen in Form einer Amaurosis fugax oder Trübungen der brechenden Medien, wie „Nebelsehen".

Erkrankungen von *Haut, Haaren, Nägeln und Schleimhäuten* stellen häufig Begleiterscheinungen entzündlicher Affektionen aus dem rheumatischen Formenkreis dar. Unter Umständen muß nach Hautveränderungen (Psoriasis, Lupus), Haarausfall, Nageldystrophie, Mundaphthen (Reiter-, Behçet-Syndrom), Mund- und Augentrockenheit (Sicca-Komplex), Störungen der Blutzirkulation an Händen und Füßen (Raynaud) oder Photosensitivität (Lupus) gefragt werden.

Bei *Herz und Lunge* sind Schmerzen im Brustbereich, Pulsunregelmäßigkeiten sowie Atemnot von Interesse.

Beim *Magen-Darm-Trakt* wird nach Schluckstörungen, chronischen Durchfällen, chronisch ungeformtem Stuhl, Analfisteln, Oberbauchschmerzen, Sodbrennen, Milchunverträglichkeit gefragt.

Im *Urogenitalbereich* können Dysurie, Ausfluß, Exantheme oder Aphthen auf eine reaktive Arthritis, ein Reiter- oder Behçet-Syndrom hinweisen, während durchgemachte Koliken Hinweise auf Urat- oder Kalziumstoffwechselkrankheiten geben können.

Die Neigung zu häufigen Infekterkrankungen läßt u. U. Rückschlüsse auf die allgemeine Immunabwehr zu.

Weitere persönliche Anamnese

Die persönliche Anamnese umfaßt die relevanten Krankheiten, Unfälle und Operationen in chronologischer Reihenfolge (jeweils versehen mit der Jahreszahl).

Medikamentenanamnese

Die aktuell eingenommenen Medikamente, deren subjektive Wirksamkeit und die wichtigsten früheren Medikamente sind häufig von Belang und daher bei der Anamnese zu berücksichtigen.

Sozialanamnese

Die Sozialanamnese ist bei zahlreichen rheumatischen Erkrankungen entscheidend für die adäquate Erfassung aller Angaben des Patienten und seiner Krankheit wie auch für die Behandlung. Private Lebensumstände, berufliche Tätigkeit und Belastung, Situation am Arbeitsplatz, Rentenbedürftigkeit, Versicherungskonflikte usw. sind oft entscheidende Krankheitsmodifikatoren. Aber auch die Auswirkungen des aktuellen Leidens auf das Berufs-, Familien- und Freizeitleben sind zur Erfassung des Leidensdrucks wichtig.

> **Sozialanamnese**
> ▶ Berufstätigkeit und -belastung
> ▶ Privates Umfeld (Familie, Bezugspersonen)
> ▶ Soziales Beziehungsnetz (fakultativ)
> ▶ Wohnsituation (nur sofern nötig)
> ▶ Finanzielle Schwierigkeiten (nur sofern nötig)
> ▶ Rente

Familienanamnese

Eine Familienanamnese kann bei dem Verdacht auf Arthritiden, Konnektivitiden und Spondylitiden aufschlußreich sein, da diese sehr oft auch bei näheren Blutsverwandten bekannt sind.

1. Klinische Untersuchungstechnik

■ Schmerzcharakteristika

Schmerzsyndrome vorwiegend psychosozialer Genese.

> ▶ Synonyme: Somatisierungssyndrome, somatoforme Schmerzsyndrome, „psychogene" Schmerzen, sog. „psychosomatische" Schmerzen

Schmerzen psychosozialer Genese werden meist unpräzise, flau und – bzgl. Qualität und Lokalisation – von Tag zu Tag wechselnd beschrieben. Sie unterliegen nur geringen tageszeitlichen Schwankungen, sind Tag und Nacht vorhanden, lassen sich weder durch bestimmte Körperpositionen oder Bewegungen lindern, noch reagieren sie plausibel auf Medikamente oder konsistent auf physikalische Maßnahmen. Häufig werden sie von Schlafstörungen begleitet, und die Betroffenen fühlen sich beim Aufwachen nicht erholt.

Anamnestisch litten die Betroffenen früher oft an anderen „psychosomatischen" Schmerzsyndromen:

▶ Kopfschmerzen,
▶ Magen-Darm-Störungen,
▶ Herz-Kreislauf-Beschwerden,
▶ Depressionen.

Die *Sozialanamnese* ergibt häufig Hinweise auf Störungen in der Beziehung zu Angehörigen, am Arbeitsplatz oder Hinweise auf Vereinsamung, kulturelle Entwurzelung usw.

▶ *Beispiele:* Kreuz-, Nacken- oder Schulterschmerzen psychosozialer Genese sowie andere Somatisierungssyndrome, bei welchen sich nicht selten ein unbedeutender körperlicher Kern aufgrund bedeutender psychischer oder sozialer Störfaktoren zu einem Schmerzsyndrom amplifiziert und eine körperliche Erkrankung mimt.

Schmerzen vom mechanischen Typ. Diese Schmerzen treten bei ganz bestimmten Körperhaltungen oder Körperbewegungen auf und klingen bei Ruhe oder Entlastungshaltung innerhalb von Minuten wieder ab.

▶ *Beispiele:* Anlauf- und Belastungsschmerz bei Gonarthrose und Koxarthrose. Bewegungsschmerz bei Fingerarthrose.

Schmerzen vom Entzündungstyp. Schmerzen diesen Typs machen sich sowohl in Ruhe als auch bei Bewegung bemerkbar und können vom Patienten eindeutig lokalisiert werden. Oft sind sie auch in der Nacht störend und führen zu morgendlicher Steifigkeit, welche erst im Verlauf von Stunden, in schwereren Fällen erst gegen Mittag oder Abend abnehmen. Sie gehen oft, aber nicht immer, mit Allgemeinsymptomen wie Müdigkeit, Inappetenz, Gewichtsverlust, Erschöpfbarkeit, einher.

▸ *Beispiele:* Gelenkschmerzen bei rheumatoider Arthritis, Rückenschmerzen bei Spondylitis ankylosans Bechterew.

Schmerzen bei malignen Tumoren. Bei malignen Tumoren sind die Schmerzen dem Entzündungstyp ähnlich. Sie überdauern Tag und Nacht, stören den Schlaf, sind meist sehr intensiv und gehen oft mit Allgemeinsymptomen einher (Krankheitsgefühl, Inappetenz, Gewichtsverlust usw.).

Schmerzlokalisation und -ausstrahlung

Schmerzlokalisation

Es lohnt sich, die exakte Lokalisation durch den Patienten in das Anamnesenblatt auf ein vorgedrucktes Körperschema einzeichnen zu lassen. Dies hat sich bewährt, da die Nomenklatur des Patienten sehr häufig von der anatomischen Nomenklatur des Arztes abweicht. Unter „Hüfte" verstehen viele Patienten die Gegend des Trochanter major, unter „Kreuz" die Lumbalgegend usw.

Schmerzausstrahlung

Radikuläre Schmerzen. Radikuläre Schmerzen sind meist unilateral auf ein definierbares Dermatom beschränkt, örtlich konstant und lassen sich oft durch valsalvaartige Druckmanöver (Husten-, Nies-, Preßschmerz) verstärken oder auslösen.

▸ *Beispiel*: Beinschmerzen im Dermatom S1 infolge lumbosakralen Bandscheibenprolapes, welcher auf die Nervenwurzel S1 drückt.

Pseudoradikuläre Schmerzen. Die pseudoradikulären Schmerzen sind meist streifenartig im Bein- oder Armbereich, uni- oder bilateral, oft wechselseitig lokalisiert. Sie stimmen mit keinem Dermatom überein und überqueren oft mehrere von diesen. Ihre Ursache liegt meist in gereizten Intervertebralgelenken, in Sehnenengpässen oder in gereizten Sehneninsertionen. Vermutlich liegt ihnen häufig ein ähnlicher Perzeptionsirrtum zugrunde, wie den Übertragungsschmerzen (s. unten).

▶ *Beispiel 1*: Bilaterale oder wechselseitige dorsale Beinschmerzen infolge einer Reizung der lumbalen Intervertebralgelenke, beispielsweise aufgrund erheblicher Beinlängendifferenz oder wegen Höhenabnahme degenerierter Bandscheiben. Schmerzzunahme bei Reklination der Wirbelsäule, Abnahme bei Inklination.
▶ *Beispiel 2*: Brachialgie längs des Ober- und Unterarms bei seitlicher Armelevation oder bei kombinierter Oberarmadduktion-Innenrotation infolge einer Sehneneinklemmung („Impingement") der Supraspinatus- bzw. der Subskapularissehne.

Übertragungsschmerzen. Übertragungsschmerzen haben ihren Ursprung in einer entzündlichen oder tumorbedingten Läsion eines viszeralen Organs oder der Wirbelsäule, werden aber fern davon an der Körperoberfläche empfunden. Sie sind Folge eines Perzeptionsirrtums im sensorischen Kortex, der Signale aus einem Myotom oder Sklerotom irrtümlich auf das embryonal zugehörige Dermatom bezieht.

▶ *Beispiel*: Ring- oder gürtelförmige Rumpfschmerzen infolge eines Pankreaskarzinoms.

Schmerzanaloge

Die Steifigkeit der Gelenke, meist morgens am stärksten ausgeprägt, ist ein Hinweis auf eine Gelenkentzündung – falls sie länger als 30 Minuten dauert. Sie kann invalidisierende Ausmaße annehmen und bei schweren Entzündungen bis mittags, im Extremfall ganztags andauern. Die morgendliche Müdigkeit ist ebenfalls oft ein Schmerzanalog, besonders wenn sie sich auf den Bewegungsapparat und weniger auf die Vigilanz bezieht.

Schmerzquantifizierung

Obwohl Schmerzen etwas rein Subjektives sind, können sie, sofern nötig, semiquantifiziert werden. Dies kann mit einer *numerischen Zehnerskala* oder einer *visuellen Analogskala (VAS)* von 0 (keine Schmerzen) bis

10 (Schmerzen, die nicht stärker sein könnten) oder mittels einer *verbalen Adjektivskala* (keine, leichte, mäßige, starke, unerträgliche Schmerzen) geschehen.

Schmerzverstärkende/schmerzauslösende Umstände

Anlaufschmerzen. Anlaufschmerzen in Gelenken der unteren Extremitäten machen sich bei den ersten Schritten nach dem Aufstehen bemerkbar und verschwinden nach kurzer Zeit. Sie sind ein Indiz für degenerativ bedingte Binnenläsionen (meistens Arthrose). In den Fingergelenken machen sich analoge Schmerzen morgens beim Ankleiden bemerkbar.

Belastungsschmerzen. Belastungsschmerzen, z.B. in Knien oder Hüften, treten typischerweise beim Gehen und Treppensteigen auf, verschwinden dann aber wieder in Ruhestellung (nachts). Auch sie sind ein Indiz für degenerative Binnenläsionen (Arthrose).

Reklinationsschmerzen im Rücken. Reklinationsschmerzen im Rücken, z.B. beim Aufrichten aus vorgeneigter Haltung, sind Hinweise auf eine Intervertebralgelenkreizung, z.B. bei Intervertebralarthrose.

Husten-, Nies- und andere Preßschmerzen. Diese Art von Schmerzen im Rücken, in der Ischiasgegend oder gar in einem Dermatom eines Beines sind Indizien für eine Raumforderung im Wirbelkanal (Diskushernie usw.).

Nachtschmerzen. Nachtschmerzen, die spezifisch in Ruhestellung auftreten und durch Bewegung gelindert werden, sind stark verdächtig auf einen Entzündungsprozeß am Schmerzort.

Schmerzlindernde Mechanismen

Linderung von Rückenschmerzen bei leichter Inklination. Diese Linderung weist auf eine mögliche Raumforderung hin, z.B. Diskushernie. Der Grund liegt darin, daß der Spinalkanal bei leichter Inklination weiter wird.

Linderung durch wärmende Maßnahmen (Heizkissen). Die Linderung durch wärmende Maßnahmen kann ein Hinweis auf eher degenerative Schmerzursachen sein.

Linderung durch kühlende Maßnahmen (Eispackung, kalter Wickel). Die Linderung durch kühlende Maßnahmen ist hingegen eher, aber nicht immer, ein Indiz für lokale Entzündungen.

Schlafanamnese

Schlafstörungen im Rahmen rheumatischer Erkrankungen sind häufig ein erhebliches Problem. Ihre Ursache kann rein somatisch, psychisch, sozial oder medikamentös sein:

Somatogene, schmerzbedingte Schlafstörungen. Sie sind fast die Regel bei Arthritis, kristallbedingten Periarthropathien, Diskushernien, Knochentumoren.

Psychoreaktive Schlafstörungen. Diese treten z.B. aus Angst vor körperlichen oder sozialen Folgen einer rheumatischen Erkrankung auf, oft aber auch aufgrund sozialer oder beruflicher Überlastung.

Psychogene Schlafstörungen. Sie sind typisch bei psychosomatischen (biopsychosozialen) Schmerzsyndromen.

Medikamentös bedingte Schlafstörungen. Sie begleiten nicht selten eine Kortikoidmedikation, speziell bei abendlicher Verabreichung oder bei Überdosierung.

Problemorientierte klinische Untersuchung

Vorbemerkungen

Die zeitökonomische und informative Untersuchung erfordert meist eine weitgehende Entkleidung des Patienten. Dessen Schamgefühl wird am wenigsten durch eine *klare Aufforderung* verletzt, z.B.: „Entkleiden Sie sich bitte bis auf Unterhosen und Büstenhalter!" Oder: „Bitte entkleiden Sie die obere Körperhälfte. Den Büstenhalter können Sie vorläufig noch anbehalten!"

Ein *Sichtschutz*, d. h. Vorhang oder Store, ist eine selbstverständliche Voraussetzung.

Das Beobachten des Entkleidevorgangs durch den Arzt kann je nach Situation sehr nützlich oder unangebracht sein.

Wie weit sich der Patient entkleiden soll, hängt von seinem Problem ab: Rückenschmerzen erfordern immer eine weitgehende Entkleidung. Bei Schulterschmerzen genügt häufig lediglich die Entblößung des Oberkörpers. Bei Schmerzen der Hand muß sich der Patient u.U. überhaupt nicht entkleiden. Bringt der Lokalstatus jedoch keine Klärung, ist eine weitgehende Entkleidung nötig.

Die *körperliche Untersuchung* sollte weitgehend schmerzfrei erfolgen. Wer beim Untersuchen Schmerzen verursacht, sollte seine Untersuchungstechnik revidieren.

Labor- und *bildgebende Untersuchungen* sind in den entsprechenden Spezialkapiteln erwähnt.

Empfehlungen

▶ Zuerst durch den Patienten zeigen lassen, wo er seine Störung empfindet.
▶ Dann Inspizieren. Suche nach Formveränderungen, Achsenabweichungen, Haltungsveränderungen, Auffälligkeiten der Trophik.
▶ Anschließend alltägliche Bewegungen durchführen lassen. Aktive Beweglichkeitsprüfung mittels klinischer Globaltests.
▶ Erst zuletzt manuell untersuchen. Passive Beweglichkeitsprüfung. Palpation nur dann, falls wirklich nötig, d. h., falls Inspektion oder Beweglichkeitsprüfung Auffälligkeiten zeigten. Das routinemäßige Palpieren des Rückens birgt erhebliche Gefahren, indem praktisch an jedem, auch am gesunden Rücken durch robuste Untersuchung Druckdolenzen ausgelöst werden können.
▶ Ergänzende klinische Zusatzuntersuchungen des Bewegungsapparats und relevanter extraskelettaler Organe sind angebracht, wenn die Inspektion und/oder die Globaltests nennenswerte Auffälligkeiten ergaben.

Klinische Globaltests

Klinische Globaltests dienen der raschen Erfassung von Funktionsstörungen des Bewegungsapparats:

▶ Strecktest,
▶ Kauertest,

- Nackengriff,
- Schürzengriff (Rückenkratztest),
- Gehtest.

Diese Globaltests erlauben mit geringstem Zeitaufwand (maximal 2 Minuten) eine gute Groborientierung über wichtige Funktionen des Bewegungsapparats. Dort, wo eine Auffälligkeit oder ein Defizit ersichtlich ist, lohnt sich eine eingehendere Testung.

Strecktest (Abb. 1.1)

Aufforderung, die Arme, die Beine und die ganze Wirbelsäule maximal zu strecken. In dieser extremen Streckhaltung des ganzen Körpers gewinnt der Untersucher auf einen Blick Informationen über Streckausfälle an den Extremitäten oder der Wirbelsäule.

Kauertest (Abb. 1.2)

Aufforderung, sich mit flachliegenden Füßen so tief wie möglich in die Hocke zu begeben, den Kopf nach vorn zwischen die Knie zu stecken und gleichzeitig die Arme zu flektieren.

Dies erlaubt dem Untersucher ein rasches Erkennen von Beugedefiziten an den Extremitäten oder der Wirbelsäule.

Gehtest

Aufforderung, im Untersuchungszimmer einige Male rasch hin und her zu gehen. Innerhalb weniger Minuten können so wesentliche Informationen über die Funktionstüchtigkeit der Beingelenke, aber auch der unteren Wirbelsäule (physiologische Mitbewegungen oder Blockade), des Nervensystems (Motorik, Koordination) sowie der Muskulatur gewonnen werden.

Gangstörungen

Der normale Gang läßt eine harmonisch ablaufende Bewegungsfolge der Beine, des Rumpfes und der Arme erkennen. An den Beinen beobachten wir die Bewegungsphasen der Füße: Die *Standbeinphase* besteht aus der Fersenaufsetz-, der Sohlenkontakt-, der Fersenabhebe- und der Zehenabstoßsequenz. Die *Schwungbeinphase* erfolgt nach der letzten Standbeinsequenz, d.h. nach der Zehenabstoßsequenz, und endet beim Aufsetzen der Ferse, d.h. mit der ersten Standsequenz.

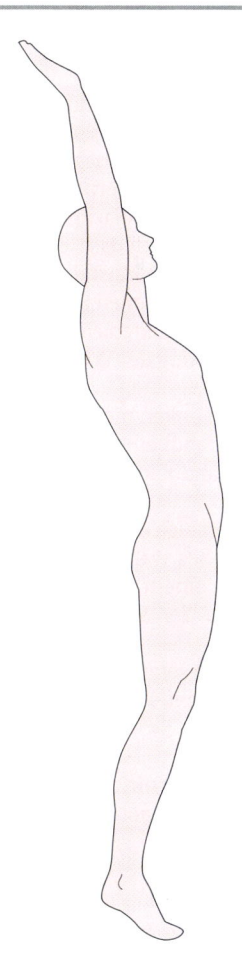

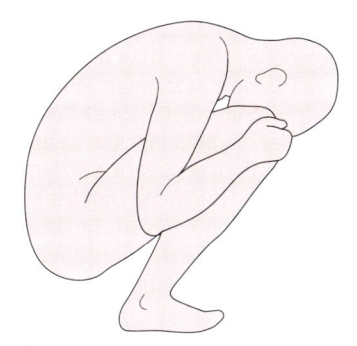

Abb. 1.**2** **Kauertest.** Der Patient begibt sich mit flachliegenden Füßen so tief wie möglich in die Hocke, inkliniert dabei die ganze Wirbelsäule vom Kopf bis zum Sakrum maximal und flektiert die Arme.

◀ Abb. 1.**1** **Strecktest.** Aufforderung, die Arme, die Beine und die ganze Wirbelsäule maximal zu strecken. In dieser extremen Streckhaltung des ganzen Körpers gewinnt der Untersucher auf einen Blick Informationen über Streckausfälle an den Extremitäten oder der Wirbelsäule.

Hinkender Gang

Der hinkende Gang kann sehr unterschiedliche Ursachen haben:

Artikuläre Hinkursachen. Sie beruhen auf Störungen in Zehen-, Mittelfuß-, Rückfuß-. Sprung-, Knie-, Hüft- oder Sakroiliakalgelenken. Es resultiert ein *Schon- oder Schmerzhinken*, das durch eine verkürzte Schrittlänge und eine verkürzte Standbeinphase charakterisiert ist. Im Zweibeinstand wird nur das gesunde Bein belastet. Der Einbeinstand ist entsprechend schmerzhaft oder unmöglich.

Liegt die Störung im Hüftgelenk, wird das entsprechende Bein geschont, indem der Patient versucht, seinen Körperschwerpunkt während der Standbeinphase möglichst stark direkt über das erkrankte Hüftgelenk zu verlagern, um den Dreharm (Distanz Schwerpunkt–Drehpunkt) zu verkleinern. Durch diese Verkürzung des Hebelarms wird eine wesentlich geringere Muskelkraft notwendig, wodurch das Gelenk entlastet wird. Das daraus resultierende „Duchenne-Hinken" ist dadurch gekennzeichnet, daß die Standbeinphase auf der betroffenen Seite massiv verkürzt und der Oberkörper auf die Seite der erkrankten Hüfte geneigt wird (unter Senkung der Schulter und Skoliosierung der Wirbelsäule in Richtung des erkrankten Hüftgelenks).

Liegt die Störung im Kniegelenk, läßt das Hinken meist ein Streckdefizit oder gar eine Beugekontraktur in der Standbeinphase erkennen sowie eine betonte Schonung während der Standbeinphase. Der Oberkörper wird über das gesunde Bein verlagert.

Liegt das Problem im Rückfuß, manifestiert sich dies bei Sprunggelenkläsionen durch fehlendes Abrollen des Fußes während der Standbeinphase. Bei einer Fersenbeinpathologie, z.B. einem gereizten Fersensporn, wird in der Standbeinphase nur noch der Vorfuß aufgesetzt (Spitzfußstellung).

Bei Störungen im Mittel- und Vorfußbereich setzt der Patient in der Standbeinphase nur noch die Ferse kurz auf. Er meidet den Kontakt zwischen Zehen und Boden.

▶ *Beispiele:* Aktivierte Hallux-valgus-Arthrose, Arthritis eines Zehengrundgelenks, Marschfraktur eines Metatarsalknochens.

Verkürzungshinken. Das Verkürzungshinken hat seine Ursache entweder in einer strukturellen Beinverkürzung (z.B. wegen Wachstumsdefizit, vorzeitigem Epiphysenschluß, Unfallfolgen usw.) oder in einer funktionellen Beinverkürzung (z.B. wegen Streckunfähigkeit im Knie- oder Hüftgelenk). Im Gehen wird nur der Vorfuß aufgesetzt, das Sprunggelenk steht in Plantarflexion, wodurch das Längendefizit partiell kompensiert wird. Es resultiert eine Spitzfußstellung auf der zu kurzen Seite.

Lähmungshinken. Das Lähmungshinken kann zentrale, radikuläre oder periphere neurogene Ursachen haben.

▶ *Beispiele*: Nach Zerebrovaskulärinsult zirkumduzierendes, adduziertes spastisches Hinken (Scherengang) mit Spitzfußstellung. Trendelenburg-Lähmungshinken, z.B. bei M.-glutaeus-medius-Insuffizienz infolge einer Diskushernie, ist daran erkennbar, daß beim Einbeinstand die kontralaterale Beckenhälfte absinkt, anstatt physiologischerweise anzusteigen. Steppergang infolge eines Fallfußes kann durch eine bandscheibenhernienbedingte Kompression der motorischen Wurzel L5 oder durch eine N.-peronaeus-Nervenkompression zustande kommen. Das myopathische Lähmungshinken ist ein Merkmal für eine Myositis und für Muskeldystrophien.

Spondylogenes Hinken. Man erkennt das spondylogene Hinken an der entsprechenden Steifhaltung oder der skoliotischen Fehlhaltung der Wirbelsäule beim Gehen oder daran, daß sich in der Schwungbeinphase die über dem Schwungbein liegende Beckenhälfte nicht physiologisch nach vorne bewegt.

▶ *Beispiele*: Akute Diskushernie, Hexenschuß infolge einer Intervertebralgelenkreizung.

Gangstörungen aufgrund verminderter Oberflächen- oder Tiefensensibilität. Diese Gangstörungen sind durch Gangunsicherheit gekennzeichnet, die sich bei geschlossenen Augen massiv verstärkt und im Extremfall durch Schlender- oder Trampelgang gekennzeichnet ist.

Psychogenes Hinken. Das psychogene Hinken paßt zu keiner der erwähnten Hinkformen. Das Hinkausmaß ist oft grotesk, das Hinkmuster sowie die Hinkseite können sich von Tag zu Tag ändern.

Weitere Hinkarten. *Versteifungshinken* (z. B. aufgrund der Versteifung des Knie- oder Hüftgelenks), *Instabilitätshinken* (z. B. wegen kongenitaler Hüftluxation, Muskeldystrophie oder ligamentärer Instabilität der Knie), *dermatogenes Hinken* (z. B. aufgrund schmerzhafter Hautschwielen an den Fußsohlen oder Zehen bzw. wegen Problemen der Fußnägel, inadäquater Schuhe, Zehendeformationen usw.).

Gezielte klinische Tests des Bewegungsapparates

Wo der Patient Schmerzen empfindet und wo die Inspektion oder die Globaltestung eine nennenswerte Auffälligkeit erkennen läßt, lohnt sich eine eingehendere Testung:

Gezielte Beweglichkeitsprüfung der Gelenke in 2 Schritten

Zuerst wird die *aktive Beweglichkeit* geprüft. Der Patient bewegt sich ohne Hilfe des Untersuchers. Einschränkungen sind entweder Folge von Schmerzen, von muskulärer Schwäche oder struktureller Behinderung (Gelenkdeformation, Sehnenverkürzung, Gelenkserguß usw.).

Hierauf erfolgt die *passive Bewegung* durch den Untersucher. Fällt sie normal und ohne Schmerzen aus, liegt die Ursache eines aktiven Bewegungsdefizits vermutlich extraartikulär (sehnen-, muskel-, radikulär- oder neuralbedingt). Bei Übereinstimmung des aktiven und des passiven Beweglichkeitsdefizits ist die Ursache wahrscheinlich artikulär: infolge einer Kapselpathologie (z. B. Schrumpfung zufolge Periarthropathie) oder einer Gelenkdeformation (Arthrose, Gelenkmaus, Dysplasie usw.) oder einer Gelenkentzündung (rheumatoide Arthritis).

Lassen sich die Gelenke schmerzfrei überstrecken, liegt entweder eine systemische Hyperlaxität oder, im Fall eines einzelnen Gelenks, eine Bandläsion vor.

▰ Beweglichkeitsmessung mit Neutral-0-Durchgangsmethode

Im klinischen Alltag genügt meist die approximative Schätzung des Bewegungsumfangs. Wenn zur Dokumentation des Behandlungserfolgs oder aus versicherungsmedizinischen Gründen eine genaue Beweglichkeitsmessung erforderlich ist, kann dies auf einfache Weise mit einem Winkelmesser (Goniometer) erfolgen. Es stehen durchsichtige Kunststoffgoniometer und Hydrogoniometer zur Verfügung. Der Patient steht oder liegt in der „anatomischen Neutral-0-Stellung" mit am Rumpf anliegenden Armen, gestreckten Beinen und nach vorn gerichteten Hohlhandflächen.

Praktisches Vorgehen

▶ Gelenkachse definieren, um die sich das Gelenk dreht. Ebene definieren, in der die Bewegung stattfindet (Sagittal-, Frontal- oder Transversalebene).
▶ Drehpunkt des Goniometers auf die Drehachse legen. Die Messung erfolgt aus der Neutral-0-Stellung heraus. Sie registriert die aus dieser Stellung heraus möglichen maximalen aktiven oder passiven Bewegungsumfänge und vergleicht sie mit jenen des entsprechenden kontralateralen Gelenks.

Problemorientierte klinische Untersuchung, Beweglichkeitsmessung

▸ Die Protokollierung erfolgt nach internationalem Standard alphabetisch:

Extension	– 0 –	Flexion
Abduktion	– 0 –	Adduktion
Valgus	– 0 –	Varus
Eversion	– 0 –	Inversion
Außenrotation	– 0 –	Innenrotation
(inklusive Supination)		(inklusive Pronation)
Rotation nach links	– 0 –	Rotation nach rechts

▸ *Beispiel 1: Kniegelenk-Winkelmessung:* Gesunde Seite in Neutralstellung (Streckhaltung) auf der Untersuchungsliege. Aus dieser Stellung heraus kann das Knie 10° hyperextendiert und 140° flektiert werden. Zwischen maximaler Extension und Flexionsstellung liegt die 0-Durchgangsstellung. Der Untersucher protokolliert: Knie rechts Extension–Flexion = 10–0–140°.

Auf der kranken Seite weist das Knie eine erhebliche Flexionsbeschränkung von 90° und eine Beugekontraktur auf, d. h. eine totale Streckunfähigkeit mit Streckdefizit von 30°.

Das Kniegelenk bewegt sich somit nur in Beugestellung. Die Neutral-0-Stellung kann nicht erreicht werden.

Der Untersucher protokolliert: Knie links Extension–Flexion = 0–30–90°.

▸ *Beispiel 2:* Ein Kniegelenk ist in 15°-Beugestellung vollständig versteift. Die Neutral-0-Stellung kann somit nicht mehr erreicht werden, und es fehlt an Beweglichkeit. Der Untersucher protokolliert: Knie Extension–Flexion = 0–15 °.

(Noch kürzer ist die *SFTR-Protokollierung*: Statt der Bewegungen werden die zugehörigen Ebenen [S für sagittal, F für frontal, T für transversal und R für Rotation] angegeben. Für Beispiel 1: Knie rechts S = 10–0–140°, Knie links S = 0–30–90°, für Beispiel 2: Knie S = 0–15°.)

Muskelkraftsemiquantifizierung

Die Beurteilung der Muskelkraft ist bei Schmerzen ungeheuer erschwert, da die „Muskelkraft" nicht nur den Zustand der Muskulatur, sondern auch der beteiligten Sehnen, Knochen, peripheren Nerven und auch des Zentralnervensystems (ZNS) widerspiegelt und zudem von der Tageszeit abhängig ist. Die folgende Gradierung erlaubt nur eine grobe Semiquantifizierung. Sie kann sowohl für einzelne Kennmuskeln als auch für ganze Muskelgruppen verwendet werden.

Gemäß dem internationalen Standard wird die Muskelkraft in *6 Grade* eingeteilt:

> M 5 = Bewegungsumfang und Kraft normal, gegen starken Widerstand möglich
> M 4 = Bewegungsumfang normal, Muskelkraft überwindet Schwerkraft und einigen Widerstand
> M 3 = voller Bewegungsumfang gegen Schwerkraft
> M 2 = voller Bewegungsumfang bei Aufhebung der Schwerkraft
> M 1 = keine Bewegung, nur leichte Muskelkontraktion erkennbar
> M 0 = keine Zeichen von Muskelkontraktion

Untersuchung bei Rückenschmerzen

Ziele der fokussierten Untersuchung

Unterscheidung vertebraler von extravertebralen Schmerzursachen. Vertebrale Schmerzursachen lassen meist eine nennenswerte schmerz- oder strukturbedingte Bewegungseinschränkung mit oder ohne Haltungsveränderung erkennen. Bei extravertebralen Schmerzursachen sind Beweglichkeit und Haltung meist im Bereich der Altersnorm.

Anatomische Lokalisation der Störung.

Praktischer Untersuchungsgang

Inspektion der Haltung (von hinten, von vorn und von der Seite)

Nur nennenswerte Abweichungen von der „Norm" werden festgehalten, da leichtere Haltungsvariationen meist bedeutungslos sind.

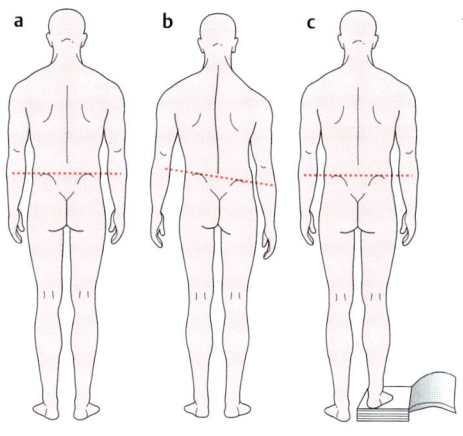

◀ **Abb. 1.3a-c Beckenstand:**
a Horizontalstand.
b Schiefstand.
c Telefonbuchmethode: einfacher Ausgleich und ziemlich exakte Messung einer Beinlängendifferenz. Es werden so viele Seiten eines Telefonbuchs unterlegt, bis beide Beckenkämme auf der Horizontalen liegen.

Beckenstand horizontal oder schief (Abb. 1.3)? Der Beckenschiefstand kann Folge von echten oder von funktionellen (Unfähigkeit, Hüfte oder Knie zu strecken) Beinlängendifferenzen sein. Das Ausmaß einer Beinlängendifferenz kann einfach und zuverlässig durch Unterlegen der nötigen Anzahl Telefonbuchseiten bestimmt werden. Auch das Unterlegen von Brettchen mit definierter Dicke ist geeignet, einen Horizontalstand des Beckens zu erzielen.

Krümmungen der Wirbelsäule physiologisch oder verminderte Lenden-/ Zervikallordose bzw. Thorakalkyphose?

Skoliose der Wirbelsäule? Wenn ja, kompensierte Skoliose (Dornfortsatz Th 1 über Dornfortsatz L5) oder dekompensierte Skoliose (seitliche Verlagerung von Th 1)? Antalgische oder kompensatorische nichtstrukturelle Skoliosen verschwinden beim Bücken nach vorn (Abb. 1.4), während strukturelle (d.h. knöchern fixierte) Skoliosen beim Bücken im Thorakalbereich einen Rippenbuckel zeigen. *Schonhaltung

Taillendreieck. Der Freiraum zwischen lateraler Rumpf- und medialer Armkontur ist normalerweise symmetrisch, wird aber bei einer Skoliosierung asymmetrisch.

Schulterstand wesentlich asymmetrisch?

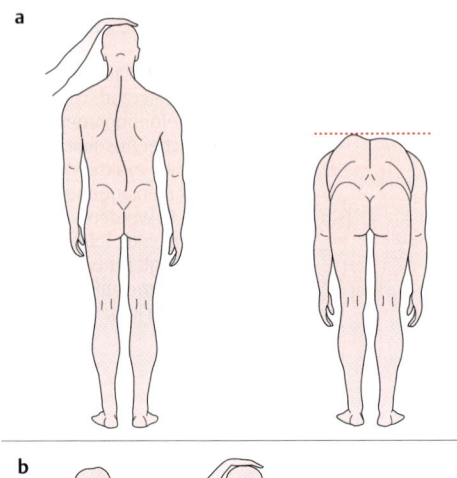

Abb. 1.**4a, b Skoliose der Wirbelsäule:**
a Strukturelle Skoliose: verschwindet nicht beim aktiven Aufrichten und beim Bücken nach vorn.
b Funktionelle (z. B. antalgische) Skoliose: verschwindet beim Aufrichten und zeigt beim Bücken nach vorn keinen Rippenbuckel.

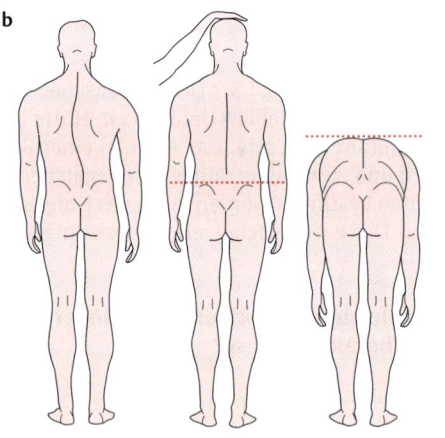

Kopffehlhaltung? Bei relevanten Kyphosen oder bei Haltungsinsuffizienz wird der Kopf oft wesentlich vor der Frontalebene getragen.

Rückenmuskulatur asymmetrisch nach Lähmungen?

Hautveränderungen. Hautveränderungen, die im Zusammenhang mit der Wirbelsäule stehen können: Psoriasis (Psoriasisspondylitis), lumbosakrale Haarbüschel oder Hautvertiefungen (verdeckte Spina bifida).

> Auffälligkeiten bei der Wirbelsäuleninspektion sind nur dann von möglicher Relevanz, wenn subjektive Beschwerden und objektive Befunde topographisch übereinstimmen. Die meisten leichtgradigen Auffälligkeiten sind ohne Relevanz.
>
> ▶ *Beispiele* meist irrelevanter Befunde: Beinlängendifferenz bis zu 15 mm, leichtgradige Thorakalkyphose, leichtgradige Skoliose.

Beweglichkeitsprüfung der Wirbelsäule

Schon beim Kauer- und Strecktest können wesentliche Informationen über die globale Beweglichkeit gewonnen werden (Abb. 1.**1** u. 1.**2**). Besonders aufschlußreich ist die Betrachtung des Rückens beim Gehen. Hier lassen sich blockierte Segmente leicht erkennen. Wenn Zusatzinformationen nötig sind, können folgende gezielte Untersuchungen vorgenommen werden:

Halswirbelsäule (Abb. 1.**5 a–d**):

▶ Maximale Inklination (Kinn auf Jugulum).
▶ Maximale Reklination (Blick vertikal nach oben).
▶ Seitneigung nach rechts und links.
▶ Kopfrotation (Blick rückwärts über Schultern).

Brust und Lendenwirbelsäule können gleichzeitig geprüft werden. (Abb. 1.**6 a–g**):

▶ Maximale Inklination: Harmonischer Bogen? Entfaltung der lumbalen Dornfortsätze? Fingerspitzen-Boden-Abstand?
▶ Maximale Streckung: Sie erlaubt die Unterscheidung zwischen rein funktioneller Haltungsinsuffizienz und struktureller Kyphose sowie die Unterscheidung zwischen antalgischer Fehlhaltung und struktureller Skoliose.
▶ Reklination: Sie gibt Hinweise auf die Beweglichkeit und Belastbarkeit der Intervertebralgelenke.
▶ Seitneigung: Das Seitwärtsgleiten der Hände an den Oberschenkeln nach unten läßt schmerz- oder strukturbedingte Bewegungseinschränkungen vor allem der Lendenwirbelsäule erkennen.
▶ Torsion des Rumpfes bei fixiertem Becken (am besten im Sitzen): Diese läßt vor allem Störungen im Bereich der thorakalen Bewegungssegmente erkennen.

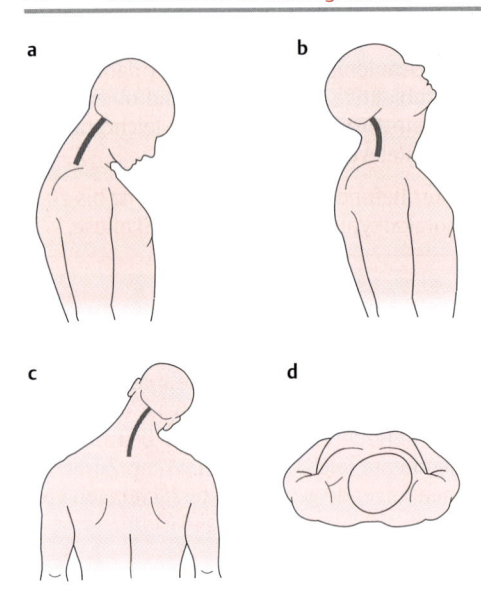

Abb. 1.5a–d Beweglichkeitsprüfung der Halswirbelsäule:
a Maximale Inklination.
b Maximale Reklination.
c Seitneigung nach rechts und links.
d Kopfrotation.

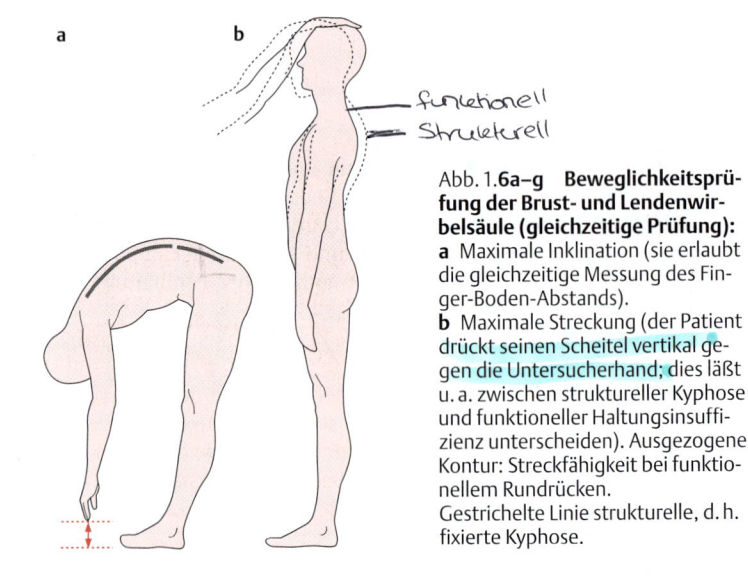

funktionell
Strukturell

Abb. 1.6a–g Beweglichkeitsprüfung der Brust- und Lendenwirbelsäule (gleichzeitige Prüfung):
a Maximale Inklination (sie erlaubt die gleichzeitige Messung des Finger-Boden-Abstands).
b Maximale Streckung (der Patient drückt seinen Scheitel vertikal gegen die Untersucherhand; dies läßt u. a. zwischen struktureller Kyphose und funktioneller Haltungsinsuffizienz unterscheiden). Ausgezogene Kontur: Streckfähigkeit bei funktionellem Rundrücken.
Gestrichelte Linie strukturelle, d. h. fixierte Kyphose.

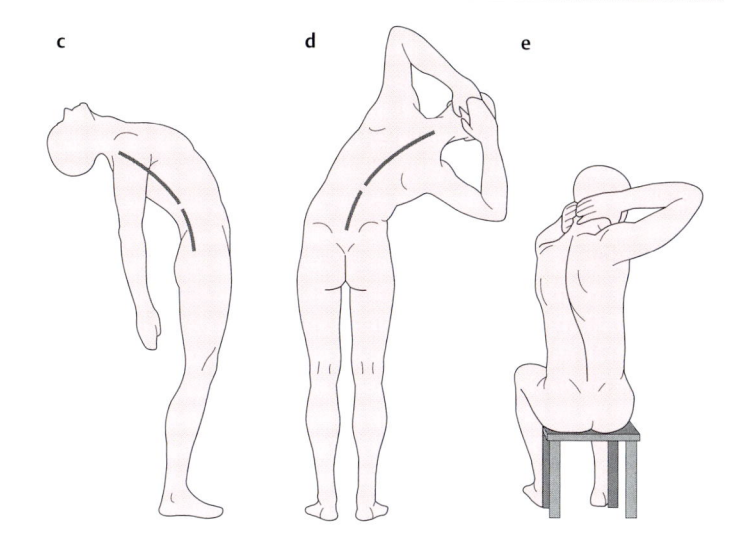

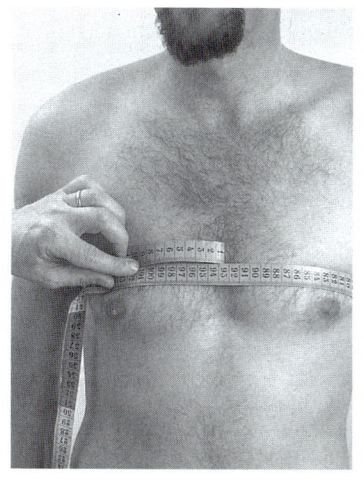

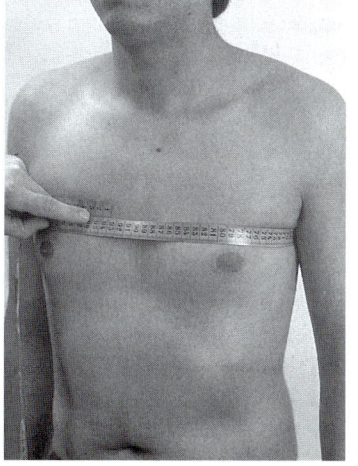

Abb. 1.**6**
- **c** Reklination.
- **d** Seitneigung.
- **e** Torsion des Rumpfes bei fixiertem Becken (am besten im Sitzen).
- **f** Normaler Thoraxumfang in maximaler Inspiration.
- **g** Stark eingeschränkter Thoraxumfang in maximaler Inspiration.

Beweglichkeitsprüfung der Rippen-Wirbel-Gelenke

Messung des Thoraxumfanges auf Höhe der 4. Rippe beim Mann oder unmittelbar unter der Mamma bei der Frau in maximaler Exspiration und anschließend in maximaler Inspiration. Hierbei sollte sich bei jungen Menschen mindestens 5 cm, bei älteren mindestens 4 cm Differenz ergeben.

Palpation

Die Palpation erfolgt in entspannter Bauchlage (oder im Stehen in leicht inklinierter Haltung mit auf der Untersuchungsliege aufgestützten Händen). Die stehende Untersuchung benötigt weniger Zeit, wird von älteren Patienten vorgezogen, erlaubt aber keine Beurteilung des Muskeltonus.

Die Palpation ist nur dann zu empfehlen, wenn die Inspektion oder die Beweglichkeitsprüfung nennenswerte Auffälligkeiten erkennen lassen. Weist schon die Anamnese eher in Richtung psychosozialer Rückenschmerzen und liegen Form und Beweglichkeit der Wirbelsäule im Bereich der Altersnorm, ist die Palpation eher kontraindiziert, da sie in dieser Situation zwar Auskünfte über die Schmerzschwelle vermittelt, bzgl. der Wirbelsäule aber höchstens Verwirrung stiften kann, da Druckdolenzen unnötig Anlaß geben, aufwendige Zusatzuntersuchungen (bildgebende Verfahren) in die Wege zu leiten.

Bei relevanten Auffälligkeiten anläßlich der Inspektion oder der Beweglichkeitsprüfung können mittels Palpation wertvolle Zusatzinformationen gewonnen werden:

▶ Stufenbildung eines Dornfortsatzes weist auf eine Spondylolisthesis hin,
▶ lokalisierte Klopfdolenz (Klopfen mit den Fingern, nicht mit dem Reflexhammer!) kann auf darunterliegenden Bandscheibenriß, auf Spondylitis oder auf Fraktur hinweisen,
▶ Generalisierte Klopfdolenz spricht für Osteoporose oder tiefe Schmerzschwelle.
▶ lokalisierter Rüttelschmerz in der Tiefe eines Dornfortsatzes kann auf Läsion eines Intervertebralgelenks, einer Bandscheibe, einer Nervenwurzel oder eines Wirbelkörpers (Osteoporose, Tumormetastase) hinweisen,
▶ hartgespannte Paravertebralmuskulatur dagegen ist ein völlig unspezifischer Hinweis auf darunterliegende Störungen vertebraler Strukturen; oft ist sie aber lediglich durch unbequeme/unrichtige Lagerung bedingt.

Problemorientierte klinische Untersuchung bei Rückenschmerz

Neurostatus der unteren Extremitäten

Der Neurostatus ist bei Schmerzausstrahlung in die Beine obligatorisch:

- Muskeleigenreflexe (Achillessehnenreflex = S1, Patellarsehnenreflex = L3, L4),
- Kraft der Kennmuskeln (S1 = Plantarflexion der Großzehe, L5 = Dorsalextension der Großzehe, L4 und L3 = Kniestrecker),
- Sensibilität, Lasègue-Zeichen (direkt und indirekt).

Laboruntersuchungen bei Rückenschmerz

Neu aufgetretene Rückenschmerzen von wenigen Wochen Dauer haben eine sehr hohe Aussicht auf Spontanremission, so daß Laboruntersuchungen oft entbehrlich sind. Bei vielwöchiger Schmerzpersistenz oder bei einer Verschlimmerungstendenz oder bei Arbeitsunfähigkeit sind hingegen einige Laboruntersuchungen nötig (Routinescreening):

- Suche nach Entzündung: Blutsenkungsgeschwindigkeit (BSG) oder C-reaktives Protein,
- Suche nach Knochenläsion: alkalische Phosphatase,
- Suche nach Allgemeinerkrankung: Hämoglobin, Leukozyten, Thrombozyten, evtl. Kreatinin, evtl. Urin (Erythrozyturie?)

Bildgebende Verfahren bei vermutlich vertebragenem Rückenschmerz

Angesichts der hohen Spontanbesserungsquote sind bildgebende Untersuchungen meist erst dann indiziert, wenn die Schmerzen während mindestens 6 Wochen persistierten oder wenn sie mit Allgemeinsymptomen einhergehen oder wenn eine mehrwöchige Arbeitsunfähigkeit vorliegt.

Sinnvoll sind in dieser Situation konventionelle Röntgenaufnahmen der schmerzhaften Region in 2 Ebenen: anterior-posterior (a.–p.) und seitlich.

Magnetresonanzbilder sind vor allem bei eindeutigen, potentiell oparationsbedürftigen radikulären Schmerz- und Kompressionssyndromen angezeigt, aber nur, wenn aufgrund der klinischen Situation eine Operation ernsthaft in Betracht kommt. Angesichts der Häufigkeit von Diskusprotrusionen oder sogar Diskushernien bei asymptomatischen Personen kann die Interpretation der bildgebenden Verfahren nur in Korrelation mit der Anamnese und den klinischen Befunden erfolgen.

Untersuchung bei Schulterschmerzen

Ziele der fokussierten Untersuchung

- Erkennnung des Ausmaßes funktioneller Einschränkung.
- Unterscheidung zwischen artikulären, muskulotendinösen, neurogenen, viszerogenen und anderen Ursachen.

Praktischer Untersuchungsgang

Der Patient sitzt auf der Untersuchungsliege, der Untersucher steht *hinter* dem Patienten, um kompensatorische Mitbewegungen der Skapula erkennen zu können.

Inspektion

- Zustand der Schultermuskulatur, spezifische Atrophien (M. supraspinatus, M. infraspinatus, M. deltoideus, M. biceps brachii)?
- Deformationen der Klavikulargelenke (sternoklavikular und klavikuloakromial)?

Globalfunktionstests

Nackengrifftest (Abb. 1.7a). Aufforderung, beide Hände in den Nacken zu legen. Dies läßt pauschal einige wichtige Schultergelenkfunktionen, Abduktion und Außenrotation, erkennen. Die Distanz zwischen Daumenkuppe und Vertebra prominens (Dornfortsatz C7) kann gemessen werden.

Schürzengriff (Rückenkratztest) (Abb. 1.7b). Aufforderung, mit dem Daumen möglichst hoch oben am Rücken zu kratzen. Dies erlaubt eine rasche Beurteilung der Innenrotation und Retroversion im Schultergelenk. Die Distanz zwischen Daumenkuppe und Vertebra prominens (Dornfortsatz C7) kann gemessen werden.

Gegenschultergriff. Aufforderung, die Hand auf die gegenüberliegende Schulter zu legen. Damit werden Anteversion, Adduktion und Innenrotation geprüft.

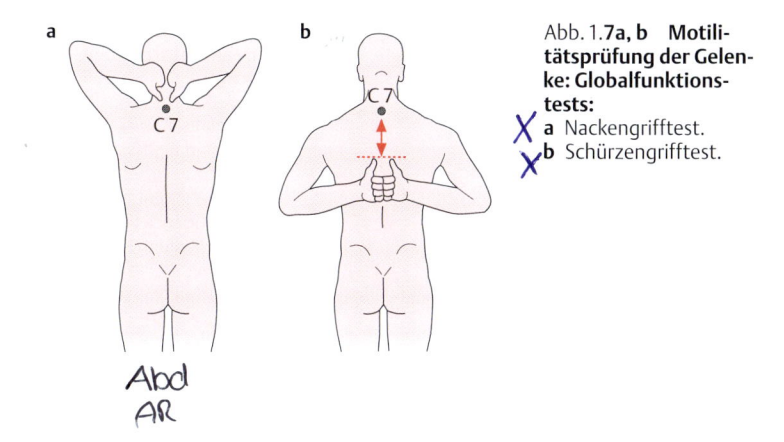

Abb. 1.**7a, b** Motilitätsprüfung der Gelenke: Globalfunktionstests:
a Nackengrifftest.
b Schürzengrifftest.

Abd
AR

Prüfung der Rotatorenmanschette

Außenrotationskraft mit hängendem Oberarm und angewinkeltem Unterarm (Abb. 1.**8a**). Der Untersucher prüft die Außenrotationskraft, indem er den Patienten auffordert, mit dem Handgelenk gegen die Handflächen des Untersuchers zu drücken. Dies erlaubt die Beurteilung von Sehnen und von *M.infraspinatus* und *M.teres minor*.

Innenrotationskraft bei hängendem Oberarm und angewinkeltem Unterarm (Abb. 1.**8b**). Die Innenrotationskraft (im wesentlichen Sehne und *M.subscapularis*) läßt sich testen, indem der Patient aufgefordert wird, mit dem Handgelenk die Hand des Untersuchers gegen die Körpermitte zu drücken.

Abhebetest („Lift-off-Test") (Abb. 1.**8c**). Aus der Schürzengriffstellung heraus versucht der Patient, seine auf den Rücken gelegte Hand nach hinten abzuheben. Kann er das nicht mehr, ist dies ein Hinweis auf eine mögliche Ruptur der *Subskapularissehne*.

Elevationskraft aus 90°-Abduktion (Abb. 1.**8d**). Der Untersucher fordert den Patienten auf, seine Arme in der Skapulaebene aus 90°-Abduktion gegen den Widerstand des Untersuchers zu elevieren. Dies erlaubt die Beurteilung von Sehne und Kraft des *M. supraspinatus* (Intaktheit, Reizung, Einklemmung oder sogar Rupturzeichen).

Palpation

Durch Palpation kann versucht werden, in der vom Patienten angegebe-

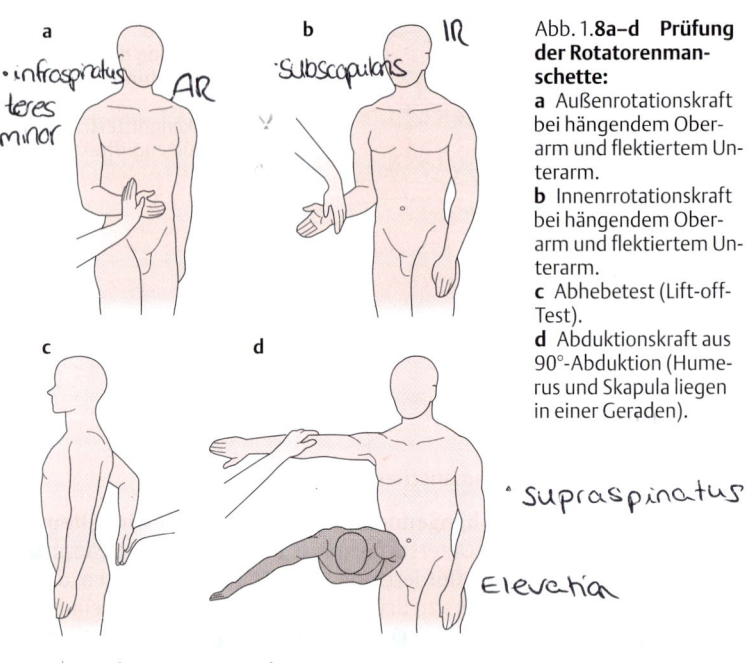

Abb. 1.8a–d Prüfung der Rotatorenmanschette:
a Außenrotationskraft bei hängendem Oberarm und flektiertem Unterarm.
b Innenrotationskraft bei hängendem Oberarm und flektiertem Unterarm.
c Abhebetest (Lift-off-Test).
d Abduktionskraft aus 90°-Abduktion (Humerus und Skapula liegen in einer Geraden).

handschriftliche Notizen:
- a: infraspinatus, teres minor, AR
- b: Subscapularis, IR
- c: Ruptur Subscapularis
- d: Supraspinatus, Elevatio

nen Schmerzregion die betroffene anatomische Struktur (Sehne, Muskel, Schleimbeutel, Gelenk) zu identifizieren.

Kursorischer Neurostatus

- Muskeleigenreflexe (Bizepsreflex = C6, Trizepsreflex = C7),
- Kraft der Kennmuskeln,
- Sensibilität.

Schulter-Arm-Schmerzen ohne nennenswerte Auffälligkeiten

Bei Schulter-Arm-Schmerzen ohne nennenswerte Auffälligkeiten im Gelenkstatus lohnen sich vor allem folgende ergänzende Untersuchungen:

- Halswirbelsäule: zervikale Bandscheibenhernie?
- Lungenauskultation: tumoröser oder entzündlicher Lungenspitzenprozeß?
- Gefäßstatus: Arterienengpaß in der oberen Thoraxapertur?

Untersuchung bei Ellenbogenschmerzen

Ziele der fokussierten Untersuchung

▶ Unterscheidung zwischen lokalen Schmerzursachen im Ellbogengelenk (z. B. Arthritis), in Sehneninsertionen (Überlastungs- oder Entzündungsschmerzen), im Schleimbeutel (über dem Olekranon), am N. ulnaris oder Knochen einerseits und fortgeleiteten Schmerzen (infolge zervikaler Nervenwurzelkompression, Sehneneinklemmung im Schultergelenk usw.) andererseits.
▶ Erkennung von Funktionsdefiziten.

Praktischer Untersuchungsgang

Inspektion

Muskeltrophik, Auffälligkeiten bzgl. Gelenkkontur oder Achsenstellung.

Palpation

Bei der Palpation erfolgt die Suche nach einem Gelenkerguß und einer Kapselschwellung. Die ist beurteilbar über dem lateralen Aspekt des Ellbogengelenks, wo die Gelenkkapsel unmittelbar unter der Haut liegt, d. h. unter dem Dreieck zwischen Epicondylus humeri lateralis, Radiusköpfchen und Olekranonspitze.

Auch die Bursa subcutanea olecrani läßt sich bei Schwellungszuständen leicht palpieren. Ebenso Knorpeldefekte im Gelenk, erkennbar durch Krepitation bei Flexion–Extension oder Pronation-Supination. Druckschmerzen über Sehnenursprüngen der Handgelenk- und Fingerextensoren am Epicondylus lateralis, bzw. der Handgelenkflexoren am Epicondylus medialis.

Globalfunktionstest

▶ Griff zum Mund möglich?

Gezielte Beweglichkeitsprüfung

▶ Extension–Flexion = 0–0–145°,
▶ Supination–Pronation = 85–0–75°.

Resistive Prüfung bei Verdacht auf Epikondylopathie (Tennisellbogen, Golferellbogen)

Zur Provokation von Schmerzen am radialen Epikondylus des Humerus läßt man den Patienten die Langfinger und das Handgelenk gegen Widerstand extendieren (Abb. 1.9).

Für den umgekehrten Test, die Suche nach Ursprungsschmerzen am medialen Epikondylus, prüft man gegen Widerstand die Flexionskraft der Langfinger und der Handgelenksbeuger.

Neurostatus

N.-ulnaris-Druckdolenz oder gar -Luxierbarkeit aus dem Nervenkanal am Ellbogen. Prüfung der Motorik, der Sensibilität und der Muskeleigenreflexe des Arms.

Untersuchung bei Handproblemen

Ziele der fokussierten Untersuchung

▶ Identifikation schmerzhafter Handstrukturen.
▶ Erkennung von Funktionsdefiziten.

Praktischer Untersuchungsgang

Inspektion

▶ Achsenstellung von Handgelenk und Fingern,
▶ Gelenkkonturen, Gelenkspiel bei Faustschluß und -öffnung,
▶ Muskeltrophik (Thenar, Hypothenar, Interossei),
▶ Haut, Fingernägel und Behaarung,
▶ akrale Durchblutung (Raynaud-Zeichen, Zyanose usw.).

Globalfunktionstests

▶ Faustschluß,
▶ Faustschlußkraft,
▶ Fingerextension mit Spreizung,
▶ Spitzgriff Daumen-, Zeig- und Mittelfinger (z.B. Knopföffnen, Ergreifen eines Geldstücks).

Problemorientierte klinische Untersuchung bei Handproblemen

a *Epicondylus lateralis* — ↓ in Flex

b

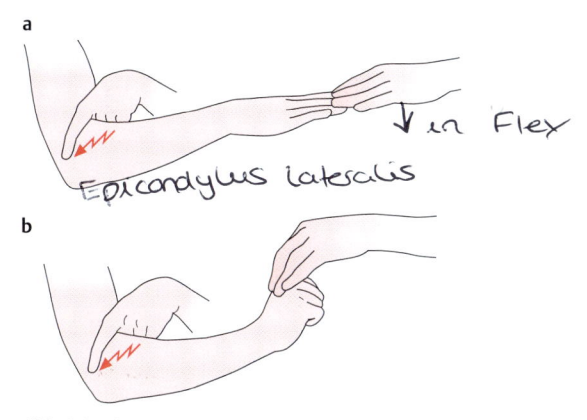

Abb. 1.9a, b Epikondylopathietest:
a Der Patient streckt seine Langfinger mit aller Kraft. Der Untersucher versucht, die gestreckten Langfinger in Flexionsstellung zu drücken. Bei Reizzustand am Epicondylus lateralis gibt der Patient Schmerzen an.
b Der Patient drückt seine Faust im Handgelenk in Extensionsstellung. Der Untersucher versucht, die Faust nach volar zu drücken, womit er am Ursprung der Handgelenkextensoren, d. h. am Epicondylus lateralis des Humerus, einen Reiz setzt und Schmerzen verursacht.

Palpation

▶ Unterscheidung zwischen Gelenkschwellung und knöcherner Deformation.
▶ Suche nach Fingergrundgelenkentzündungen mit dem *Gänslen-Test* der Hand (sanfter lateraler Druck auf die Fingergrundgelenke: Schmerzangabe spricht für Arthritis) (Abb. 1.**10**).
▶ Suche nach Sehnenknoten.

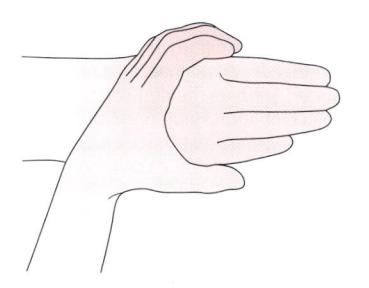

Gänslen - Test ✗

Abb. 1.10 Pauschaler Fingergrundgelenkdruckschmerztest (Gänslen-Zeichen). Sanfter lateraler Druck auf die Fingergrundgelenke II–V führt bei Arthritis zu Schmerzen.

▶ Suche nach Entzündung der volaren Flexorsehnenscheiden: Abheben des Haut-Unterhaut-Gewebes auf Höhe der volaren Fingergrundgelenkfalte (sog. Pinch- oder Klemmtest) (Abb. 1.**11a**).

a

Pinch-Test

b

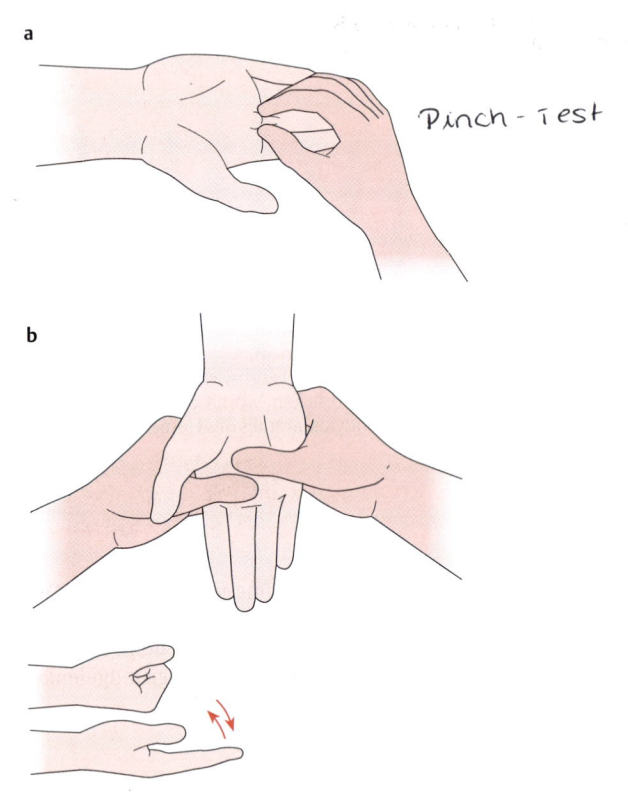

Abb. 1.11a, b Suche nach Sehnenscheidenentzündungen der Fingerflexoren:
a Klemmtest (Pinch-Test): Abheben des Haut- und Unterhautgewebes auf Höhe der volaren Fingergrundgelenkfalte. Bei florider Tendovaginitis läßt sich eine sulzige Raumforderung spüren. Bei gesunden Sehnenscheiden verspürt der Untersucher nur mehr oder weniger gut verschiebbares Haut- und Unterhautgewebe.
b Suche nach Sehnenkrepitation: Gekreuztes Auflegen beider Daumen in die Hohlhand des Patienten und Aufforderung, die Finger wiederholt zu flektieren. Sehnenknarren ist Ausdruck rauher Auflagerung auf Sehnen oder Sehnenscheiden, z. B. aufgrund früher durchgemachter Sehnenscheidenentzündungen.

Problemorientierte klinische Untersuchung bei Handproblemen

- Suche nach Sehnenkrepitation als Ausdruck früher durchgemachter Sehnenscheidenentzündungen: Gekreuztes Auflegen beider Daumen in die Hohlhand des Patienten und Aufforderung, die Finger wiederholt zu flektieren (Abb. 1.**11b**).
- Entzündungen der Daumenabduktor- oder Daumenextensorsehnenscheide (Tendovaginitis de Quervain) lassen sich palpatorisch durch die lokale Verdickung sowie durch das positive Finkelsteinzeichen erkennen (Patient umfaßt seinen Daumen mit den ipsilateralen Langfingern und abduziert hierauf das Handgelenk nach ulnar. Dies setzt die dorsalen Daumensehnen unter Spannung, was bei einer Tendovaginits oder Peritendinits schmerzhaft ist (Abb. 1.**12**).
- Suche nach Sehnenknoten in der Hohlhand, am Handrücken und Suche nach Sehnenkrepitation der Unterarmsehnen.
- Seitendifferenz der Hautfeuchtigkeit als Ausdruck einer algodystrophen Störung.
- Gelenkkrepitation als Hinweis auf eine rauhe Gelenkoberfläche (Daumensattelgelenk).

Gezielte Beweglichkeitsprüfung

- Das aktive Bewegungsausmaß der Hand-, Fingergrundgelenke, der proximalen und distalen Interphalangealgelenke wird seitenvergleichend beurteilt. Bei Defiziten wird auch das Bewegungsausmaß durch passives Durchbewegen geprüft.
- Unterscheidung zwischen Muskel- und Sehnenverkürzungen.

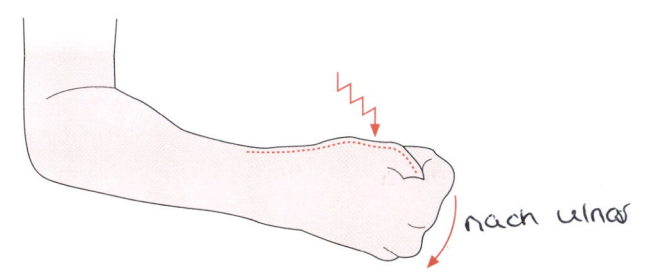

Abb. 1.**12 Finkelstein-Zeichen (Suche nach Tendovaginitis oder Peritendinitis der Daumenabduktor- oder Daumenextensorsehnen).** Der Patient umfaßt seinen Daumen mit den ipsilateralen Langfingern und abduziert hierauf das Handgelenk. Dies setzt die dorsalen Daumensehnen unter Spannung, wodurch eine Tendovaginitis oder Peritendinitis schmerzhaft wird.

Neurostatus der Hand

- N.-medianus-, -ulnaris- und -radialis-Funktionen sensibel und motorisch.

Untersuchung bei Hüft-, Oberschenkel- und Knieproblemen

Oberschenkel-Knie-Schmerzen können ihre Ursachen ebenso gut im Hüft- wie im Kniegelenk haben. Deshalb gehören die Hüft- und die Knieuntersuchungen zusammen. Klagt der Patient zudem noch über Kreuzschmerzen, gehört natürlich auch die Rückenuntersuchung dazu.

Praktischer Untersuchungsgang

Inspektion

Gehtest. Der Patient wird aufgefordert, im Untersuchungszimmer einige Male rasch hin- und herzugehen:

- Hinken (Hüfthinken, S. 11–13)?
- Duchenne-Zeichen (S. 12)?
- Trendelenburg-Zeichen (S. 12, 13)?
- Ausweichhaltung, z. B. Außenrotation oder Abduktion des Beines?

Beinhaltung im Liegen. Entlastungshaltung in leichter Abduktion, Flexion und Außenrotation ist ein starker Hinweis auf eine Koxitis oder eine andere Binnenreizung des Hüftgelenks.

Beinlängendifferenzschätzung im Stehen. Ein Beckenschiefstand ist verdächtig auf eine Beinlängendifferenz. Diese kann einfach und rasch semiquantifiziert werden durch Unterlegen eines geöffneten Telefonbuchs unter das kürzere Bein. Jene Buchdicke, die einen horizontalen Beckenstand ermöglicht, entspricht dem Maß der Beinverkürzung (S. 17).

Beckenstand. Schiefhaltung?

Achsenabweichung. Varus- oder Valguskie?

Muskulatur. Atrophie im Quadrizeps- oder Glutäalbereich? Absinken des Beckens im Einbeinstand auf die gesunde Seite (Trendelenburg-Zeichen bei Schwäche des M. glutaeus medius und minimus)?

Haut. Farbe, Schwielen?

Venen. Varizen?

Gezielte passive Beweglichkeitsprüfung

Gezielte passive Beweglichkeitsprüfung des Hüftgelenks, in Ergänzung zum Geh-, Kauer- und Strecktest:

Viererzeichen (Patrick-Zeichen). Dieser Test eignet sich für eine rasche Überblicksprüfung der kombinierten Abduktion und Außenrotation im Liegen. Aufsetzen der Ferse auf das kontralaterale Knie und seitliches Ablegen des ipsilateralen Knies auf die Untersuchungsliege. Dadurch entsteht bei der Prüfung der rechten Hüfte die Zahl 4. Die Distanz zwischen Liege und lateralem Patellarand sollte nicht größer sein als die Daumen-Kleinfinger-Distanz der gespreizten Patientenhand (Abb. 1.**13**).

Extension und Flexion. Extension und Flexion werden entweder in Rücken- oder in Seitenlage geprüft. Normwerte ca. 10–0–140°. Exten-

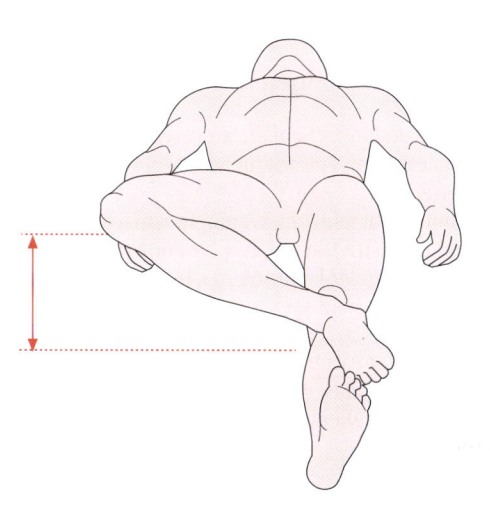

Abb. 1.**13 Viererzeichen (Patrick-Test).** Aufsetzen der Ferse auf das kontralaterale Knie und seitliches Ablegen des ipsilateralen Knies auf die Untersuchungsliege. Die Distanz zwischen Liege und lateralem Patellarand kann als Verlaufsparameter registriert werden. Beim Testen der rechten Hüfte bilden die beiden Beine eine angedeutete arabische Vier.

sionsdefizite werden häufig durch eine kompensatorische Beckenkippung und Lendenlordose maskiert. Die maskierende Lendenlordose kann aufgehoben und ein Extensionsdefizit dadurch aufgedeckt werden, daß der Patient das kontralaterale Hüftgelenk maximal flektiert, das flektierte Knie mit beiden Händen umfaßt und gegen seinen Thorax zieht. Dadurch wird das Becken nach hinten gedreht, was die Lendenlordose aufhebt und am liegenden Bein eine Beugekontraktur demaskiert (Thomas-Handgriff) (Abb. 1.**14**).

Ab- und Adduktion. Sie betragen ca. 45–0–30°. Wenn nötig, kann der innere Malleolarabstand gemessen werden.

Außen- und Innenrotation. Außen- und Innenrotation lassen sich bei flektiertem Knie- und Hüftgelenk prüfen. Sie betragen ca. 45–0–45°.

Palpation

Druckdolenzen im Bereich des Trochanter major weisen auf gereizte Schleimbeutel oder Sehneninsertionen hin. Druckdolenzen am Sitzbein sind manchmal Folge von Sehnenansatzerkrankungen.

Untersuchung des Sakroiliakalgelenks

Dieses Gelenk mit sehr geringer Beweglichkeit steht gelegentlich als Verursacher von mechanischen oder entzündlichen Gesäßschmerzen (Pseudoischialgien) zur Diskussion.

Die folgenden Tests sind zwar einzeln wenig spezifisch, weisen aber in Kombination eine hohe Sensitivität auf, d. h. sie können bei negativem Testergebnis ein Sakroiliakalgelenk vom Verdacht einer Schmerzverursachung entlasten:

Hüpftest im Einbeinstand. Gibt der Patient auf der Standbeinseite beim Hüpfen keine Schmerzen an, ist das Sakroiliakalgelenk kaum als Schmerzversacher in Betracht zu ziehen. Gibt er Schmerzen an, lohnt sich das Weitersuchen wie folgt:

Sakroiliakalstreßtest (Mennell-Test) (Abb. 1.**15**). Der Patient befindet sich in Seitenlage auf der Untersuchungsliege. Er blockiert eine Beckenhälfte durch den Thomas-Handgriff (s. oben), indem er sein betreffendes Hüftgelenk maximal flektiert und das Knie gegen die Brust preßt. Der Untersucher faßt nun den kontralateralen Oberschenkel und führt

Problemorientierte klinische Untersuchung, Sakroiliakalgelenk

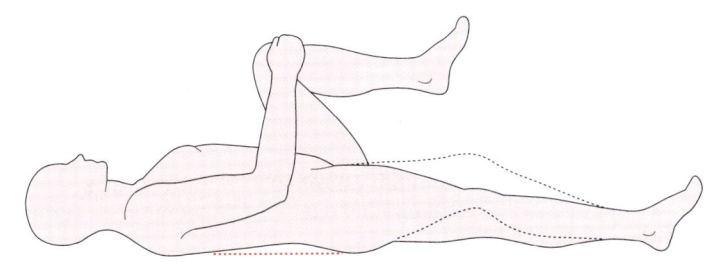

Abb. 1.14 Motilitätsprüfung der Flexion und Extension im Hüftgelenk: Prüfung in Rückenlage. Extensionsbehinderungen werden oft durch eine kompensatorische Beckenkippung und eine Lendenlordose maskiert. Diese maskierende Lendenlordose kann mit folgendem Kunstgriff aufgehoben und damit ein Extensionsdefizit aufgedeckt werden:
Der Patient umfaßt das kontralaterale Knie mit beiden Händen und zieht es gegen die Brust. Dies dreht die Beckenschaufeln nach hinten, hebt die Lendenlordose auf und demaskiert am liegenden Bein eine Hüftgelenkbeugekontraktur (Thomas-Handgriff).

Thomas-Handgriff → blockiert Beckenhälfte
Ext

Abb. 1.15 Sakroiliakalstreßtest (Mennell-Test). Während der Patient ein Bein maximal flektiert und das betreffende Knie gegen die Brust drückt, bringt der Untersucher das kontralaterale Bein in forcierte Extension.

ihn nach dorsal in eine forcierte Extension. Die Angabe lebhafter Schmerzen in der Region des Sakroiliakalgelenks weist auf eine mögliche Irritation dieses Gelenks hin. Hierauf analoge Prüfung der Gegenseite, ohne daß der Patient sich umdrehen muß.

Gezielte Kniegelenkuntersuchung

Inspektion

- Geh-, Kauer- und Strecktest: lassen Schonhinken, Beuge- und Streckausfälle erkennen,
- verstrichene Gelenkkonturen weisen in Richtung Arthritis,
- Rötung läßt Arthritis bakterieller oder kristalliner Ätiologie vermuten,
- Achsenabweichungen sind am besten im Stehen zu erkennen,
- M.-quadriceps-Atrophie weist auf Knieschonung hin.

Palpation

Gelenkkapselschwellungen. Sie sind besonders gut seitlich auf Höhe des femorotibialen Gelenkspalts zu palpieren.

Ergußnachweis. *Größere Ergußmengen* (> ca. 30 ml) sind durch eine „tanzende Patella" zu erkennen (Abb. 1.**16a**). Am liegenden Knie drückt die eine Untersucherhand den Recessus suprapatellaris sanft aus, während die andere Hand die Patella nach dorsal drückt. Bewegt sich die Patella wie ein Floß auf dem Wasser, weist das auf große Ergußmengen hin. *Kleinere Ergußmengen* lassen sich tasten, indem wiederum die eine Hand den oberen Rezessus unter Druck setzt, die andere Hand beidseits der Patella den Erguß tastet.

Kleinste Ergußmengen lassen sich mit dem Wölbungszeichentest (Bulge-sign-Test) nachweisen (Abb. 1.**16b**). Die eine Hand streicht den Erguß von der medialen Parapatellargrube auf die laterale Seite, wobei durch Daumendruck ein Entweichen in den Recessus superior verhindert wird. Hierauf streicht die andere Hand den nach lateral verlagerten Erguß nach medial, was eine sichtbare Vorwölbung im zuvor geleerten, aber nicht mehr unter der Hand verdeckten parapatellären medialen Rezessus provoziert.

Krepitieren. Das Krepitieren wird durch Handauflage bei gleichzeitigem Beugen und Strecken geprüft. Seine Interpretation erfordert Vorsicht, da auch unbedeutende Knorpelrauhigkeiten zu einem imponierenden Krepitus und unberechtigter Beunruhigung des Patienten führen können.

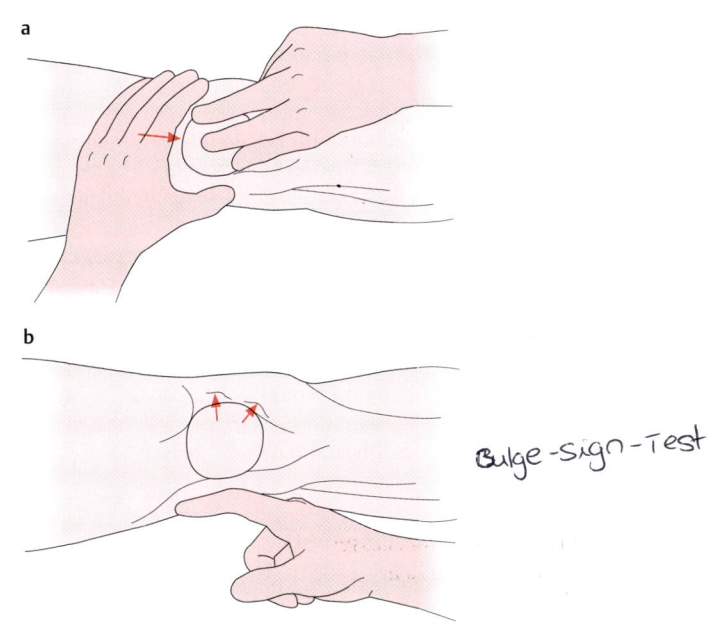

Abb. 1.16a, b Ergußpalpation im Kniegelenk:
a Größere Ergußmengen: tanzende Patella suchen.
b Kleinste Ergußmengen: Wölbungszeichen (Bulge-sign-Test): Die eine Hand streicht den Erguß von der medialen Parapatellargrube auf die laterale Seite, wobei durch Daumendruck ein Entweichen in den Recessus superior verhindert wird. Hierauf streicht die andere Hand den nach lateral verlagerten Erguß nach medial, was eine sichtbare Vorwölbung im parapatellären medialen Rezessus provoziert.

(handschriftliche Notiz: Bulge-sign-Test)

Gezielte Beweglichkeitsprüfung (zusätzlich zum Geh-, Kauer- und Strecktest)

▸ Aktive und passive Extension und Flexion des Kniegelenks im Liegen.

Prüfung der Bandstabilität

Seitenbänder. Die Seitenbänder werden im Liegen in 20°-Flexion geprüft (Entspannung der hinteren Kapselanteile). Das mediale Seitenband wird getestet, indem die eine Untersucherhand das Knie lateral umfaßt, während die andere Hand am distalen Unterschenkel medial eine abduzierende Aufklappbewegung ausführt. Eine mediale Aufklappbarkeit spricht für eine Hyperlaxität, einen femorotibialen Knorpelverlust oder eine Bandruptur. Das laterale Seitenband wird analog geprüft.

Kreuzbänder. Die Kreuzbänder können im Liegen folgendermaßen geprüft werden: Beim Schubladentest flektiert der Patient das Knie etwa 80°. Der Untersucher faßt mit beiden Händen den Tibiakopf und übt eine Schubkraft nach vorn (Prüfung des vorderen Kreuzbands) und nach hinten (Prüfung des hinteren Kreuzbands) aus. Schubladenbewegungen der Tibia von mehr als 5 mm weisen auf eine Hyperlaxität oder auf eine Kreuzbandläsion (entzündlicher oder traumatischer Genese) hin.
Beim *Lachman-Test* flektiert der Patient das Knie 20–25°. Der Untersucher umfaßt mit der einen Hand den Oberschenkel proximal des Knies von ventral. Mit der anderen Hand umfaßt er die Tibia distal des Knies. Der Zug nach ventral prüft das vordere Kreuzband, der Schub nach dorsal das hintere. Ein Verlust des physiologischen „harten" Anschlags spricht für eine Bandläsion.

Prüfung der Menisken (McMurray-Test)

Der Patient liegt. Das vollständig flektierte Kniegelenk wird unter kombinierter Außenrotation und Adduktion des Unterschenkels langsam gestreckt, was zu einem schmerzhaften, manchmal fühlbaren Klick führt, falls der mediale Meniskus gerissen ist. Die Suche nach einer lateralen Meniskusläsion erfolgt analog durch Innenrotation und Abduktion (Abb. 1.**17**).

■ Untersuchung des Fußes

Praktischer Untersuchungsgang

Gehtest

Bei der Fußuntersuchung ist der Gehtest am aufschlußreichsten. Man achtet auf die Art des Fußabrollens, auf den Zehenkontakt am Boden und auf Fehlstellungen.

Inspektion

Inspektion im Stehen von hinten (Fehlstellung im unteren Sprunggelenk?) **und von vorn** (Plattfuß?). *Vorfußbeurteilung:* Großzehenstellung

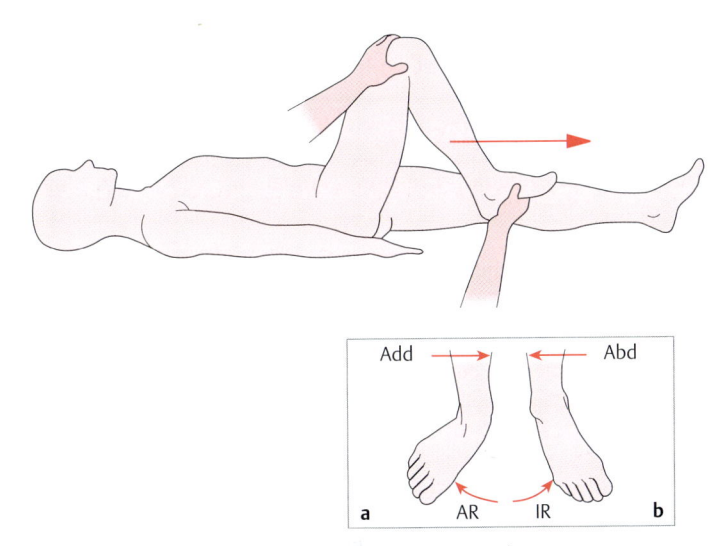

Abb. 1.17a, b Prüfung der Menisken (McMurray-Test):
a   Das vollständig flektierte Kniegelenk wird unter kombinierter Außenrotation (AR) und Adduktion (Add) langsam gestreckt (Suche nach medialer Meniskusläsion, die sich durch Schmerz und spürbaren Klick verrät).
b   Die Suche nach einer lateralen Meniskusläsion erfolgt analog durch Innenrotation (IR) und Abduktion (Abd).

(Valgus?), Kleinzehenstellung (Dorsalluxation?), Kleinzehenform (Krallen-, Hammerzehen?), Quergewölbe: Spreizfußstellung? Plantare Schwielen? Pathologische Verhornung über durchstoßenden Metatarsalköpfchen? Nagelveränderungen?

Rückfußbeurteilung: Längsgewölbe (Senk-, Platt-, Hohlfuß?), Fersenstellung (Valguskippung?).

Inspektion im Liegen. Plantare Schwielen?

Palpation

Sanfter lateraler Druck auf die Zehengrundgelenke (Gänslen-Drucktest: Schmerzhaftigkeit spricht für Arthritis).

Beweglichkeitsprüfung

Die Beweglichkeitsprüfung erfolgt im Liegen, bei flektierten Knien.

Oberes Sprunggelenk: Dorsalflexion (30°) und Plantarflexion (50°).

Unteres Sprunggelenk: Eversion = „Pronation" (20°) und Inversion = „Supination" (30°).

Inspektion der Schuhe

Die Inspektion der Schuhe ist bei Fußbeschwerden oft aufschlußreich (Unübliche Sohlenabnutzung? Ungeeignete Innensohle? Im Vorschuhbereich zu wenig Breite oder Höhe im Verhältnis zum Fuß?).

Gelenkpunktion – Gelenkaspiration (Arthrozentese)

Vorbemerkung

Gelenkpunktionen tragen das Risiko, eine Gelenkinfektion zu verursachen. Die Punktion setzt deshalb eine entsprechende Ausbildung und Erfahrung des Untersuchers voraus.

Ziele

- Druckentlastung.
- Diagnostische Unterscheidung zwischen bakteriellen, kristallbedingten, entzündlich-rheumatischen, degenerativ bedingten Ergüssen und Gelenkblutungen.

Vorbereitung und Durchführung

Patienteninformation. Orientierung über die Zweckmäßigkeit der Punktion, Gefahren des Nichtpunktierens, Risiken der Punktion (Infektrisiko bei Einhaltung aller Kautelen etwa 1:35000; Anstechen eines kleinen Blutgefäßes etwas häufiger, aber harmlos), mögliche Nebenwirkungen der injizierten Medikamente.
Aufforderung, bei nachfolgendem Fieber, Rötung, zunehmender Schwellung und zunehmenden Schmerzen unverzüglich mit dem Arzt Kontakt aufzunehmen.

Markierung der Punktionsstelle. Dies geschieht aufgrund adäquater Kenntnisse der regionalen Anatomie z.B. mittels Eindrückens eines Wegwerfholzstäbchens.

Desinfektion der Einstichstelle. Bei Verwendung von Isopropanol 70%, Äthylalkohol 70% oder Polyvinylpyrrolidonjodlösung ist eine Verweildauer auf der Haut von mindestens 1 Minute empfohlen, damit genügend Gewähr für eine Bakterizidie vorhanden ist. Dies kann mit Hilfe einer feuchten Textilkompresse oder mit einem Spray geschehen.

Verwendung von Einmalgebrauchampullen.

„No-touch-Injektionstechnik". Nach Durchführung der Desinfektion wird die Haut am Ort der Injektion nicht mehr berührt und die Nadel direkt, unter Sichtkontrolle, eingeführt. Das Tragen steriler Handschuhe ist bei dieser Technik nicht erforderlich. Handschuhe sind aber zum Schutz des Arztes empfehlenswert.

Das Sprechen während der Injektion oder beim Anbrechen von Ampullen stellt eine Infektionsgefahr dar. Die Keimausstreuung aus den oberen Luftwegen ist am geringsten, wenn nicht gesprochen wird. Deshalb soll das Sprechen nach Eröffnung steriler Geräte bzw. Lösungen auf das Notwendigste beschränkt werden. Bei Infektionen der Atemwege seitens des Patienten, des Arztes oder einer anderen anwesenden Person ist das Tragen einer Einmalgesichtsmaske aus mehrlagigem Material obligatorisch, in allen anderen Fällen fakultativ (aber empfehlenswert).

Arthrozentese

Punktionsschmerzen lassen sich durch 3 einfache Maßnahmen minimalisieren:

- Berücksichtigung der Gelenkanatomie,
- Einstich mit trockener, leerer Nadel durch die trockene Haut (weder Alkoholreste auf der Haut noch Lokalanästhetikum oder Kortikoid an der Nadelspitze),
- Ablenkung des Patienten.

Bei *diagnostischen Arthozentesen* sollte auf die Injektion von Lokalanästhetika verzichtet werden, da diese leicht bakterizid sind. Bei *therapeutischen Gelenkinjektionen* kann nach Bedarf eine kleine Menge Lokalanästhetikum injiziert werden (bei vollem Bewußtsein, daß das Lokalanästhetikum u.U. ungünstig auf die Knorpelzellen wirkt). Für große Gelenke genügen 3–5 ml Lignocain 1%, für kleine Gelenke entsprechend weniger. Soll eine *mehrstündige Anästhesie* erfolgen, empfiehlt sich der Zusatz von 0,25% Bupivacain, in einem Mischungsverhältnis mit Lignocain von 1 : 1.

Synoviauntersuchungen

Zellzahl:

- entzündliche Ergüsse: > 5000/mm^3,
- es genügt 1 ml in EDTA-Röhrchen.

Bakteriologische Untersuchungen:

- Direktausstrich und Färbung (Gram und Methylenblau),
- Bakterienkultur,
- entscheidend sind möglichst große Synoviamengen und ein streng aseptisches Abfüllen in Nativröhrchen.

Polarisationsmikroskopische Kristallsuche (Urat- und Pyrophosphatkristalle): Routinedienstleistung der meisten rheumatologischen Kliniken. Es genügen wenige Milliliter in Nativröhrchen.

Färbetechnische Mikrokristallsuche (Alizarinprobe für Hydroxyapatitkristalle): Routinedienstleistung der meisten rheumatologischen Kliniken. Sie erfordert einige Milliliter Synovia in Nativröhrchen.

Literatur

Adler, R., W. Hemmeler: Anamnese und Körperuntersuchung. Fischer, Stuttgart 1992

Buckup, K.: Klinische Tests an Knochen, Gelenken und Muskeln. Untersuchungen, Zeichen, Phänomene. Thieme, Stuttgart 1995

Doherty, M., J. Doherty: Clinical Examination in Rheumatology. Wolfe, London 1992

Gerhardt, J. J., J. R. Rippstein: Gelenk und Bewegung. Neutral-0-Methode, SFTR-Protokollierung. Rationelle Messtechnik, Moderne Goniometrie. Huber, Bern 1992

Hoppenfeld, St.: Klinische Untersuchung der Wirbelsäule und der Extremitäten. Fischer, Stuttgart 1992

Kaiser, H., H. J. Hatz: Punktionen und Injektionen in der Rheumatologie. Enke, Stuttgart 1996

Little, H.: The Rheumatological Physical Examination. Grune & Stratton, Orlando 1986

2. Arthrosen

B. A. Michel

Definition

Bei einer Arthrose handelt es sich um einen chronisch verlaufenden Prozeß mit primär fokalem Schaden des hyalinen Knorpels. Später werden die Synovialis, der subchondrale Knochen sowie das periartikuläre Gewebe miteinbezogen. Die häufigsten Lokalisationen sind die Knie, die Fingergelenke, die Hüften und die kleinen Wirbelgelenke. Nur ein Teil der radiologischen Arthrosen sind symptomatisch.

Epidemiologie

Die Arthrose ist das häufigste Gelenkleiden mit der größten Inzidenz zwischen dem 50. und 60. Lebensjahr. Die Häufigkeit nimmt mit dem Alter stark zu. Mit Ausnahme der Hüften überwiegen alle anderen Gelenklokalisationen bei Frauen. Die sozialmedizinischen Folgen der Arthrose sind beträchtlich.

Ätiopathogenese

Die Ätiologie der *primären Arthrose* ist unbekannt. Hereditäre Faktoren spielen bei den *polyartikulären Formen*, insbesondere bei Fingerpolyarthrosen, eine Rolle. Daneben scheint mechanischen Faktoren eine große Bedeutung zuzukommen. Ursachen für die Entwicklung *sekundärer Arthrosen* oder für deren Verschlimmerung umfassen u. a. mechanische Einwirkungen wie Trauma (Kreuzbandläsionen, Meniskusschaden), repetitive Überlastung, Gelenkformveränderungen nach Osteonekrosen, Dysplasien, Adipositas (Knie), metabolische Erkrankungen (Gicht, Kalziumpyrophosphatablagerung, Hämochromatose, Diabetes mellitus) sowie durchgemachte idiopathische oder bakteriell induzierte Gelenkentzündungen.

Normaler Knorpel besteht aus einer Mischung von Chondrozyten (5%), Kollagen (15%, davon 90% Kollagen Typ II), Proteoglykanen (5%) sowie Wasser (bis 80%). Die Proteoglykane ziehen das Wasser stark an und werden durch das netzförmige Kollagengebinde zusammengepreßt (Innendruck 2–3 Atmosphären). In der Pathogenese der Arthrose kommt es durch verschiedene, teils noch unbekannte auslösende Mechanismen zu einem proteolytischen Abbau der Proteoglykane, später auch des Kollagens. Dem vermehrten Abbau steht ein verminderter Aufbau der Matrix gegenüber, was zum Knorpelverlust führt.

Symptome und Befunde

Subjektiv. Der Allgemeinzustand ist nicht beeinträchtigt. Nur ein Teil der Patienten mit radiologisch nachweisbarer Arthrose hat subjektive Beschwerden. Abnehmende Korrelation zwischen Radiologie und Symptomatik in der Reihenfolge Hüfte, Knie, Fingerpolyarthrose, Großzehengrundgelenkarthrose. Andere Lokalisationen wie Schulter, Ellbogen, Handgelenke, Sprunggelenke sowie Zehengelenke (außer Großzehe) sind selten betroffen.

- *Frühsymptome*: Schmerzen beim Anlaufen, bei Ermüdung und bei Belastung.
- *Spätsymptome*: Nacht- und Dauerschmerzen (aktivierte Arthrose); oft Steifigkeitsgefühl (morgens, nur wenige Minuten).

Die Schmerzlokalisation ist für die Beurteilung sehr wichtig: artikulär oder periartikulär (begleitende Tendomyopathie im Sinne einer Periarthropathie)?

Objektiv. Die Gelenkkapsel fühlt sich evtl. verdickt an, sie ist bei Vorliegen eines Reizzustands fakultativ schmerzhaft bei Druck und Dehnung (Endphasenflexionsschmerz). Die Bewegungseinschränkung entspricht dem Schweregrad der Arthrose. Instabilität und Achsenabweichungen sind am Kniegelenk von besonderer klinischer Bedeutung. Ossäre Gelenkverdickungen treten bei einer Fingerpolyarthrose früh auf, an anderen Gelenken sind sie Spätmanifestationen.

Reiben (Krepitieren) ist Ausdruck einer Inkongruenz der Gleitflächen, jedoch kein Beweis für eine Arthrose.

Häufig folgt der Arthrose eine sekundäre Periarthropathie aufgrund von sekundären Veränderungen in Sehnen, Ligamenten und Muskeln. Dies geht objektiv mit entsprechenden tendomyotischen Druckpunkten einher.

Radiologische Befunde

Vergleichsaufnahmen sind – besonders in Frühfällen – hilfreich.
Wesentliche Hauptmerkmale der Arthrose (Abb. 2.**1**):

- Knorpelraumverschmälerung (meist asymmetrisch),
- Osteophytenbildung,
- subchondrale Sklerose,
- Zystenbildung (meist subchondral).

Allgemeines **45**

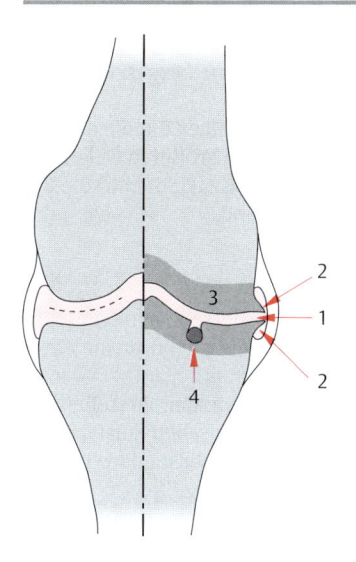

Abb. 2.1 **Radiologische Arthrosezeichen.** Schematische Darstellung.
1 Knorpelraumverschmälerung
2 Osteophyten
3 subchondrale Sklerose
4 Synovialzyste

Labor

Keine pathologischen Blutbefunde.

Bei Vorliegen eines Gelenkergusses findet sich eine Zellzahl unter 1000/mm^3 entsprechend einer nur leicht entzündlichen Reaktion.

Behandlung

Eine *medikamentöse Behandlung* erfolgt nur bei symptomatischen Arthrosen. Keine Dauertherapie! Bei aktivierter Arthrose ist der zeitlich beschränkte Einsatz von nichtsteroidalen Antiphlogistika (NSA) adäquat. Bei symptomatischer Arthrose infolge einer Periarthropathie bilden einfache Analgetika eine Alternative zu NSA. Intraartikuläre Glukokortikoide sind nur ausnahmsweise, bei stark aktivierter Arthrose, anzuwenden. Ein Nutzen sog. chondroprotektiver Medikamente konnte bisher nicht nachgewiesen werden.

Die *physikalische Therapie* unterstützt die Schmerzbekämpfung sowie die Stabilisierung des betroffenen Gelenks (Training der gelenkführenden Muskulatur bzgl. Kraft und Ausdauer). Kälteapplikation bei stark aktivierter Arthrose, Wärmeapplikation in chronischen Stadien.

Konservative orthopädietechnische Maßnahmen (Bandagen, stoßdämpfende Ferseneinlagen, Schuhanpassung) können die Symptomatik und den Verlauf entscheidend verbessern. Bei schmerzhaft aktivierter

Daumensattelgelenkarthrose hilft eine Handgelenksmanschette mit Daumeneinschluß. Operative Therapie vor allem in fortgeschrittenen Stadien der Arthrose.

Zur *Prävention* bei noch nicht betroffenen Gelenken dienen die Vermeidung von Übergewicht und Mikrotraumen; bei größeren Gelenken, wie Knie und Hüften, sind der muskuläre Trainingszustand und die Benützung von weichen Schuhabsätzen entscheidend.

Verlauf und Prognose

Verlauf und Prognose sind im Einzelfall nicht vorhersehbar, da diese individuell sehr variabel sind. In der Regel handelt es sich um eine chronisch fortschreitende Entwicklung über Jahre.

Das Verlaufsspektrum reicht von einer jahrelang bestehenden asymptomatischen Arthrose mit kurzen symptomatischen Episoden bis zu einer rasch progredienten Gelenkdestruktion (insbesondere bei begleitender Chondrokalzinose).

Verlaufsformen:

- *Asymptomatische Arthrose*: Leichte bis mäßige radiologisch erkennbare Arthrosen können völlig asymptomatisch verlaufen (auch latente oder stumme Arthrose genannt). Schwere Arthrosen werden in der Regel von einer deutlichen Symptomatik begleitet.
- *Aktivierte symptomatische Arthrose*: Der arthrotische Abbauprozeß kann zu einem Detritus mit sekundärer Synovitis führen. Diese Verlaufsform ist in der Regel stark symptomatisch und führt häufig zu Ergußbildung.
- *Arthrosen mit sekundärer Periarthropathie (tendomyotische Begleitreaktion)*: Sie sind definitionsgemäß immer symptomatisch (auch „dekompensierte" Arthrosen genannt). Die periartikulären Veränderungen sind durch eine starke Dolenz infolge der Irritation der um die Gelenke ansetzenden Ligamente, Sehnen und Muskeln sowie der Schleimbeutel gekennzeichnet, wobei eine erhebliche Schmerzausstrahlung sowohl nach proximal wie nach distal auftreten kann.

Koxarthrose

- Englisch: Osteoarthritis of the hip
- Französisch: Coxarthrose
- Italienisch: Artrosi dell'anca

Epidemiologie

Die Koxarthrose ist die dritthäufigste Arthroseart (nach den Fingern und Knien). Die Häufigkeit steigt nach dem 50. Lebensjahr stark an. Frauen und Männer sind etwa gleich häufig betroffen. Die häufigste Lokalisation ist im superolateralen Gelenkabschnitt (60%), weniger häufig ist die mediale und konzentrische Koxarthrose. Eine Adipositas per se ist kein Risikofaktor für die Auslösung, hingegen für die Progredienz einer bereits manifesten Arthrose.

Ätiopathogenese

Häufig werden *primäre Formen (unbekannter Ursache)* von *sekundären (bekannter Ursache)* unterschieden. Diese Differenzierung ist jedoch nicht immer leicht zu vollziehen.

Die sekundäre Koxarthrose tritt häufig infolge prädisponierender Zustände wie Pfannendachdysplasie (oft verbunden mit Coxa valga), Status nach Epiphysiolyse, Coxa profunda, Status nach Morbus Perthes und anderen Osteonekrosen, Coxa vara auf. Arthrotische Veränderungen sind auch nach Arthritiden (Zustand nach entzündlicher Knorpelschädigung), Kalziumpyrophosphatablagerung (Chondrokalzinose) und anderen Primärursachen möglich.

Symptome und Befunde

Subjektiv. Das Frühsymptom ist der Schmerz, nur selten die Bewegungsbehinderung. Typisch ist der Inguinalschmerz, weniger häufig sind Schmerzen im Bereich des Trochanter major (Periarthropathie). In der Regel handelt es sich um einen allmählichen Schmerzbeginn, intermittierend.

In späteren Stadien treten neben dem Anlaufschmerz auch Ermüdungs- und Belastungsschmerz auf. Typischerweise erfolgt die Schmerzausstrahlung von der Leistengegend oder dem Trochanter major gegen die Beckenkämme sowie die Oberschenkel von ventral bis zum Knie. Ein isolierter Knieschmerz ist möglich (besonders bei Jugendlichen). Ruhe-, Nacht- und Dauerschmerz sind meist in fortgeschrittenen Stadien vorhanden. Funktionelle Behinderungen im Alltag treten erst in späteren Stadien auf.

Objektiv. Funktionell früh und oft asymptomatisch eingeschränkt sind Innenrotation und kombinierte Abduktion/Außenrotation (Viererzeichen, Schneidersitz). Die Flexion ist erst in den Spätstadien eingeschränkt (Schuhebinden). Eine Flexionskontraktur führt in Spätstadien zu einer Beckenkippung nach vorne und zu einer Hyperlordose der lumbalen Wirbelsäule.

▶ *Gehbehinderung*: allmähliche Einschränkung der Gehstrecke, schmerzbedingtes Entlastungshinken (Duchenne-Hinken), in späterem Stadium Insuffizienzhinken infolge einer Atrophie der Gesäßmuskulatur (Trendelenburg-Hinken).

Radiologische Befunde (Abb. 2.2)

Eine Beckenübersichtsaufnahme ist in der Regel ausreichend. Sie erlaubt u.a. Identifikation und Beurteilung von präarthrotischen Zuständen wie Coxa valga, Coxa vara und Pfannendachdysplasie. Bei einem Frühverdacht auf Osteonekrose kann eine Magnetresonanztomographie (MRT) erfolgen.

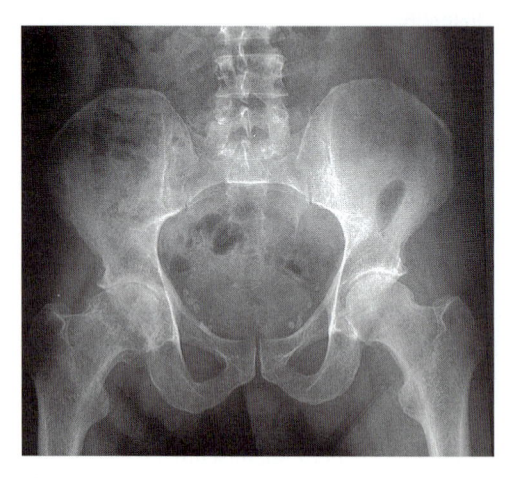

Abb. 2.**2 Koxarthrose in der Beckenübersicht von vorn.** *Links:* Leicht- bis mittelgradige Knorpelraumverschmälerung und kleine randständige Osteophyten am Femurkopf. *Rechts:* Vollständiger Knorpelraumverlust in der gewichtstragenden Zone, hochgradige Femurkopfdeformation infolge der Ausbildung großer Osteophyten. Subchondrale Sklerosierung des Azetabulums und subchondrale Zystenbildung im Kopfbereich. Umbildung der kortikalen und trabekulären Knochenstrukturen im Bereich des medialen Schenkelhalses infolge der Belastungsumverteilung.

▶ *Röntgenzeichen*: Häufig früh Osteophytenbildung perifoveal und am Femurkopfrand. Später Knorpelraumverschmälerung (am häufigsten supralateral), subchondrale Sklerose in der Belastungszone, evtl. subchondrale Zysten. Bei rasch progredientem Verlauf evtl. Deformierung des Femurkopfes.

Verlauf und Prognose

In der Regel ist eine langsame Progredienz über viele Jahre bis Jahrzehnte festzustellen. Ein Krankheitsstillstand ist in jeder Phase möglich.

▶ *Seltene Sonderform*: rasch destruierende Koxarthrose.

Invalidität durch Gehbehinderung und Schmerz.

Gonarthrose

▶ Englisch: Osteoarthritis of the knee
▶ Französisch: Gonarthrose
▶ Italienisch: Gonartrosi

Epidemiologie

Die Gonarthrose ist die häufigste Arthrose der großen Gelenke. Sie betrifft einzeln oder in Kombination das femoropatellare (50%), das mediale (75%) und das laterale (25%) femorotibiale Kompartiment. Meist sind beide Knie befallen. Überwiegend sind Frauen betroffen.

Ätiopathogenese

Sekundäre Formen überwiegen bei der Gonarthrose. Wichtigste lokale mechanische Faktoren (Präarthrosen) sind:

▶ Varus- oder Valgusstellung,
▶ Status nach Trauma (Instabilität, Meniskektomie),
▶ Osteochondrosis dissecans.

Einen gewissen Risikofaktor bildet die Adipositas.

Symptome und Befunde

Subjektiv. Schmerzen entsprechend der Lokalisation der Arthrose, häufig periartikulär (Pes anserinus) bei begleitender Periarthropathie. Typisch sind Anlaufschmerzen nach längerem Sitzen bei Femoropatellararthrose, Schmerzen beim Treppenhinuntersteigen bei Femorotibialarthrose. Belastungs-, Ermüdungsschmerz, Kraftlosigkeit, Unsicherheit, evtl. Ruheschmerz.

Objektiv. Häufig Krepitation. Schmerz bei Druckbelastung und Verschieben der Patella. Bei aktivierter Arthrose druckdolente Kapsel, Erguß, Flexionsendphasenschmerz. Im fortgeschrittenen Stadium Fehlstellung (Varus-, Valgusstellung), Bandinstabilität, Deformierung.

Radiologische Befunde (Abb. 2.3)

A.-p. und seitliche konventionelle Röntgenaufnahmen, evtl. axiale Aufnahme. In Frühstadien immer Seitenvergleich, wenn nötig im Stehen.

Identifikation und Beurteilung von Osteophyten, einer Knorpelraumverschmälerung, einer subchondralen Sklerose, von Zysten, einer Abplattung der Gleitflächen. Meist ist das laterale und mediale Kompartiment verschieden stark betroffen. Gelegentlich freie Gelenkkörper. Ein gleichmäßiger Befall des lateralen und medialen Kompartiments des gleichen Knies spricht für eine entzündliche bzw. kristallbedingte (Chondrokalzinose) Erkrankung.

Verlauf und Prognose

In der Regel liegt ein jahrelanger wellenförmiger Verlauf mit oft längeren asymptomatischen Phasen vor, zwischenzeitliche Aktivierung gelegentlich invalidisierend. Bei ausgeprägten Fehlstellungen erfolgt oft ein rasch progredienter Verlauf. Eine häufige Komplikation bildet die popliteale Synovialzyste (Baker-Zyste). Seltener sind Osteonekrosen.

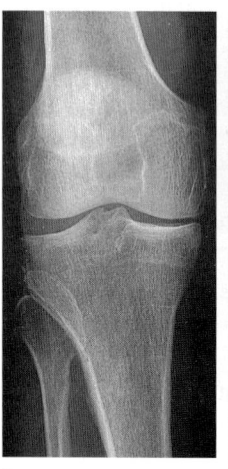

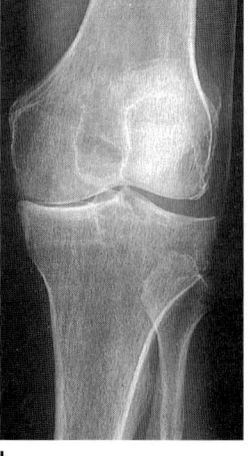

Abb. 2.3a, b **Bilaterale Gonarthrose:**
a Leicht- bis mittelgradige Verschmälerung des femorotibialen Gelenkknorpels im medialen Kompartiment, begleitet von subchondraler Tibiasklerose.
b Weitgehender Knorpelverlust im medialen Kompartiment, subchondrale Tibiasklerose, Osteophytose vor allem an den Femurkondylen.

Fingerarthrose

- Englisch: Osteoarthritis of finger joints
- Französisch: Arthrose des doigts
- Italienisch: Artrosi delle dita

Epidemiologie

Die Fingerarthrose stellt die häufigste Arthroseform dar. Eine genetische Disposition ist wahrscheinlich. Frauen sind viel häufiger betroffen als Männer. Die Fingerarthrose tritt meist zwischen dem 40. und 60. Lebensjahr auf.

- *Verteilungsmuster*: Am meisten befallen sind die Fingerendgelenke (distale Interphalangealgelenke) und das Daumensattelgelenk (Karpometakarpalgelenk I), weniger häufig die Fingermittelgelenke (proximale Interphalangealgelenke), seltener die Fingergrundgelenke (Metakarpophalangealgelenke).

Symptome und Befunde

Häufig liegt ein polyartikulärer symmetrischer Befall vor. Beginn der distalen Interphalangealgelenkarthrose meist mit Bildung von dorsolateralen Knötchen über den Fingerendgelenken (mit Hyaluronsäure gefüllte Zysten oder knöcherne Osteophyten), gelegentlich verbunden mit Entzündungszeichen. In fortgeschrittenen Stadien ist eine Deviation häufig (Abb. 2.**4a**). Die Fingermittelgelenke sind meist hart aufgetrieben (knöcherne Verbreiterung mit Osteophytenbildung). Die Rhizarthrose kommt nicht selten isoliert vor, starke Schmerzen und Behinderung bei kraftvollem Greifen (Daumen verantwortlich für 50% der Handfunktion). Im Daumensattelgelenk oft Krepitation, Druckdolenz, gelegentlich Subluxation, später manchmal gefolgt von Thenaratrophie.

Radiologische Befunde (Abb. 2.**4**)

Befunde wie bei anderen Arthrosen, Osteophyten häufig ausgeprägt.

- *Sonderform: erosive Fingerpolyarthrose*: destruierende entzündliche Form der Fingerarthrose mit begleitender Weichteilschwellung, Fingermittelgelenke häufiger betroffen als Endgelenke.

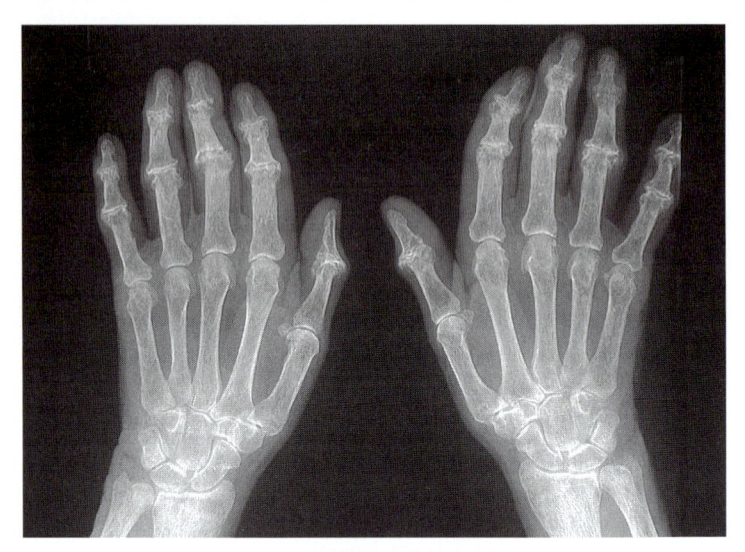

Abb. 2.4 **Fingerarthrose.** Fortgeschrittener Schweregrad mit Beteiligung der proximalen und distalen Interphalangealgelenke sowie des Metakarpophalangealgelenks I (Rhizarthrose). Diskrete degenerative Veränderungen an den Metakarpophalangealgelenken II-V. Infolge der Knochenveränderungen Ausbildung von Achsendeviationen.

Verlauf und Prognose

Die Fingerpolyarthrose ist häufig asymptomatisch bis wenig symptomatisch. Auch bei stärkerer Symptomatik bleibt die Funktion meist erhalten oder ist nur leicht eingeschränkt (Einkralldefizit).

Hallux-valgus-Arthrose

- ▶ Englisch: Osteoarthritis of the hallux
- ▶ Französisch: Arthrose du hallux valgus
- ▶ Italienisch: Artrosi dell'alluce valgo

Epidemiologie

Die Hallux-valgus-Arthrose ist die häufigste Zehenarthrose. Es sind vor allem Frauen betroffen.

Hallux-valgus-Arthrose

Ätiopathogenese

Mehrheitlich im Rahmen primärer Polyarthrose, mit genetischer Prädisposition. Mögliche auslösende Faktoren bei isolierter und somit evtl. sekundärer Hallux-valgus-Arthrose sind:

- Spreizfußstellung (Adduktionsfehlstellung des ersten Metatarsalknochens, was zu Abduktion des Hallux führt),
- inadäquates Schuhwerk.

Symptome und Befunde

Subjektiv. Häufig symptomatisch mit Anlauf- und Belastungsschmerz, bei aktivierter Arthrose auch Ruheschmerz.

Objektiv. Valgisierende Deformation, meist kombiniert mit Spreizfuß. Gelegentlich Begleitbursitis medial über prominenten Osteophyten mit trophischen Hautstörungen.

Radiologische Befunde (Abb. 2.5)

Fehlstellung, typische Arthrosezeichen mit prominenten Osteophyten.

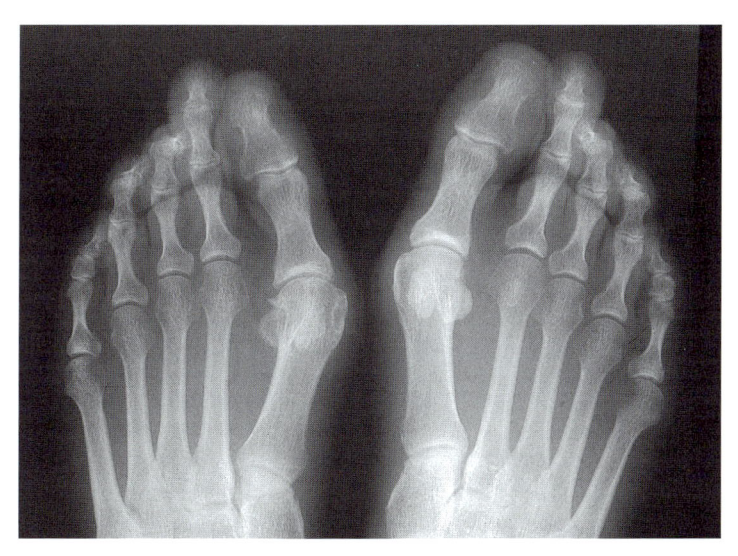

Abb. 2.5 **Hallux valgus mit Großzehengrundgelenkarthrose.** Bei Spreizfußstellung mit Hallux valgus entsteht infolge der Überlastung eine Großzehengrundgelenkarthrose, hier einseitig stärker ausgeprägt. Zu erkennen sind Valgusfehlstellung, leichte Knorpelraumverschmälerung, subchondrale Sklerosierung, Osteophyten sowie vereinzelte Zysten.

Verlauf und Prognose

Oft über Jahre progrediente Fehlstellung, evtl. sekundäre Mitbeteiligung der angrenzenden Zehen (Hammerzehen, trophische Störungen). Eine Frühprophylaxe ist wichtig (geeignetes Schuhwerk, Spreizfußkorrektur mit Einlagen).

Literatur

Hochberg, M. C. et al: Guidelines for the medical management of osteoarthritis. Part I. Osteoarthritis of the hip. Arthr. and Rheum. 38 (1995a) 1535–1540

Hochberg, M. C. et al: Guidelines for the medical management of osteoarthritis. Part II. Osteoarthritis of the knee. Arthr. and Rheum. 38 (1995b) 1541–1546

Oddis, C.: New perspectives on osteoarthritis. Amer. J. Med 100 (1996) 10 S–15 S

3. Kristallablagerungskrankheiten

J. Ch. Gerster

Gicht

- ▶ Synonyme: Uratgicht, Arthritis urica
- ▶ Englisch: Gout, Urate gout
- ▶ Französisch: Goutte uratique
- ▶ Italienisch: Gotta, artrite urica

Definition

Bei Gicht handelt es sich um eine Störung des Purinstoffwechsels, charakterisiert durch Hyperurikämie, rezidivierende Anfälle von Arthritiden und Ablagerung von Natriumuratkristallen in den Gelenken, im subkutanen Gewebe und manchmal in den Nieren.

Epidemiologie

- ▶ 90–95% sind Männer,
- ▶ Altersgipfel: 40–45 Jahre, kann bereits im 20. Lebensjahr beginnen,
- ▶ tritt bei der Frau erst nach der Menopause auf.

Herkunft der Harnsäure

- ▶ De-novo-Purinsynthese (Guanin, Adenin),
- ▶ Abbau von Nukleinsäuren,
- ▶ Nahrung (weniger als 10%).

Formen der Gicht

Primäre Gicht

Idiopathische Gicht. Überwiegende Mehrzahl der Fälle. Bei 30% der Fälle familiäre Häufung.

- ▶ *Assoziierte Faktoren*: Adipositas, arterielle Hypertonie, Alkoholabusus, Diabetes mellitus, Hypertriglyzeridämie.

Gicht bei Enzymstörungen (sehr selten). Defekt der Hypoxanthin-Guanin-Phosphoribosyl-Transferase (HGPRT). Bei totalem Defizit: Lesch-Nyhan-Syndrom. Der Mangel an Glukose-6-Phosphatase führt nicht nur zu Glykogenthesaurismose, sondern auch zu Gicht.

Sekundäre Gicht

- Flüssigkeitsverlust (postoperativ, körperliche Anstrengung),
- bei Hämopathien mit vermehrtem Katabolismus der Purinnukleotide: essentielle Polyglobulie, chronische hämolytische Anämie, perniziöse Anämie, myeloproliferative Syndrome (akute und chronische Leukämien, maligne Lymphome, multiples Myelom),
- Diuretika (Thiazide, Furosemid),
- Tuberkulostatika (Pyrazinamid, Ethambutol),
- Blei,
- Cyclosporin,
- niedrigdosiertes Aspirin (< 1 g/Tag),
- Niereninsuffizienz (trotz erhöhter Urikämie sind die Gichtanfälle bei Niereninsuffizienz eher selten),
- Alkohol.

Klinik

Akuter Gichtanfall

Der Beginn ist brutal, oft während der Nacht in der ketoazidotischen Phase. Er betrifft meist nur ein einziges Gelenk, mit Vorliebe an den unteren Extremitäten (Abb. 3.1). Das Großzehengrundgelenk ist häufig,

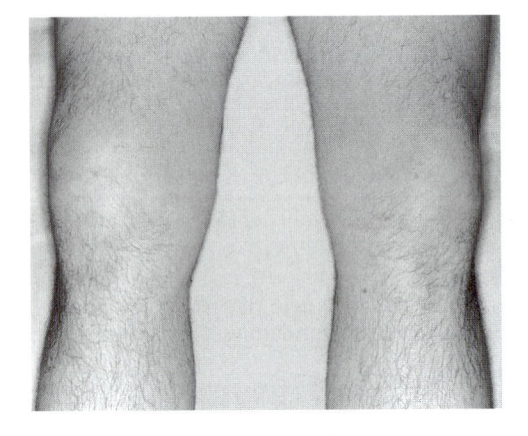

Abb. 3.1 Schwellung des rechten Knies infolge einer akuten Gichtattacke.

aber nicht immer befallen. Der Gichtanfall ist stark entzündlich und sehr schmerzhaft. Er geht oft mit hohem Fieber einher. Die wichtigste Differentialdiagnose ist deshalb die *septische Arthritis*. Selten kann die Gicht in *akuter* oder *subakuter Form* von Beginn an polyartikulär auftreten (5%).

Auslösende Faktoren:

- Alkohol,
- purinreiche Mahlzeiten,
- andere Faktoren wie Unfall, Infektion, Immobilisation, Operation, Exsikkose.

Ohne Behandlung dauert der akute Gichtanfall einige Tage, selten mehr als 1 Woche, verschwindet spontan und läßt häufig eine Hautschuppung zurück. Das Intervall zwischen den Anfällen ist variabel. Der akute Gichtanfall ist die entzündliche Reaktion auf die massive Phagozytose der Immunglobulin G-(IgG-)bedeckten Uratkristalle. Die Granulozyten setzen im Moment der Endozytose lysosomale Substanzen und chemotaktische Peptide frei, die weitere Leukozyten herbeilocken. Die Kristalle aktivieren auch verschiedene humorale Systeme, wobei der Faktor XII, das Kallikrein, die Kinine und das Komplementsystem eine Rolle spielen. Im Intervall zwischen den Anfällen persistiert häufig eine Gelenkschwellung mit Synovialflüssigkeit, welche einige Uratkristalle enthält (Abb. 3.**2**).

Chronische, nichttophöse Gicht

Das klinische Bild gleicht jenem anderer entzündlich rheumatischer Erkrankungen mit chronischer Arthritis, mäßigem Erguß von entzündlichem oder nichtentzündlichem Aspekt, Gelenksdestruktionen und extraartikulären Manifestationen. Diese Form tritt vorwiegend bei Patienten auf, die die Therapie nicht konsequent einhalten.

Tophöse Gicht (Abb. 3.**3** u. 3.**4**)

Tophi sind Uratkristallablagerungen in Weichteilen und Knochen. Durch die Haut hindurch erscheinen sie weiß-gelblich. Sie finden sich hauptsächlich in den parartikulären Regionen der Hände, in den Schleimbeuteln von Friktionszonen (Olekranon, präpatellär) und an kühlen Körperteilen (Ohrmuscheln, Finger). Werden sie mit einer Nadel angestochen, tritt weißliches, breiiges Material aus, welches polarisationsmikroskopisch aus Uratkristallen besteht.

Die Anzahl der Tophi nimmt mit der Dauer der Erkrankung zu.

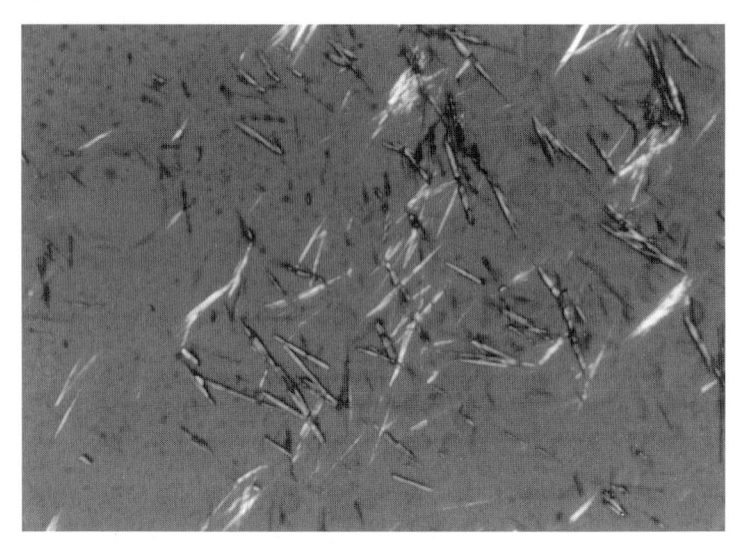

Abb. 3.2 **Uratkristalle im Polarisationsmikroskop.** Stark leuchtende spitze Nadeln.

Extraartikuläre Erscheinungen

Häufig sind Entzündungen im Bereich der Apophysen, der Sehnenscheiden und der Schleimbeutel. In der Anamnese findet man oft (20%) Angaben über Uratnierensteine oder Uratgries. Vor allem bei nicht behandelter Gicht kann ein renaler Befall mit zunehmender Niereninsuffizienz auftreten, dies ist aber selten.

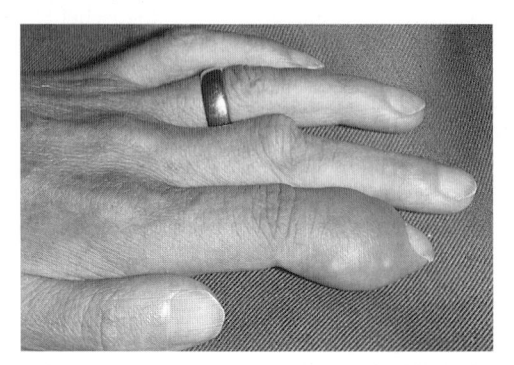

Abb. 3.3 **Schwellung des distalen Zeigefingergelenks infolge einer tophösen Gicht.** Die durch die Haut scheinenden weißen Flecken sind Ansammlungen von Uratkristallen.

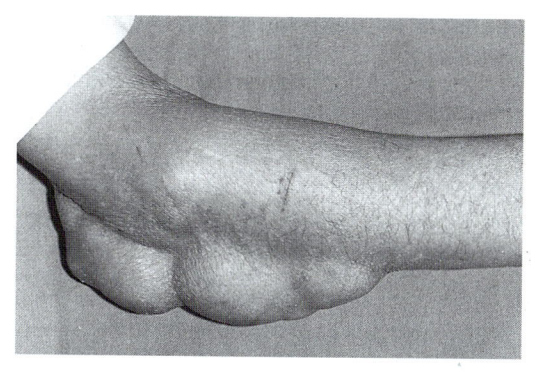

Abb. 3.4 **Tophöse subkutane Uratanhäufungen am Ellbogen.**

Pathologische Anatomie

Die charakteristischen Läsionen beruhen auf der Ablagerung von Uratkristallen:

- Die *Synovialflüssigkeit* ist im akuten Anfall sehr entzündlich, enthält also viele Zellen (hauptsächlich Neutrophile) und intrazelluläre Kristalle.
- *Gelenke*: reaktive Synovialitis um Natriumuratkristalldepots. Der Knochen kann durch den Kontakt mit einem gelenknahen Tophus erodieren, was die charakteristischen Röntgenbefunde ergibt: Erosionen am Rande des subchondralen Knochens, Zysten, Knorpelzerstörungen und sekundäre Arthrose.
- *Tophus*: Bindegewebsreaktion um ein Uratdepot, welches makroskopisch wie weißes Kreidepulver aussieht, an der Luft härtet und den Aspekt eines porösen Steins annimmt (von lat. Tupha). Die Kristalle sind von Histiozyten, Fremdkörperriesenzellen, Fibroblasten und manchmal Entzündungszellen umgeben. Der subkutane, z.B. an der Ohrmuschel gelegene Tophus ist asymptomatisch.

Radiologische Befunde

Die *Weichteiltophi* sind nicht röntgendicht, da sie kalziumfrei sind, können aber auf weichen Röntgenbildern dennoch sichtbar werden, wenn sie im Inneren Apatitverkalkungen enthalten. *Knochentophi* haben den Aspekt von kleinen, ausgestanzten Höhlen oder paraartikulären Knochenzysten, die sich vor allem in den Metaphysen der Metakarpal- oder Metatarsalknochen sowie in der Umgebung der Interphalangealgelenke von Fingern und Zehen finden. Ein größerer Knochentophus kann zum Kollaps des ganzen Knochens führen. Der Knochen bleibt gut mineralisiert und zeigt eine periostale Reaktion. Kleinere Gichtläsionen führen zu einer sekundären Arthrose.

Labor

Die Diagnose der Gicht beruht auf dem polarisationsmikroskopischen Nachweis von Natrium-Urat-Kristallen.

▶ Kristallnachweis in der Synovialflüssigkeit und im Inhalt der Tophi. Diese Kristalle können extra- oder intrazellulär liegen und sehen auf dem Frischpräparat wie feine Nadeln aus (5–20μ). Sie werden am einfachsten im Polarisationsmikroskop untersucht. Sie sind stark negativ doppelbrechend (Abb. 3.**2**).
▶ Uratkonzentration im Serum: Diese ist im allgemeinen über 480μ mol/l (80mg/l) erhöht. Eine isolierte Hyperurikämie bedeutet aber noch keine Gicht, und eine normale Serumharnsäure schließt eine solche nicht aus. Es braucht mehrere Bestimmungen zu verschiedenen Zeitpunkten, um die Harnsäurekonzentration ohne Diät und ohne Therapie (NSA, Harnsäuresenker) beurteilen zu können. Kolchizin verändert den Harnsäurespiegel nicht.
▶ Uratausscheidung im Urin (unter normaler Ernährung und ohne Gichtmedikamente): Die 24 Stunden Uratausscheidung entspricht etwa der Summe aus Zufuhr und Eigenproduktion und liegt etwa bei 600mg. Urat wird vor allem renal ausgeschieden. Eine Ausscheidung über 700mg (4200μ mol)/24 Stunden ist pathologisch. Die Alkalinisierung des Urins erhöht die Harnsäureausscheidung.

Behandlung

Gicht ist unter 2 Gesichtspunkten zu behandeln:

▶ Behandlung des akuten Gichtanfalls,
▶ Basisbehandlung zur Prävention weiterer gehäufter Attacken.

Behandlung des akuten Gichtanfalls
▶ Praktisch alle NSA sind wirksam, wenn sie in genügender Dosis und in den richtigen Abständen gegeben werden, sofern keine Kontraindikation vorliegt,

▶ Kortikosteroide können intraartikulär oder systemisch gegeben werden, aber nur während weniger Tage,

Gicht **61**

- Kolchizin kann bei Kontraindikationen gegen NSA oder Kortikosteroide eingesetzt werden; die orale Dosis sollte 3 mg pro Tag nicht überschreiten und ist kontraindiziert bei Niereninsuffizienz.
- Große Trinkmenge (2,5 l/Tag).

Basisbehandlung

Die wesentlichen Prinzipien sind die Verminderung der Hyperurikämie und der Neigung zu Kristallablagerungen:

Erhöhung der Löslichkeit der Urate. Dadurch wird eine Verbesserung ihrer renalen Elimination mittels Alkalisierung durch eine pflanzliche Diät erreicht. Vermindern des Fleischkonsums, evtl. Verabreichung von Bikarbonat, Zitrat oder alkalischem Mineralwasser.

Verminderung der Zufuhr oder der Bildung von Harnsäure:

- Purinnukleotidarme Diät (Vermeiden von Krustentieren, Innereien, Wild),
- alkoholarme Ernährung.

Hemmung der Harnsäuresynthese. Allopurinol hemmt die Xanthinoxidase, die das Hypoxanthin in Xanthin und dann in Harnsäure, das Endprodukt des Purinnukleotidabbaues, umwandelt. Eine tägliche Dosis von 100–450 mg hält den Uratspiegel bei über 90% der Kranken im Normbereich. Die Werte steigen nach Absetzen des Medikaments wieder an. Allopurinol kann auch bei Niereninsuffizienz in adaptierter Dosis verwendet werden. Bei gleichzeitiger Azathioprinbehandlung (z. B. bei Organtransplantation) muß die Azathioprindosis aufgrund der Interaktion stark reduziert werden.

Erhöhung der Uratausscheidung durch urikosurische Medikamente. Probenecid, Sulfinpyrazon und Benzbromaron vermindern die tubuläre Reabsorption der Urate und erhöhen die Uratausscheidung. Sie sind bei Niereninsuffizienz oder Nephrolithiase kontraindiziert.

Wichtige Anmerkungen

▶ Eine asymptomatische Hyperurikämie ist keine Indikation für eine Behandlung mit Allopurinol oder mit Urikosurika.
▶ Allopurinol ist erst dann indiziert, wenn die Häufigkeit von akuten Gichtanfällen 3 pro Jahr übersteigt.
▶ Allopurinol und Urikosurika sind keine antiinflammatorischen Medikamente. Sie müssen einschleichend dosiert werden. Durch zu rasche Senkung des Serumharnsäurespiegels können akute Gichtanfälle ausgelöst werden.
▶ Sie dürfen nicht während des Gichtanfalls verschrieben werden.
▶ Ein NSA oder Kolchizin (1 mg/Tag) kann verschrieben werden, um während der ersten Wochen der Basisbehandlung erneute Anfälle zu vermeiden.
▶ Das Basismedikament ist genügend hoch zu dosieren und nicht zu unterbrechen. Die Basisbehandlung muß bei symptomatischen Gichtpatienten u. U. lebenslang fortgeführt werden.
▶ Potentielle Nebenwirkungen von Allopurinol (Allergien, Knochenmarktoxizität) müssen in Rechnung gezogen werden.

Pyrophosphatablagerungskrankheit

▶ Synonyme: Chondrokalzinose, Kalziumpyrophosphatablagerungskrankheit, Pseudogicht
▶ Englisch: Chondrocalcinosis, Calcium pyrophosphate dihydrate (CPPD) crystal deposition disease, Pyrophosphate deposition disease
▶ Französisch: Arthropathie pyrophosphatique
▶ Italienisch: Condrocalcinosi, malattia da deposito di cristalli di pirofosfato di calcio

Definition

Die Pyrophosphatablagerungskrankheit ist durch die Ablagerung von Kalziumpyrophosphatkristallen in den Gelenken (hyaliner Gelenkknorpel, Menisken und anderer Faserknorpel, Synovialmembran) charakterisiert. Kristallablagerungen können auch extraartikulär in Sehnen, Ligamenten, fibrösen Gelenkkapseln und Bandscheiben vorkommen. Sie können zu Arthropathien und Periarthropathien führen.

Epidemiologie

Die radiologisch dokumentierte Pyrophosphatablagerungskrankheit kommt bei älteren Menschen beiderlei Geschlechts vor:

- zwischen dem 60. und 70. Lebensjahr: 6% der Bevölkerung,
- zwischen dem 80. und 90. Lebensjahr: 15% der Bevölkerung,
- über dem 90. Lebensjahre: 30–60% der Bevölkerung.

Eine Erkrankung vor dem 40. Lebensjahr ist selten.

Ätiopathogenese

Die Blutspiegel des Kalziumpyrophosphats sind im Verlauf der Ablagerungskrankheit nicht erhöht. Dagegen sind die Kalziumpyrophosphatspiegel in der Synovia stark erhöht. Die Pyrophosphatablagerungskrankheit ist also nicht eine systemische, sondern eine in und um die Gelenke lokalisierte Krankheit.

Große Mengen von Kalziumpyrophosphat werden durch den Stoffwechsel kontinuierlich produziert, speziell durch das Enzym Nukleosid-Triphosphat-Pyrophospho-Hydrolase (NTPP), welches sich in der Zellmembran der Chondrozyten und Osteoblasten befindet. Eine Erhöhung der NTPP könnte eine der Ursachen der Krankheit sein. Ein anderer Faktor könnte der Mangel an Pyrophosphatase sein, welches das Pyrophosphat in 2 Phosphatmoleküle aufspaltet. Die Aktivität der Pyrophosphatase wird durch Magnesium erhöht und durch Kalzium und Eisen vermindert.

Ursachen

- Idiopathisch (am häufigsten),
- sekundär (deutlich seltener):
  - Hypophosphatasie,
  - Hyperparathyreoidismus,
  - Hämochromatose,
  - Hypomagnesiämie,
- hereditäre Formen:
  - vorwiegend dominante Vererbung, sehr selten (die hereditären Formen zeigen früher Symptome als die idiopathische Form [20.–40. Lebensjahr]),
- mögliche Assoziationen:
  - Hypothyreose,
  - Gicht.

3. Kristallablagerungskrankheiten

Begünstigende Faktoren

Die klassische Meniskektomie scheint die frühe Entwicklung einer Pyrophosphatablagerungskrankheit zu begünstigen.

Klinik

Die Kalziumpyrophosphatablagerung kann asymptomatisch verlaufen und wird dann nur durch Zufall auf Röntgenbildern entdeckt. Verläuft sie symptomatisch, kann sie die nachfolgend beschriebenen klinischen Bilder verursachen, die bei dem gleichen Patienten einzeln, abwechselnd oder auch gleichzeitig vorkommen können:

Chronische Arthralgien. Diese Form zeigt das Bild einer gewöhnlichen Polyarthrose. Häufigste Form (50% der Patienten mit Pyrophosphatablagerungskrankheit) (Abb. 3.**5**).

Pseudogicht (Abb. 3.**6**). Akute Mono- oder Oligoarthritis wie bei der Gicht; am häufigsten am Knie, gefolgt vom Handgelenk und der Hüfte. Die Großzehe wird dagegen meist verschont. Anfallsdauer wenige Tage bis einige Wochen. Wie bei der Gicht können Anfälle durch andere Krankheiten, Operationen (insbesondere Entfernung eines Adenoms

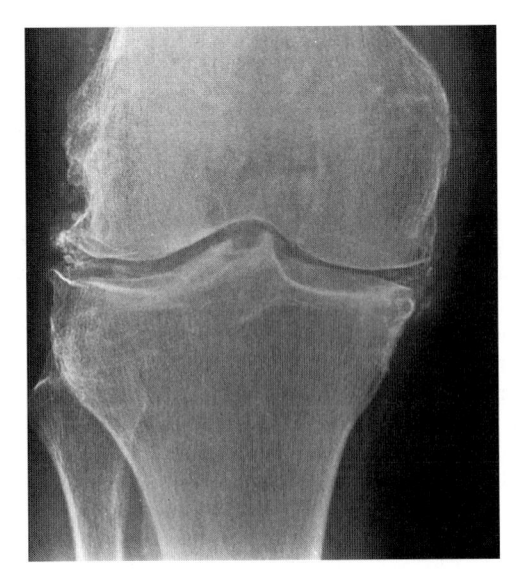

Abb. 3.**5 Chondrokalzinose des Knies.** Verkalkung der Menisken, Kreuzbänder, medialen Seitenbänder sowie Zeichen der Sekundärarthrose (Osteophyten an Femur und Tibia).

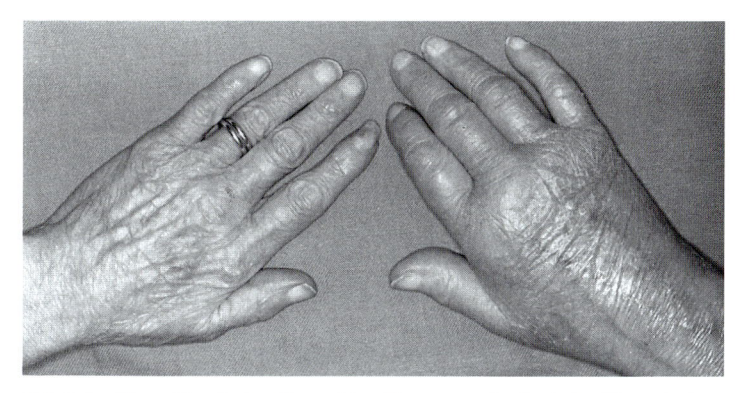

Abb. 3.6 **Akute Handschwellung (der Fingergrundgelenke) während einer Pseudogichtattacke.**

der Nebenschilddrüse) oder Gelenktraumen ausgelöst werden. Die sehr ähnlich verlaufende akute infektiöse bakterielle Arthritis muß durch eine Gelenkpunktion und eine Kulturuntersuchung ausgeschlossen werden. Beim alten Menschen kann der Anfall die Halswirbelsäule betreffen und das entzündliche Bild einer „Pseudomeningitis" bewirken. Die Pseudogichtanfälle sind häufig von Fieber und beim sehr alten Menschen gelegentlich von einer schweren Dehydratation begleitet.

Rezidivierende subakute Polyarthritis. Die Schübe dauern einige Wochen bis Monate. Diese Form kommt bei etwas 5% der Betroffenen vor und kann leicht mit der rheumatoiden Arthritis verwechselt werden. Die Blutsenkungsreaktion ist ebenfalls beschleunigt bzw. das CRP erhöht. Der Rheumafaktortest kann, entsprechend der Altersklasse, zufällig positiv ausfallen, was die Diagnostik erschwert.

Destruierende Arthropathie. Gelenkzerstörung, die relativ schnell (in einigen Monaten) abläuft und so ausgeprägt sein kann, daß sie an eine neurogene Arthropathie erinnert. Am häufigsten sind die Knie befallen, gefolgt von den Hüftgelenken, wo gelegentlich eine rasch destruierende Koxopathie beobachtet wird. Schultern und Handgelenke können ebenfalls betroffen werden.

Die Kalziumpyrophosphatkristalle können sich auch außerhalb der Extremitätengelenke ablagern:

▶ In der Symphysis pubica (klassische Lokalisation).
▶ In der Wirbelsäule: Kalzifikation des Anulus fibrosus. Die Pyrophosphatablagerungskrankheit kann sich durch heftigste Rücken-

schmerzattacken, speziell zervikal, äußern. Wenn die Pyrophosphatablagerungskrankheit der Wirbelsäule erosiv ist, können die radiologischen Läsionen an eine bakterielle Spondylodiszitis erinnern.
▶ In den Sehnen und Bändern (z. B. Achillessehne, Rotatorenmanschette der Schulter).

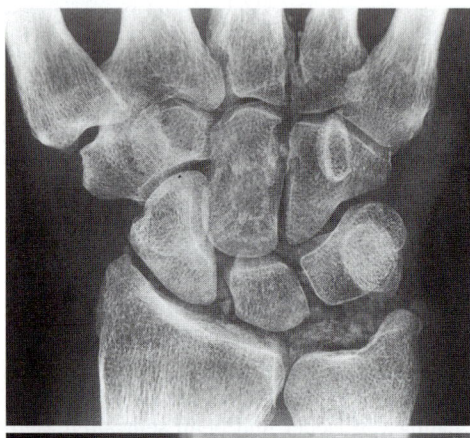

Abb. 3.**7 Chondrokalzinose des Handgelenks.** Kalzifikation des Lig. triangulare im Ulnokarpalgelenk sowie des hyalinen Knorpels zwischen Os naviculare und Os lunatum.

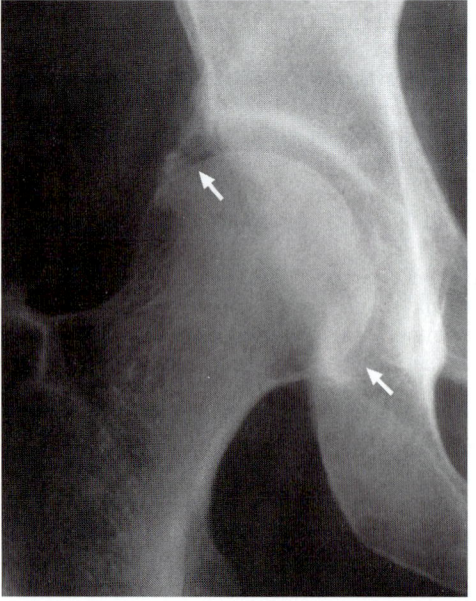

Abb. 3.**8 Chondrokalzinose des Hüftgelenks.** Kalzifikation der Gelenkkapsel und des hyalinen Knorpels (Pfeile).

Pathologische Anatomie

Intraartikuläre Kalzifikationen bestehen mehrheitlich aus Kalziumpyrophosphat, ausnahmsweise aus Apatit. Im Knorpel lagern sich die Kalziumpyrophosphatkristalle in der extrazellulären Matrix um die Chondrozyten und konfluieren zu Haufen in der mittleren Schicht und an der Oberfläche. Gelegentlich sind diese Depots mit degenerativen Knorpelläsionen assoziiert, z.B. Zellproliferationen und Fissuren. Die Einlagerung in die Synovialmembran scheint die Folge der Phagozytose von Kristallen durch synoviale Phagozyten zu sein. Begleitet wird diese durch chronische Entzündungszeichen.

Im entzündlichen Schub induzieren die aus dem Knorpel oder der Synovialmembran losgelösten Kalziumpyrophosphatkristalle nach der Phagozytose, analog zur Gicht, eine entzündliche Reaktion mit zellulären und humoralen Phänomenen. Die Leukozytenzahl in der Synovialflüssigkeit kann wie bei der Gicht und bei der bakteriellen Arthritis exzessiv erhöht sein. Die Synovia wird dadurch oft trüb und gelegentlich hämorrhagisch. Im Intervall zwischen den Pseudogichtanfällen kann ein Erguß mit wenigen Leukozyten und vorwiegend intrazellulären Kalziumpyrophosphatkristallen persistieren.

Radiologische Befunde

Die typischen Bilder der Pyrophosphatablagerungserkrankung sind durch das Vorhandensein und die typische Lokalisation der Kristalldepots erklärt, die in konventionellen Röntgenbildern als kalkdichte Schatten erscheinen:

- dünne, getüpfelte Linie entlang der Oberfläche des hyalinen Knorpels, parallel zur subchondralen Knochenplatte, aber von ihr durch einen freien Raum getrennt,
- Meniskusverkalkungen (Abb. 3.**5**),
- Verkalkung des Lig. triangulare carpi (Abb. 3.**7**);
- blätterteigartige Verkalkung des Anulus fibrosus der Bandscheiben,
- lineare Verkalkung median in der Symphyse,
- punktförmige Kalkherde in der Synovialis,
- feine, lineare Sehnen- und Bänderverkalkungen periartikulär.

In abnehmender Häufigkeit finden sich solche Verkalkungen in den Knien, den Handgelenken, den Schultern, den Hüftgelenken (Abb. 3.**8**) und der Beckensymphyse. In der Praxis genügen oft 5 Röntgenbilder, um eine Pyrophosphatablagerungskrankheit zu finden:

- beide Knie a.-p.
- beide Handgelenke a.-p.
- Becken a.-p.

Falls auf diesen Aufnahmen keine Kalzifikationen gefunden werden, lohnt es sich, Röntgenbilder der Schultern durchzuführen. Für eine sichere Diagnose werden typische radiologische Veränderungen in mindestens 2 Gelenken verlangt.

Labor

Routinelaboruntersuchungen helfen bei der Diagnose der idiopathischen (primären) Pyrophosphatablagerungserkrankung nicht (Normalwerte für Kalzium, Phosphor, alkalische Phosphatase). Dagegen können sie bei der sekundären Pyrophosphatablagerungserkrankung nützlich sein, wie z. B. beim Hyperparathyreoidismus (Kalzium, Phosphor, alkalische Phosphatase und Parathormon bestimmen) oder einer Hämochromatose (Bestimmung des Eisens, der Eisenbindungskapazität, des Blutzuckers). Während entzündlicher Schübe ist die Blutsenkungsgeschwindigkeit beschleunigt und es kann eine Leukozytose bestehen. Die Diagnose wird durch den Nachweis von vorwiegend intrazellulären Kalziumpyrophosphatkristallen in der Gelenkflüssigkeit gesichert. Die Identifikation erfolgt im Polarisationsmikroskop. Die Pyrophosphatkristalle sind entweder gar nicht oder nur leicht doppelbrechend im Gegensatz zu Natriumuratkristallen, die im polarisierten Licht stark doppelbrechend aufleuchten.

Diagnostische Kriterien

- Konventionellradiologisch: Kalzifikation von hyalinem oder fibrösem Knorpel in mehr als einem Gelenk,
- polarisationsmikroskopisch: in der Synovialflüssigkeit kräftige Kristalle mit schwacher Doppelbrechung.
- röntgendiffraktionskristallographisch: für Kalziumpyrophosphat spezifisches Brechungsbild.

Behandlung

- Immer zuerst eine intraartikuläre Infektion ausschließen (bakteriologische Färbung, bakteriologische Kultur),
- In erster Linie Behandlung mit NSA in ausreichenden Dosen,
- intraartikuläre Injektion eines Kortikosteroidpräparats, falls Kontraindikationen gegen NSA vorliegen; im allgemeinen klingt dann die Entzündung in 12–48 Stunden ab,

▶ bei sekundären Formen Behandlung der ursächlichen oder assoziierten Erkrankung; allerdings ändern die Entfernung eines Nebenschilddrüsenadenoms oder die Aderlässe bei einer Hämochromatose den Verlauf einer bereits ausgeprägten assoziierten Pyrophosphatablagerungskrankheit nicht.

Prognose

Bis heute ist, im Gegensatz zur Gicht, noch keine Basisbehandlung bei Vorliegen einer Pyrophosphatablagerungskrankheit bekannt. Ablagerungen des Kalziumpyrophosphats in Knorpel oder in Sehnen können nicht mehr rückgängig gemacht werden. Bei einer destruktiven Arthrose infolge einer Pyrophosphatablagerungskrankheit ist der endoprothetische Ersatz der Hüft- und Kniegelenke eine sehr hilfreiche Therapieoption.

Hydroxyapatitkrankheit

- ▶ Synonyme: Apatitose, Periarthritis calcarea
- ▶ Englisch: Apatite deposition disease/Apatite-associated arthropathy
- ▶ Französisch: Rhumatisme apatitique/maladie des calcifications tendineuses
- ▶ Italienisch: Reumatismo da apatite, Reumatismo da idrossiapatite

Definition

Entzündliche, manchmal rezidivierende, vorwiegend periartikuläre Schübe mit radiologisch nachweisbaren kapsulären und periartikulären Hydroxyapatitablagerungen (Baustein des Knochengewebes).

Klinik

Mehr oder weniger häufig rezidivierende Anfälle von akuten Periarthritiden, evtl. Bursitiden, selten Arthritiden. Bevorzugte Lokalisation in der Schultergelenkregion (Periarthritis humeroscapularis calcarea), in der Hüftgelenkregion (Periarthritis coxae), den Händen und manchmal den Ellbogen. Entzündliche Schübe von Periarthritis können von Fieber, beschleunigter Blutsenkung und Leukozytose begleitet sein.

Außer der periartikulär verkalkenden Form gibt es Fälle, in denen man im Verlauf von destruktiven Arthropathien Hydroxyapatitkristalle in der Synovialflüssigkeit findet, speziell bei schwerer Arthrose. Die Kristalle stammen dann meist aus dem darunterliegenden bloßgelegten Knochen.

Pathologische Anatomie

Die Krankheit ist charakterisiert durch Ablagerungen von Mikrokristallen aus Hydroxyapatit in den Insertionszonen der Sehnen (Enthesen), in den Gelenkkapseln, gewissen Ligamenten, aber praktisch nie im Gelenk selbst. Von dort können sie in das umgehende Gewebe, wie Bursen und ausnahmsweise Gelenkhöhlen, einbrechen und zu mehr oder weniger starken entzündlichen Reaktionen führen. Viele Apatit-Ablagerungen lösen sich spontan wieder auf.

Faktoren, welche zur Entstehung solcher Ablagerungen beitragen, sind Sehnendegenerationen, speziell in der Supraspinatussehne der Schulter. Apatitablagerungen finden sich gehäuft bei Diabetikern, bei chronisch Niereninsuffizienten an der Hämodialyse oder bei Patienten, welche an einer Konnektivitis, zum Beispiel einer Sklerodermie-Variante, dem (CREST-Syndrom), leiden. Auch periartikuläre Injektionen von mikrokristallinen Depot-Kortikosteroiden können Apatitablagerungen begünstigen.

Radiologische Befunde (Abb. 3.**9** u. 3.**10**)

Kleine, meist rundliche, homogene, gut abgrenzbare Verkalkungen in Sehnen in der Umgebung von Gelenken und manchmal im vorderen Anteil der Bandscheiben. Diese Verkalkungen müssen von Ossifikationen unterschieden werden, die sich als kleine Massen mit Kortikalis und trabekulärem Knochen präsentieren. Die Mehrzahl konventionell radiologisch sichtbarer Apatitablagerungen sind ohne klinische Relevanz, da asymptomatisch.

Hydroxyapatitkristalle sind weder im Lichtmikroskop noch im polarisierten Licht sichtbar. Dagegen können sie durch Alizarinrotfärbung der Synovialflüssigkeit nachgewiesen werden (braunrote Haufen von kalziumhaltigen Kristallen). Elektronenmikroskopisch haben sie ein charakteristisches Aussehen (feine Nadeln von 0,1–0,2 μ Länge).

Diagnostische Kriterien und Nachweismethodik

▶ Homogene, dichte periartikuläre Verkalkungen (Abb. 3.**9** u. 3.**10**),
▶ durch Alizarinfärbung nachweisbare wolkige Anhäufungen, die Kalziumpartikel enthalten (intra- oder periartikulär gelegen),

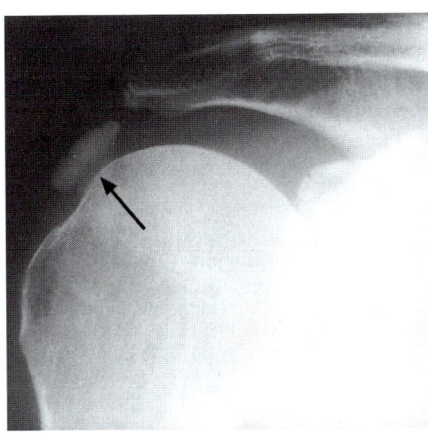

Abb. 3.9 **Homogene kalkdichte Apatitablagerung bei Periarthropathie der Schulter** (Pfeil).

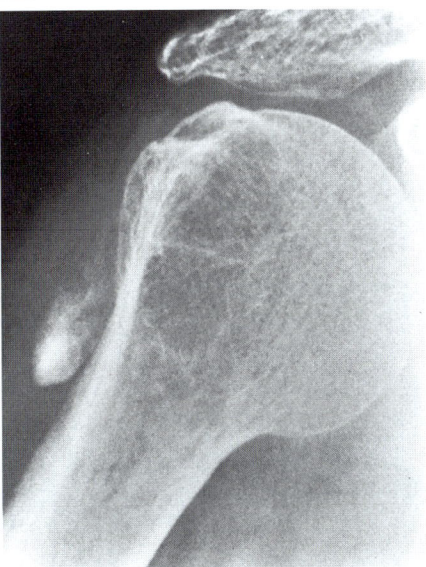

Abb. 3.10 **Apatitablagerung in Bursa subdeltoidea im Rahmen einer Periarthropathie der Schulter.**

▶ Röntgendiffraktionsanalyse (Radiokristallographie) positiv für Apatit (bioptische oder chirurgische Entnahme).

Behandlung

Ein akuter Anfall einer kalzifizierenden Periarthritis sollte durch Ruhigstellung, lokale Anwendung von Kälte, NSA oder Kortikosteroide (evtl.

mittels periartikulärer Injektionen) behandelt werden. Bei assoziierten metabolischen Erkrankungen muß die Behandlung der Grunderkrankung (Diabetes, Niereninsuffizienz) optimiert werden. Bei chronischen Formen kann eine Ultraschallbehandlung im Bereich der schmerzhaften Zonen in Betracht gezogen werden.

Literatur

Emmerson, B. T.: The management of gout. New Engl. J. Med. 7 (1996) 445–451

McCarthy, G. M., C. R. Barthelemy, J. A. Veum, R. I. Wortmann: Influence of antihyperuricemic therapy on the clinical and radiographic progression of gout. Arthr. and Rheum. 34 (1991) 1489–1494

Moyer, R. A., D. C. Bush, T. M. Harrington: Acute calcific tendinitis of the hand and wrist: a report of 12 cases and a review of the literature. J. Rheumatol. 16 (1989) 198–202

Schumacher, H. R.: Crystal-induced arthritis: an overview. Am J. Med. 100, Supp. 2A (1996) 46S–52S

4. Rheumatoide Arthritis

N. J. Gerber

- ▶ Synonyme: chronische Polyarthritis
- ▶ Englisch: Rheumatoid arthritis
- ▶ Französisch: Polyarthrite rhumatoide, Arthrite rhumatoide
- ▶ Italienisch: Poliartrite reumatoide, Artrite reumatoide

Definition

Die rheumatoide Arthritis ist eine systemische Autoimmunerkrankung mit Befall von Synovialgewebe und potentiell anderen Organen (Pleura, Perikard, Augen, viszerale und kutane Gefäße).

Epidemiologie

Die Erkrankung hat eine Prävalenz von 0,5–1%, je nach verwendeten Kriterien. Frauen sind 3mal häufiger betroffen als Männer. Die rheumatoide Arthritis betrifft alle Altersklassen, besonders häufig die 3. und 5. Lebensdekade.

Ätiologie

Die Ursache der Erkrankung ist zur Zeit noch unbekannt, sie ist wahrscheinlich multifaktoriell:

Genetische Faktoren. Genetische Faktoren spielen zweifellos eine Rolle: Familiäre Häufung, 20–30% Konkordanz bei monozygoten Zwillingen, Assoziation mit dem autosomal kodominant vererbten Gewebsantigen HLA-DR4 bei $2/3$ aller rheumatoiden Arthritiker. Aber nur die Minderheit der HLA-DR4-Positiven entwickelt eine rheumatoide Arthritis. Der gemeinsame immungenetische Code für eine rheumatoide Arthritis liegt auf dem 6. Chromosom in der Immunantwortregion D. Er führt zur Expression einer ganz bestimmten Sequenz von 5 Aminosäuren in der 3. hypervariablen Region auf der HLA-DR-ß1-Kette. Diese vermutliche Empfänglichkeitsregion läßt sich bei einzelnen Subklassen von HLA-DR4 und -DR1 bei mehr als 90% aller Patienten mit einer rheumatoiden Arthritis nachweisen.

Die Tab. 4.1 zeigt das relative Risiko für den besonders schweren Verlauf einer rheumatoiden Arthritis in Abhängigkeit vom Genotyp.

Ungeklärt ist zur Zeit noch der Mechanismus, der von der vermuteten genetischen Prädisposition zur Erkrankung führt.

Tabelle 4.1 Relatives Risiko für den besonders schweren Verlauf einer rheumatoiden Arthritis in Abhängigkeit vom Genotyp

Genotyp	Relatives Risiko für besonders schweren Verlauf
HLA Dw4 / Dw14	49
HLA Dw4 / DR1	21
HLA Dw4 / Dw4	15
HLA Dw4 / DRx	6
HLA DRx / DRx	1

DRx = alle Non-DR1-/Non-DR4-Allele

Hormonelle Faktoren. Die Rolle der hormonellen Faktoren ist noch offen: Geschlechtshormone könnten dafür verantwortlich sein, daß sich eine rheumatoide Arthritis während einer Schwangerschaft weitgehend beruhigt, aber nur bis zur Entbindung.

Pathologie (Abb. 4.1)

Frühstadium einer rheumatoiden Arthritis. Das Frühstadium zeigt charakteristische, aber nicht pathognomonische Veränderungen, die darauf hinweisen, daß die Ursache der Entzündung durch die Blutstrombahn von außen in das Gelenk gelangt:

▶ *Störung der Mikrogefäße*: Permeabilitätserhöhung zwischen Endothelzellen, Austritt von Plasma in die Gelenkhöhle, Obliteration von Mikrogefäßen und Thrombenbildung. Ödematöse Verquellung. Verdickung der Synovialmembran.
▶ *Perivaskuläre Zellinfiltrate*: Aktivierte CD4-positive T-Helfer-Lymphozyten, mononukleäre Phagozyten.
▶ *Proliferation der Synovialzotten*: Massive Vermehrung der phagozytierenden Typ-B-Synoviozyten.
▶ *Bildung von Gelenkerguß*: Folge der Permeabilitätserhöhung. Ergußflüssigkeit enthält Plasmaproteine und Entzündungszellen (vorwiegend neutrophile Leukozyten).

Ätiopathogenese

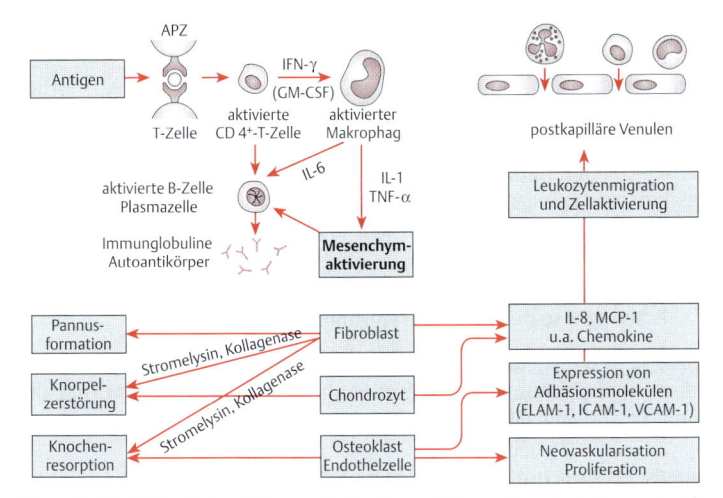

Abb. 4.1 **Zelluläre Interaktionen in der Synovialmembran bei rheumatoider Arthritis** (nach Seitz).

Spätstadien der rheumatoiden Arthritis. Spätere Stadien sind durch ein weiteres Anschwellen der Synovialzotten infolge der Einwanderung von Zellen charakterisiert:

- *Einwanderung von Leukozyten*: Vorwiegend CD4-positive T-Lymphozyten, weniger CD8-positive, Monozyten, B-Lymphozyten und Plasmazellen.
- *Ansammlung von Sekretionsprodukten*: Proinflammatorische Zytokine (Interleukin-1 [IL–1], Interleukin-6 [IL-6], Tumor-Nekrose-Faktor-α [TNF-α], Transforming Growth Factor [TGF], PDGF [platelet derived growth factor]), Immunglobuline, Rheumafaktoren IgM und IgG.
- *Chemotaktische Proteine (Chemokine)*: Produziert u.a. durch aktivierte Endothelzellen, synoviale Fibroblasten, Knorpelzellen und Makrophagen. Locken verschiedene Leukozyten selektiv aus der Blutstrombahn in das Gelenk. Ihre Produktion wird durch proinflammatorische Zytokine stimuliert (IL-1, TNF-α).
- *Neutrophile Granulozyten*: Im Gegensatz zum Synovialgewebe, in dem die mononukleären Zellen dominieren, sind in der Gelenkhöhle neutrophile Granulozyten vorherrschend.

Die Resultate dieser komplexen Interaktionen zwischen vermutlichen Antigenen, antigen-präsentierenden Zellen, Lymphozyten, Plasmazellen, spärlichen Neutrophilen, Gefäßzellen, Synovialfibroblasten und Zytokinen sind die klinischen Korrelate Schmerz, Schwellung, Überwärmung, letztlich auch eine Funktionsstörung der Gelenke und vermutlich auch das systemische Krankheitsgefühl. Nicht nur Gelenkhöhlen, sondern auch extraartikuläre synoviale Organe werden recht oft von der rheumatoiden Entzündung betroffen, aber fast ausschließlich bei rheumafaktorpositiven Individuen. Vermutlich sind rheumafaktorhaltige Immunkomplexe ursächlich an den extraartikulären Manifestationen beteiligt.

Pathogenese der Gelenkzerstörung

Häufig geht die rheumatoide Früharthritis aus noch unklaren Gründen in ein chronisches und destruktives Stadium über. Die Mechanismen der Gelenkzerstörung sind u. a. folgende.

Knorpelzerstörende Enzyme (Matrixmetalloproteinasen). Die knorpelzerstörenden Enzyme werden durch stimulierte Synovialfibroblasten, neutrophile Granulozyten, aber auch durch erkrankte Knorpelzellen gebildet. Beispiele solcher destruktiven Enzyme sind die Kollagenase und das Stromelysin. Sie spalten Knorpel-, Sehnen-, Knochen- und anderes Kollagen, sofern die betroffenen Organe entzündlich vorgeschädigt wurden. Nicht nur kollagene Fibrillen, sondern auch Knorpelproteoglykane sind Zielscheiben zerstörerischer Enzyme (Metalloproteinasen und Granulozytenelastase).

Knochenerosionen. Knochenerosionen kommen infolge der intraartikulären Bildung von Prostaglandinen und proinflammatorischen Zytokinen (IL-1, TNF-α) zustande. Diese stimulieren u. a. Osteoklasten und bewirken die gefürchteten Knochenerosionen (Abb. 4.**2**), die vor allem an den Gelenkrändern beginnen, wo der gelenkbildende Knochen nicht von Knorpel überzogen ist.

Mechanische Belastung. Die mechanische Belastung spielt ebenfalls eine zentrale Rolle, da mechanisch besonders stark beanspruchte Gelenke (z. B. die Daumen-, Zeigefinger-, Hand- und Zehengrundgelenke) besonders früh und besonders stark zerstört werden können.

Ätiopathogenese **77**

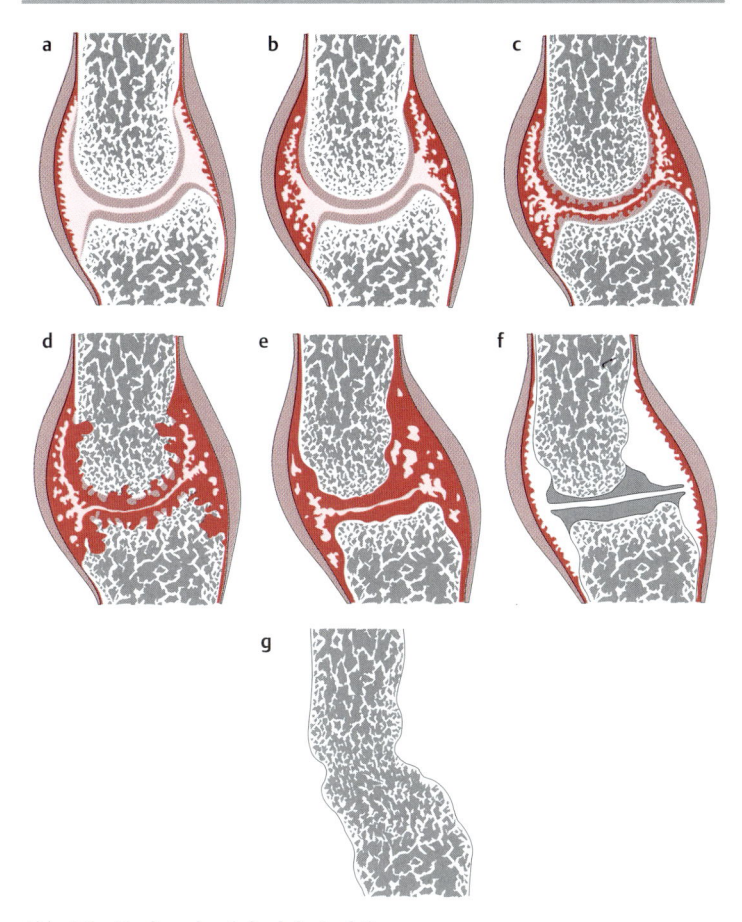

Abb. 4.**2 Stadien der Gelenkdestruktion:**
a Gesundes Gelenk.
b Synovialitis mit Ergußbildung.
c Knorpelschwund und Osteopenie.
d Knochenerosionen.
e Subluxation des Gelenks aufgrund einer Knorpel-, Knochen- und Bänderzerstörung.
f Defektreparation = sekundäre Arthrose mit randständigen Osteophyten.
g Ankylose, d. h. Durchbau zweier gelenkbildender Knochen, deren Knorpelüberzug vollständig wegerodiert worden war. Die Gelenkkapsel atrophiert und verschwindet schließlich.

Klinik

Prodrome

Nicht selten treten vor den ersten klinisch erkennbaren Gelenksentzündungen unspezifische Allgemeinsymptome auf:

- Müdigkeit,
- Inappetenz,
- Gewichtsverlust,
- Erkrankungsgefühl,
- Schwitzen an den Händen und Füßen,
- schwer lokalisierbare Gliederschmerzen,
- evtl. Morgensteifigkeit.

Üblicherweise beginnt die Erkrankung akut mit einer schmerzhaften Schwellung in einem oder mehreren Gelenken, begleitet von Morgensteife, Abnahme der Muskelkraft und unspezifischen Allgemeinsymptomen.

Sind bei älteren Patienten nur zentrale, der ärztlichen Palpation schwer zugängliche Gelenke entzündet (Schultern, Intervertebralgelenke, Hüften), so besteht eine Verwechslungsgefahr mit der Polymyalgia rheumatica.

Gelegentlich manifestiert sich die Entzündung initial aber außerhalb eines Gelenks, z. B. als Sehnenscheidenentzündung, Karpaltunnelsyndrom, Pleuritis, Augenentzündung oder als Müdigkeit mit unklarer Senkungsbeschleunigung.

Arthritis

Die Gelenksentzündung manifestiert sich anfänglich oft nur als subjektive Arthralgie, besonders nachts und morgens. Tage bis Wochen später manifestiert sie sich als eindeutige Arthritis in einem (*Monarthritis*), in wenigen (*Oligoarthritis*) oder in vielen Gelenken (*Polyarthritis*).

Besonders typisch für die rheumatoide Arthritis ist der symmetrische Befall von kleinen Gelenken (vor allem Fingergrund-, Hand- sowie Zehengelenke). Aber auch jedes große Extremitätengelenk und auch Gelenke im Kopf-Hals-Bereich (Kiefer-, Krikoarytenoidgelenke des Larynx) oder der Wirbelsäule (Intervertebral- und Iliosakralgelenke) werden häufig betroffen.

Klinische Frühzeichen der Arthritis. Inspektorisch Konturverwischung, evtl. Muskelatrophie. Palpatorisch Kapselverdickung, evtl. Erguß, mäßige Überwärmung. Funktionell evtl. Streckbehinderung.

Klinische Spätzeichen der Arthritis. Instabilität (infolge Bandinsuffizienz, Knorpelverlust, Muskelinsuffizienz), Achsendeviation (Ulnardeviation der Finger infolge ligamentärer Kapselinsuffizienz und Subluxation: Dreiecksfuß: Knicksenkfuß). Beugekontrakturen.

Extraartikuläre Manifestationen

Folgende extraartikuläre Manifestationen sind sehr häufig:

Rheumatoide Tendovaginitis (z. B. der Fingerflexoren in der Hohlhand oder der Extensoren über dem Handgelenk). Dies kann zu einer schweren Faustschlußbehinderung führen oder zu einer Neurokompression des N. medianus im Karpaltunnel mit entsprechenden nächtlichen Parästhesien.

- *Klinische Zeichen für eine Tendovaginitis:* Pinchphänomen oder schnellender Finger (vgl. S. 30).
- *Zeichen einer durchgemachten Tendovaginitis:* Krepitation der Sehne (vgl. S. 31).
- *Spätmanifestationen der dorsalen Tendovaginitis über dem Handgelenk:* Extensorsehnenruptur des Klein- und Ringfingers.

Rheumatoide Bursitis (z. B. zwischen Dens axis und Lig. transversum atlantis oder zwischen den Dornfortsätzen der Halswirbelsäule). Beides kann nachts und morgens entsprechend Nackenschmerzen verursachen.

Rheumaknoten. Charakteristische, beinahe pathognomonische subkutane Knoten über mechanisch stark druckbelasteten Knochen (Olekranon, Finger). Klinisch nur dann von Relevanz, wenn sie oberflächlich ulzerieren (Infektpforte) oder funktionell behindern (Schreibbehinderung durch Daumenknoten). Sonst eher kosmetisch störend. Tendenz zu spontaner Remission.

Rheumatoide kutane Vaskulitis. Flohstichartige Rötung im Nagelfalzbereich, meist relativ harmlos. Gefährlich sind hingegen Arteriitiden und Phlebitiden am Unterschenkel und Fuß: nekrotische Ulzera/Gangrän.

Rheumatoide Serositis viszeraler Höhlen (rheumatoide Pleuritis und Perikarditis), aber auch rheumatoide Herzklappenveränderungen (mitral, aortal).

Xerophthalmie/Xerostomie. Bei einem entzündlichen Befall der Tränen- oder Speicheldrüsen (s. sekundäres Sjögren-Syndrom, S. 98).

Rheumatoide Augenentzündungen (Episkleritis, Skleromalazie).

Rheumatoide Lymphknoten- und Milzschwellung. Dies weitet die Differentialdiagnose in Richtung maligner Lymphome aus.

Rheumatoide Pneumopathie. Interstitielle Fibrose und intrapulmonale Rheumaknoten, die zu einer schleichend progredienten Diffusionsbehinderung führen oder, seltener, akute obliterierende Bronchiolotis mit oft rasch tödlichem Verlauf.

Klassifikationskriterien

Im Jahr 1987 wurden vom American College of Rheumatology Klassifikationskriterien veröffentlicht. Sie sind zu Zwecken der Frühdiagnostik ungenügend, da sie an etablierten Krankheitsfällen erarbeitet wurden.

> Eine rheumatoide Arthritis liegt vor, wenn von den 7 folgenden Kriterien *mindestens 4* erfüllt sind:
> 1. Morgensteife während mindestens 1 Stunde seit 6 Wochen.
> 2. Weichteilschwellung/Arthritis in mindestens 3 Gelenkregionen seit ≥ 6 Wochen.
> 3. Weichteilschwellung/Arthritis im Bereich der Hand seit ≥ 6 Wochen.
> 4. Symmetrie der entzündeten Gelenke seit ≥ 6 Wochen.
> 5. Rheumaknoten.
> 6. Rheumafaktoren im Blut.
> 7. Röntgenbefund von Erosion und/oder gelenknaher Osteoporose und/oder Erosion am Handskelett.

Die Sensitivität dieser Kriterien beträgt 91–94 %, die Spezifität 89 % im Vergleich zu nichtrheumatoiden entzündlichrheumatischen Erkrankungen.

Differentialdiagnose

Differentialdiagnostisch müssen in der Frühphase weitere Erkrankungen in Erwägung gezogen werden:

▶ andere Konnektivitiden (Polymyalgia rheumatica/Riesenzellarteriitis, systemischer Lupus erythematodes),
▶ mikrobielle Infekte (reaktive Arthritis, bakterielle Sepsis, virale Arthritis),

- Malignome,
- Kristallarthritiden (chronische Pyrophosphatarthritis, chronische Gicht).

Radiologische Befunde (Abb. 4.**3**)

Konventionelle Röntgenbilder lassen frühestens nach einigen Monaten Knochenläsionen erkennen:

- zuerst eine gelenknahe Osteopenie (potentiel reversibel),
- später randständige Erosionen (nahe der Kapselinsertion am Knochen, initial gelegentlich reversibel) und eine Knorpelraumverschmälerung,
- später gefolgt von Subluxationen (Finger- und Zehengrundgelenke),
- reparative knöcherne Reaktionen (randständige Osteophyten, deformierende Sekundärarthrose).

Das Ausmaß dieser Veränderungen hängt vor allem von der Intensität der Entzündung und der mechanischen Belastung der betroffenen Gelenke ab.

Ultrasonographie und MRT zeigen viel früher, schon nach wenigen Wochen, Schwellungen und einen Erguß an, sie sind aber bei sorgfältiger klinischer Untersuchung meist entbehrlich.

Labor

Unspezifische Entzündungsparameter im Blut

Blutsenkungsgeschwindigkeit/C-reaktives Protein. Mehrheitlich, aber nicht obligat erhöht. Meist proportional zur Krankheitsaktivität.

Anämie. Fakultativ, wie bei allen chronischen Entzündungen, normochrome bis leicht hypochrome, normozytäre Anämie mäßigen Grades.

Erniedrigtes Serumeisen. Häufig. Folge einer Verteilungsstörung, da kein Eisenmangel vorliegt: normales Speichereisen im Knochenmark und im übrigen retikuloendothelialen System. Serumferritin ist aufgrund seines Akute-Phase-Protein-Charakters als Eisenparameter nicht brauchbar, da es meist wegen der Entzündung normal oder hoch ist, selbst bei evtl. begleitendem Eisenmangel. Ein klinisch vermuteter Eisenmangel aufgrund einer Gastrointestinalblutung oder einer Malabsorption) muß deshalb bei rheumatoider Arthritis durch Knochenmarkaspiration mit Eisenfärbung abgeklärt werden.

4. Rheumatoide Arthritis

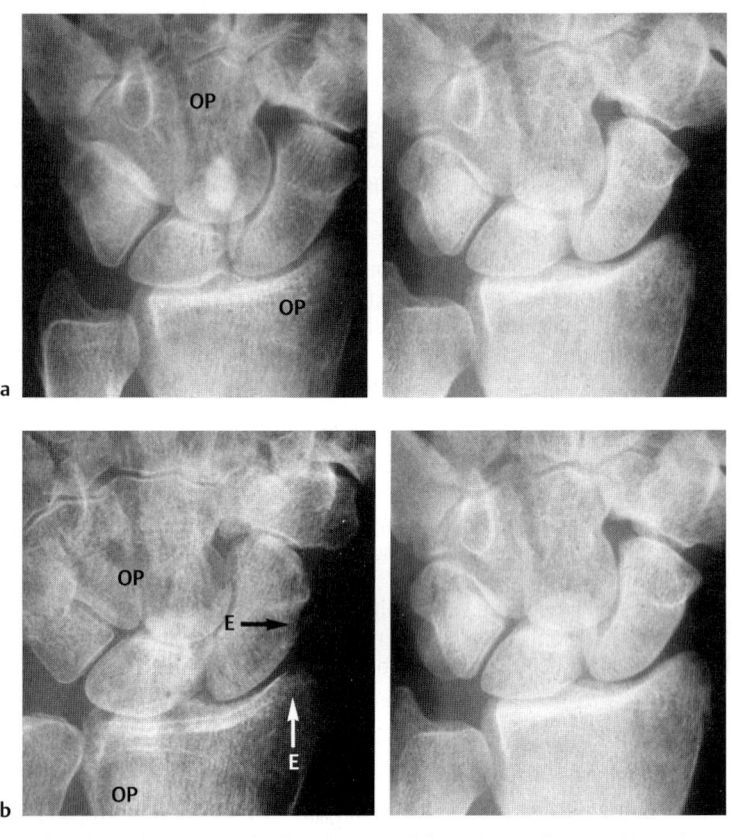

Abb. 4.3 **Radiologische Stadien der Gelenkdestruktion, dargestellt an einem rheumatoid erkrankten Handgelenk (zum Vergleich rechts jeweils ein gesundes Gelenk):**
a Osteopenie (OP).
b Knorpelraumverschmälerung („Gelenkraumverschmälerung") und Erosionen (Pfeile, E).

Leukozytose. Nur ausnahmsweise und mild, besonders bei sehr aggressiver Entzündung. Das Gegenteil, die Leukopenie, weist u. a. auf eine seltene Variante der rheumatoiden Arthritis hin, das Felty-Syndrom (Polyarthritis, Splenomegalie, Leukopenie).

Thrombozytose. Proportional zur Krankheitsaktivität.

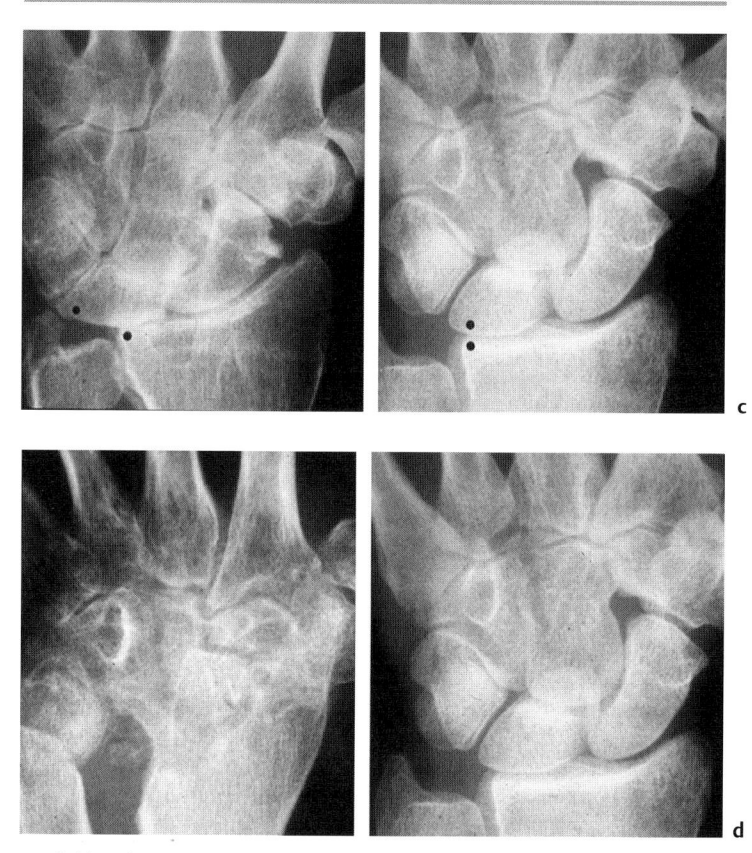

c Subluxation.
d Reparative Knochenbildung und Spontanankylose.

Immunologische Blutbefunde

Autoantikörper. Rheumafaktoren sind Antikörper, die gegen die Fc-Portion von IgG gerichtet sind. Sie reagieren gegen autologes IgG (Autoantikörper), homologes IgG und heterologes IgG (z. B. Antikörper gegen mikrobielle Antigene) und gehören zur Klasse IgM, IgG oder IgA. Der Nachweis des IgM-Rheumafaktors erfolgt semiquantitativ durch die passive Agglutination mit IgG-beschichteten Partikeln (Latex, Erythrozyten) oder quantitativ durch Lasernephelometrie.

- Vorkommen:
  - Gesunde: 3–5% sind Träger niedrigtitriger Rheumafaktoren. Sie weisen ein erhöhtes Risiko für eine sich später entwickelnde rheumatoide Arthritis auf, bleiben aber mehrheitlich gesund.
  - Rheumatoide Arthritiker: > 80%. Der oft hochtitrige Rheumafaktor wird aber häufig erst Monate bis Jahre nach dem Krankheitsbeginn nachweisbar.
  - Träger verschiedener Infektionskrankheiten: Deutlich gehäuft (Tuberkulose [Tbc], bakterielle Endokarditis, Epstein-Barr-Virus- und Rötelnvirusinfekte).

- *Klinische Bedeutung*: Rheumafaktoren sind Begleiterscheinung, nicht Ursache der rheumatoiden Arthritis. In Form von Immunkomplexen können sie vermutlich Gewebsschäden (z. B. Vaskulitis) verursachen. Marker für komplizierteren Verlauf.

Antinukleäre Antikörper. In 10–20% der Fälle positiv. Schwach assoziiert mit schwererem Verlauf.

Komplementfaktoren und Immunkomplexe. Sie sind oft erhöht, aber kaum von Relevanz für die Therapie.

Synovialflüssigkeit

Viskosität vermindert. Dies ist ein Ausdruck der Verminderung von Hyaluronsäure. Es ist das Maß der Entzündung. Erkennbar durch das Fallenlassen eines Tropfens Synovia aus der Aspirationsnadel. Die gesunde Synovia ist viskös und bildet einen Faden von mindestens 10 cm Länge, die entzündliche Synovia bildet im Extremfall keinen Faden mehr.

Zellzahl erhöht (Norm: bis $1000/mm^3$). Neutrophile Leukozyten. Bei der rheumatoiden Arthritis oft bis über $50000/\mu\,mm^3$.

Bakterienkultur negativ.

Kristalle im Polarisationsmikroskop fehlend (Urat, Pyrophosphat).

Verlauf und Prognose

Enorme Variabilität des Verlaufs

- Spontane permanente Vollremission nach dem ersten Schub möglich,
- chronischer remittierend-rezidivierender polyphasischer Verlauf häufig, Phasendauer Monate bis Jahre,
- chronisch persistenter monophasischer Verlauf ebenfalls häufig.

Verlaufsdeterminanten

- Genetische Prädisposition (HLA-DR4, – DR1): Risiko für einen ungünstigeren Verlauf,
- frühe Funktionsbehinderung: Risiko für eine Invalidisierung,
- Frühzeitigkeit der Diagnosestellung: senkt vermutlich das Risiko,
- Psyche des Patienten (Verarbeitungs- und Tragfähigkeit),
- soziale Faktoren (Berufsart, Körperbelastung, Zivilstand, Versicherungsstatus),
- immunologische Marker (hohe Rheumafaktortiter und antinukleäre Antikörper schon bei Krankheitsbeginn assoziiert mit schwererem Verlauf),
- Qualität der Behandlung (Unterbehandlung → Invalidisierung; Überbehandlung → iatrogene Schäden. Fachärztliche Begleitung deshalb essentiell!).

Organische Krankheitsfolgen

- Gelenkschäden (Instabilität, Deformation, Bewegungseinschränkung),
- Wirbelsäulenveränderungen häufig (atlantoaxiale Subluxation, rheumatoide Spondylitis und Sakroiliitis),
- rheumatoide extraskelettale Organschäden (Sicca-Symptomatik, interstitielle Pneumopathie, periphere Vaskulopathie),
- iatrogene Schäden häufig (Hyperkortisonismus, Gastrointestinalulzera),
- funktionelle Behinderung im beruflichen und privaten Alltag (Greiffunktionen, Schultermotilität, Gehvermögen, Ernährung),
- Invalidität (nach 10jährigem Verlauf schätzungsweise bei 50% Teil- oder Vollinvalidität, je nach Beruf und Begleitumständen).

Beurteilungskriterien für den Krankheitsverlauf

- Anzahl geschwollener und druckdolenter Gelenke,
- Dauer der Morgensteifigkeit,
- funktionelle Behinderungen im Alltag (Körperpflege, Ankleiden, Fortbewegung, Berufstätigkeit, außerberufliche Tätigkeiten usw.),
- Blutsenkungsgeschwindigkeit,
- Röntgenbilder der Hände und Füße.

Therapie

Therapieziele

- Kurzfristige Verminderung von Schmerzen und Morgensteifigkeit durch NSA.

- Langfristige Entzündungsdämpfung durch Basismedikamente.
- Erhaltung der Gelenkmotilität durch aktive Krankengymnastik.
- Verhinderung von Fehlstellungen durch richtige Lagerung im Bett (Verzicht auf Kissen unter den Kniekehlen), Orthesen.
- Psychische und physische Rehabilitation durch Patienteninformation unter Einbezug der Angehörigen, Gelenkschutzschulung, ergonomische Arbeitsplatzadaptation, Sozialarbeit, orthopädische Chirurgie.
- Koordination der Behandlung ist essentiell und stellt hohe Anforderungen an die Zusammenarbeit von Ärzten, Physio- und Ergotherapeuten, Sozialarbeitern und Berufsberatern. Ob die Koordination durch einen Rheumatologen oder durch den Hausarzt erfolgen soll, muß klar festgelegt werden. Gegenseitige Information über Therapieentscheide.

Therapeutische Mittel

Patienteninformation.

NSA. Reine Symptomatika mit günstigem Einfluß auf Schmerzen, Morgensteifigkeit, Gelenkfunktion und Lebensqualität (S. 216–222).

Analgetika. Einfache Analgetika (Paracetamol) können zusätzlich zu den NSA verabreicht werden, sofern nötig (S. 214).

Basismedikamente der rheumatoiden Arthritis. Bewirken nach mehrwöchiger Anwendung eine Dämpfung der Krankheitsaktivität (subjektiv, klinisch und z. T. auch Blutparameter) und führen dadurch zu erheblicher Verbesserung der Lebensqualität, evtl. auch der Langzeitprognose, falls sie früh genug eingesetzt werden. Chloroquinderivate haben ein günstiges Wirkungs-Nebenwirkungs-Preis-Verhältnis. Sulfazalazin ist etwa gleich wirksam wie Chloroquin, hat aber mehr Nebenwirkungen. Methotrexat ist in niedrigen wöchentlichen parenteralen oder oralen Dosierungen bzgl. Wirkung und Nebenwirkung den andern Basismedikamenten deutlich überlegen. Goldverbindungen und Penicillamin gelten weitgehend als überholt aufgrund der höheren Nebenwirkungsquote. Die Indikation für Basismedikamente ist gegeben, sobald die Diagnose gesichert ist (was oft mehrere Monate beansprucht) und falls eine adäquate Therapie mit NSA keine befriedigende Zustandsverbesserung bringt.

Kortikosteroide oral. Sie sind nur dann indiziert, wenn trotz NSA und mindestens 1 Basismedikament ein Befall lebenswichtiger extraskelettaler Organe vorliegt oder wenn eine subjektive oder objektive Invalidisierungsgefahr besteht. Prinzipiell nur oral morgens, wenn möglich nicht über 7,5 mg täglich.

Intraartikuläre Kortikosteroide. Sie sind von Vorteil, wenn nur wenige Gelenke durch häufige Ergüsse, hohen Binnendruck und starke Bewegungseinschränkung betroffen sind.

Synoviorthese. Eine Gelenkverschorfung kann chemisch durch Injektion von Osmiumtetroxid oder radioaktiv durch Injektion eines Radionuklids (90 Y, Er, Re) erreicht werden. Dies erfordert eine Kurzhospitalisation (in der Regel 3 Tage) zur absoluten Ruhigstellung des behandelten Gelenks.

Physiotherapie. Physiotherapeutische Instruktion und periodische Überwachung im Hinblick auf die tägliche Eigenbehandlung zu Hause. Tägliches individuelles Heimturnprogramm nach Abklingen der Morgensteife, abkühlende entzündungsdämpfende kalte/kühle/lauwarme Wickel oder Packungen; bewußter Verzicht auf intensive (z.B. apparative) Wärmeapplikationen (Fango, Kurzwellendiathermie, Ultraschall) sowie auf passive Gelenkmanipulationen.

Ergotherapie. Mühsam gewordene oder verlorene Alltags- und Berufsfunktionen werden durch die Ergonomieberatung erleichtert oder durch Tricks oder Hilfsmittel kompensatorisch wieder hergestellt. Stichworte: Gelenkschutzberatung, Funktionstraining, Schuhberatung, Orthesenverabreichung (z.B. Handgelenkschiene), Hausbesuch für Wohnungsadaptation (Bade- oder Rollstuhlbarrieren), Arbeitsplatzbesuch für Ergonomisierung.

Orthopädische Chirurgie und Handchirurgie. Die chirurgische Synovektomie ist weitgehend verdrängt durch die Möglichkeiten der rheumatologischen Synoviorthese. Eine präventive Frühsynovektomie ist nicht sicher wirksam. Die Wiederherstellungschirurgie (Gelenkendoprothesen, Sehnenoperationen, selten Arthrodesen) dagegen sind bei fortgeschrittenen Zerstörungen wertvoll.

Literatur

Klippel, J. H., P. A. Dieppe: Rheumatology, Mosby, St. Louis 1994 (pp. 3.3.1–3.15.15)

Kremer, J. M.: Rheumatoid arthritis. Rheum. Dis. Clin. N. Amer. 21 (1995) 589–852

Maini, R. N., M. Feldmann: Immunopathogenesis of rheumatoid arthritis. In Maddison, P. J. etal.: Oxford Textbook of Rheumatology. Oxford University Press, Oxford, 1993 (pp. 621–638)

Wollheim, F. A.: Rheumatoid arthritis – the clinical picture. In Maddison, P.J. et al: Oxford Textbook of Rheumatology. Oxford University Press, Oxford, 1993 (pp. 639–661)

5. Konnektivitiden („Kollagenosen")

A. K. L. So und G. Rivier

Systemischer Lupus erythematodes (SLE)

- ▶ Synonyme: Lupus erythematodes disseminatus
- ▶ Englisch: Systemic lupus erythematosus (SLE)
- ▶ Französisch: Lupus érythémateux systémique (LES)
- ▶ Italienisch: Lupus eritematoso sistemico

Definition

Der SLE ist eine Autoimmunerkrankung, die durch einen entzündlichen Befall verschiedener Organe sowie durch die Bildung von Autoantikörpern charakterisiert ist, die hauptsächlich gegen Bestandteile des Zellkerns gerichtet sind.

Pathogenese

Die Pathogenese ist unbekannt. Wahrscheinlich lösen Umwelteinflüsse bei einem genetisch prädisponierten Patienten eine Dysfunktion des Immunsystems aus, was zur Produktion von Autoantikörpern führt. Bei der kaukasischen Bevölkerung konnte eine Assoziation des SLE mit den Histokompatibilitätsantigenen HLA-DR2 und -DR3 nachgewiesen werden. Bei einem kleinen Anteil der Betroffenen besteht ein genetisch bedingter Komplementmangel, der die Entwicklung eines SLE begünstigt.

Epidemiologie

- ▶ die Prävalenz liegt zwischen 1 : 1000 und 1 : 6000, je nach Erdteil,
- ▶ Frauen werden 9mal häufiger befallen als Männer,
- ▶ die Krankheit kann in jedem Lebensalter auftreten, das Häufigkeitsmaximum liegt zwischen 15 und 45 Jahren,
- ▶ auslösende Faktoren sind manchmal intensive Sonnenbestrahlung oder die Einnahme bestimmter Medikamente.

Klinik

Der SLE beginnt meist schleichend. Die häufigsten Erstsymptome sind:

- ▶ Fieber,

Systemischer Lupus erythematodes

- Hautveränderungen,
- Polyarthralgien,
- Pleuraschmerzen,
- Depression.

Der natürliche Verlauf des SLE ist durch Krankheitsschübe charakterisiert, die von oft länger dauernden Perioden mit sehr geringer Krankheitsaktivität gefolgt werden.

Allgemeinsymptome

- Müdigkeit,
- Inappetenz,
- Status febrilis,
- Gewichtsabnahme,
- Mißstimmung.

Gelenkmanifestationen

Sie sind in 50% der Fälle Erstmanifestationen und betreffen im Verlauf der Erkrankung 90% aller SLE-Patienten:

- Arthralgien und Arthritiden – meistens Oligoarthritis oder symmetrische Polyarthritis, meist nicht erosiv, aber aufgrund von Weichteilzerstörungen nicht selten zu Fehlstellungen der Gelenke führend.

Haut- und Schleimhautmanifestationen (Abb. 5.**1**)

Sie sind in 25% der Fälle Erstmanifestation, im Verlauf der Erkrankung bei 70% der Fälle. Verschiedenste Hautveränderungen können beobachtet werden. Eine große Zahl von ihnen ist Folge einer Photosensitivität, was das Auftreten in den sonnenexponierten Hautarealen erklärt:

Akuter kutaner Lupus. Ein akuter kutaner Lupus wird nur beim systemischen Lupus beobachtet. Erythematöse, erhabene, hyperkeratotische Läsionen im Bereich der sonnenexponierten Zonen, z. B. Schmetterlingsexanthem des Gesichts. Fleckförmige, sehr selten diffuse Alopezie, ohne Narbenbildung.

Subakuter kutaner Lupus. Der subakute kutane Lupus wird vor allem beim systemischen Lupus beobachtet. Es besteht eine wesentliche Photosensitivität. Assoziiert mit dem Vorhandensein von SS-A-Antikörpern.

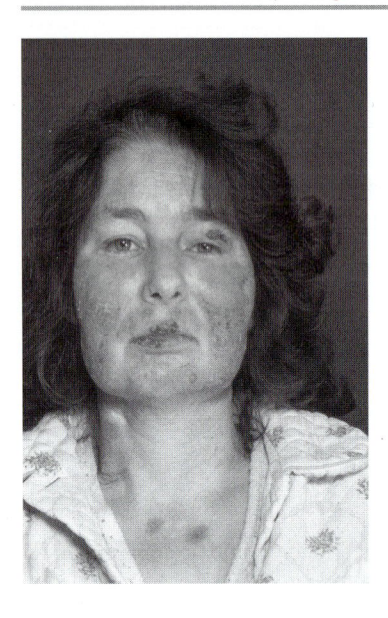

Abb. 5.1 **Hautveränderungen bei SLE.** Schmetterlingsexanthem, Hautatrophie und Vernarbung. Typisch ist die Bevorzugung stark besonnter Hautstellen.

Diskoider oder chronischer kutaner Lupus. Dieser wird vor allem beim nichtsystemischen Lupus beobachtet. Die Läsionen sind erhaben, erythematös und follikulär hyperkeratotisch („Hornzapfen") und zeigen einen Verlust der Hautanhangsgebilde. Mit der Zeit vernarben die Läsionen mit zentraler Eindellung. Betroffen sind vor allem das Kopfhaar, die Ohren und das Gesicht.

Andere Hautmanifestationen:

- Livedo racemosa (Livedo reticularis im angelsächsischen Sprachraum),
- periunguales Erythem,
- Vaskulitis,
- Raynaud-Syndrom,
- Hautblasen,
- Lupus pernio (Frostbeulenlupus),
- subakute noduläre Pannikulitis (Lupus profundus),
- subkutane Knoten.

Schleimhautulzera. Schleimhautulzera in Mund, Nase und Vagina. Diskoide Läsionen (Atrophie und Pigmentstörungen) vor allem über dem harten Gaumen.

Renale Manifestationen

Hier ist eine Nierenbeteiligung häufig. Sie manifestiert sich durch eine *Proteinurie* und/oder eine *Erythrozyturie*. Der Nachweis von Zylindern im Urin deutet auf eine *Nephritis* hin. Vorwiegend handelt es sich um eine *Glomerulonephritis*, oft wird diese aber von *tubulointerstitiellen Läsionen* begleitet. Eine Nierenbiopsie ist dann indiziert, wenn sie zur Sicherung der Diagnose benötigt wird oder wenn der histologische Befund die Behandlung beeinflussen könnte.

Lymphatische Organe

- Adenopathie,
- Splenomegalie.

Muskuläre Manifestationen

- Myalgien sind häufig,
- Myositiden können auftreten.

Pleuropulmonale Manifestationen (Abb. 5.2)

- Pleuritis sicca oder exsudativa, oft rezidivierend,
- selten interstitielle Pneumopathien,
- Lungenembolien besonders beim Antiphospholipidantikörpersyndrom.

Neuropsychiatrische und ophthalmologische Manifestationen

Vielfältig, oft schwer (Tab. 5.1). Der Befall des ZNS ist häufig und bestimmt die Prognose. Er kann fokal oder diffus sein. Häufig sind Kopfschmerzen, manchmal in Form einer Migräne, psychische Störungen oder epileptische Anfälle.

Kardiovaskuläre Manifestationen

- Perikarditis,
- Myokarditis,
- Herzklappenveränderungen, vor allem mitral,
- Endocarditis Libman-Sacks,
- Endocarditis verrucosa,
- Vaskulitis,
- venöse und arterielle Thrombosen, besonders bei Vorhandensein von Antiphospholipidantikörpern.

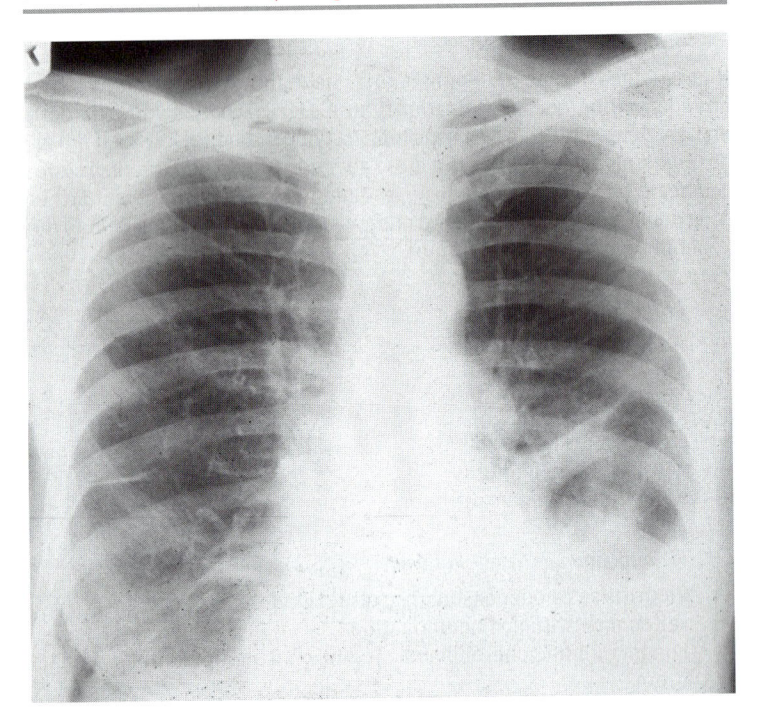

Abb. 5.2 **Thoraxröntgenbild bei SLE.** Atelektase im linken Unterfeld und Pleuraerguß beidseits.

Tabelle 5.1 Neuropsychiatrische und ophthalmologische Hauptmanifestationen des SLE

ZNS	Peripheres Nervensystem	Augen
▶ Kopfschmerz ▶ Depression ▶ Psychose ▶ Epileptische Anfälle ▶ Zerebrovaskulärer Insult ▶ Paraplegie ▶ Chorea	▶ Neuropathie der Hirnnerven ▶ Neuropathie der peripheren Nerven	▶ Uveitis ▶ Vaskulitis der Retina ▶ Watteherde ▶ Papillenödem

Hämatologische Manifestationen

- Hämolytische oder hypoproliferative Anämie (chronische Entzündung),
- Leukopenie mit isolierter Lymphopenie oder kombiniert mit einer Granulozytopenie,
- Thrombopenie.

Gynäkologische und Schwangerschaftskomplikationen

Bei der Mutter. Der Einfluß der Schwangerschaft auf die Lupusaktivität ist individuell unterschiedlich. Falls es zu Krankheitsschüben kommt, werden diese meistens in den letzten Schwangerschaftswochen oder postpartal beobachtet.

Beim Fetus. Frühgeburtlichkeit, häufige Spontanaborte oder Totgeburten, vor allem bei Vorliegen eines Antiphospholipidantikörpersyndroms. Wenn die Mutter Anti-SS-A-Antikörper aufweist, kann ein totaler AV-(atrioventrikulärer) Block auftreten (s. neonataler Lupus).

Diagnose

Die Diagnose stützt sich auf die Befunde der klinischen und biologischen (vor allem serologischen) Untersuchungen. Die 1982 revidierten ACR-Kriterien (Tab. 5.2) dienen zwar primär der Klassifizierung, sie können für den Kliniker aber auch eine Entscheidungshilfe sein.

Tabelle 5.2 ACR-(American College of Rheumatology) Klassifikationskriterien des SLE. Bei Vorhandensein von 4 der 11 Kriterien darf die Krankheit als Lupus klassifiziert werden

- Schmetterlingsexanthem des Gesichts
- Diskoider Lupus der Haut
- Photosensibilität
- Enorale oder nasopharyngeale Ulzerationen
- Nichterosive Polyarthritis
- Pleuritis oder Perikarditis
- Nierenbefall: Proteinurie > 0,5 g/24 Stunden oder Zylinder im Urinsediment
- Nervensystembefall
- Hämatologischer Befall
- Immunologische Störungen: Nachweis von Antikörpern gegen native-DNA oder Sm oder falsch positive Luesserologie
- Erhöhter ANA-Titer

Formen des SLE, die vom idiopathischen SLE abgegrenzt werden müssen:

Der *medikamentös induzierte SLE* unterscheidet sich vom idiopathischen SLE durch den sehr seltenen Nierenbefall. Er ist nach Absetzen des verantwortlichen Medikaments reversibel. Die am häufigsten angeschuldigten Medikamente sind Hydralazin, Procainamid, D-Penicillamin, Chlorpromazin, Chinidin und Sulfasalazin.

Der *neonatale SLE* manifestiert sich in Form eines kongenitalen kompletten und irreversiblen atrioventrikulären Blocks und/oder von Hautläsionen, die kurz nach der Geburt auftreten und während der ersten 6–8 Monate wieder verschwinden. Der neonatale Lupus ist eine Folge der transplazentaren Passage gewisser mütterlicher antinukleärer Antikörper (Anti-SS-A und/oder Anti-SS-B). Er klingt mit dem Verschwinden dieser Antikörper ab.

Differentialdiagnose

- Rheumatoide Arthritis,
- Serumkrankheit,
- lymphoproliferative Syndrome,
- Granulomatosen (Sarkoidose),
- Vaskulitiden,
- Infektionen, vor allem infektiöse Endokarditis,
- idiopathische thrombozytopenische Purpura.

Labor

- Zeichen der akuten Entzündung: Senkungserhöhung, jedoch oft normales C-reaktives Protein, falls keine Infektion oder Polyserositis vorliegt.
- Hämatologie: normochrome, normozytäre Anämie. Manchmal hämolytische Anämie, Leukopenie, Lymphopenie und Thrombozytopenie.
- Nierenfunktionsabklärung: diese beinhaltet im 24-Stunden-Urin eine Kreatininclearance, eine Quantifizierung der Proteinurie und die Suche nach einer Hämaturie sowie Zylindern im Sediment.
- Autoantikörper (Tab. 5.**3**).
- Komplement: CH50, C3 und C4 sind in der akuten Phase oft erniedrigt.
- Zirkulierende Immunkomplexe: ohne große Bedeutung.

Andere Untersuchungen

- Genaue Untersuchung des Augenfundus und des Blutdrucks.
- Weitere Abklärungen je nach klinischen Befunden: zum Beispiel MRI des Gehirns, neuropsychologische Untersuchung.

Tabelle 5.3 Die wichtigsten Antikörper beim SLE

Autoantikörper	Prävalenz %	Klinische Bedeutung / Bemerkungen
ANA	99[1]	sehr geringe Spezifität verschiedene Fluoreszenzmuster (homogen, fleckig, peripher)
ANA gegen nichtlösliche nukleäre Antigene[4]:		
▶ Anti-native-DNA[2]	40	hohe Spezifität, korreliert mit der Aktivität des SLE
▶ Anti-denaturierte DNA[3]	70	geringe Spezifität
▶ Anti-Histon	70	SLE (bei Anwesenheit von Anti-native-DNA-Antikörpern)
	90	medikamentös induzierter SLE (meistens Fehlen von Anti-native-DNA-Antikörpern)
ANA gegen lösliche nukleäre Antigene[4] (engl. ENA):		
▶ Anti-Sm	30 5	Schwarze (USA) Kaukasier hohe Spezifität
▶ Anti-U1-RNP	40	manchmal in Kombination mit Anti-Sm Raynaud-Phänomen Überlappung mit Sharp-Syndrom und Polymyositis
▶ Anti-SS-A/Ro	30	oft zusammen mit Anti-SS-B Photosensitivität subakuter kutaner Lupus neonataler Lupus (mit/ohne Anti-SS-B) Überlappung mit Sjögren-Syndrom homozygoter Mangel für Komplement (C2 und C4)

Tabelle 5.3 Die wichtigsten Antikörper beim SLE (Fortsetzung)

Autoantikörper	Prävalenz %	Klinische Bedeutung / Bemerkungen
▶ Anti-SS-B/La	15	oft zusammen mit Anti-SS-A neonataler Lupus (mit Anti-SS-A) Überlappung mit Sjögren-Syndrom
Andere (nicht-ANA) Antikörper: ▶ Anti-RNP ribosomal	10	hohe Spezifität neuropsychiatrische Manifestationen nur in spezialisierten Laboratorien bestimmbar
▶ Anti-Phospholipide – Anti-Cardiolipin – Lupusantikoagulans – falsch positiver VDRL-Test	30–50	Antiphospholipidantikörpersyndrom erfordert spezialisiertes Labor (Standardisierung der Tests) aPTT

ANA	antinukleäre Antikörper
aPTT	aktivierte partielle Thromboplastinzeit
DNA	Desoxyribonukleinsäure
Sm	Smith-Antigen
ENA	Extractable nuclear antigens
RNP	Ribonukleoproteine
SS-A	Sicca-Syndrom A
SS-B	Sicca-Syndrom B
VDRL	Venereal disease research laboratory
[1]	indirekte Immunfluoreszenz
[2]	doppelstrangige DNA
[3]	einfachstrangige DNA
[4]	löslich/nicht löslich in einer Elektrolytpufferlösung

Behandlung

Allgemeine Therapierichtlinien

Die Therapie richtet sich vor allem nach dem klinischen Zustand und nicht nach den Laborbefunden. Isolierte immunologische Laborbefunde ohne klinische Manifestationen sind kein Grund für eine Behandlung.

Bei einer Photosensitivität muß die exzessive Sonnenexposition vermieden werden: Anwendung eines Sonnenschutzmittels mit totaler UVA- und UVB-Blockierung, Kleidung mit Langarm und eine Kopfbedeckung.

Medikamentenwahl

Analgetika. Bei Arthralgien sind manchmal einfache Analgetika ausreichend (Paracetamol).

NSA. Bei Arthritiden, Myalgien, Serositiden.

Chloroquinderivate. Bei chronischen Arthralgien und Arthritiden, bei chronischem Hautbefall.

Topische Kortikosteroide. Bei subakuten und chronischen Formen des Hautbefalls.

Kortikosteroide oral in niedriger Dosierung (Prednison < 15 mg/d). Bei Fieber, Pleuritis oder NSA-resistenter Perikarditis.

Kortikosteroide in mittlerer Dosierung (Prednison 0,5 mg/kg Körpergewicht/d). Bei reduziertem Allgemeinzustand sowie bei Perikarditis oder Pleuritis, falls diese auf die oben erwähnte Behandlung ungenügend ansprachen.

Parenterale Kortikosteroide. Prednison in hoher Dosierung (Prednison per os 1 mg/kg Körpergewicht/d; intravenöse Methylprednisolonpulsbehandlung). Bei schwerer hämatologischer Erkrankung, schwerer Myositis, schwerem Befall des Gastrointestinaltrakts oder bei Erkrankung des Nervensystems.

Immunsuppressive Medikamente (in der Regel kombiniert mit Kortikosteroiden). Bei schwerer Erkrankung der Nieren und des Nervensystems (Cyclophosphamid) oder bei anderweitigem Befall, der auf die alleinige Verabreichung von Kortikosteroiden in hoher Dosierung nicht angesprochen hat.

Antikoagulanzien/Thrombozytenaggregationshemmer. Bei arteriellen oder venösen Thromboembolien, die meistens mit dem Antiphospholipidantikörpersyndrom assoziiert sind.

Prognose

Die Prognose hängt weitgehend von der Qualität der medizinischen Betreuung ab. Die 10-Jahres-Überlebensrate beim SLE beträgt heute mehr als 80%. Die wichtigsten Todesursachen sind Folge von Nieren-, ZNS- und Gastrointestinalbefall (Perforationen) sowie von Infektionen. Letztere sind nicht selten vermeidbare Folgen der Lupusbehandlung (Kortikosteroide und immunsuppressive Medikamente).

Sjögren-Syndrom

- ▶ Englisch: Sjögren's syndrome
- ▶ Französisch: Syndrome de Gougerot-Sjögren
- ▶ Italienisch: Sindrome di Sjögren

Definition

Das Sjögren-Syndrom ist eine chronische entzündliche Autoimmunkrankheit, charakterisiert durch lymphoplasmozytäre Infiltrate und nachfolgende Destruktion von exokrinen Drüsen, besonders der Speichel- und Tränendrüsen. Auch ein extraglandulärer Befall kommt vor. Wenn der extraglanduläre Befall im Rahmen einer bestimmten Konnektivitis (z.B. rheumatoide Arthritis) vorliegt, so spricht man von einem *sekundären* Sjögren-Syndrom. Im Gegensatz dazu wird das Syndrom als *primär* bezeichnet, wenn die Krankheitsmanifestationen nicht einer bestimmten Konnektivitis zugeordnet werden können. Manchmal ist die Unterscheidung zwischen einem primären und einem sekundären Sjögren-Syndrom nicht einfach.

Pathogenese

Bei Europäern sind die Gewebsantigene HLA-B8 und -DR3 mit dem Sjögren-Syndrom assoziiert. Die Rolle von Viren (Zytomegalie-, Epstein-Barr-Virus) als auslösende Faktoren ist nicht bestätigt.

Epidemiologie

Die genaue Häufigkeit des Sjögren-Syndroms läßt sich nur schwer bestimmen. Es kommt in jedem Alter vor, bevorzugt zwischen dem 40. und 60. Lebensjahr. Geschlechtsverteilung Frauen : Männer beträgt 9 : 1.

Klinik

Manifestationen der exokrinen Drüsen (Sicca-Syndrom)

- *Xerophthalmie*: Augenbrennen, trockene Keratokonjunktivitis.
- *Xerostomie*: Mundtrockenheit, erschwertes Kauen und Schlucken; ständiges Bedürfnis, den Mund zu befeuchten. In der Folge Zahnschäden.
- Ein- oder beidseitige *Vergrößerung der Speicheldrüsen*, vor allem beim primären Sjögren-Syndrom.
- *Weitere seltenere Krankheitsmanifestationen*: Trockenheit der oberen Luftwege (trockene Tracheobronchitis), der Vagina (Xerovagina), der Haut; exokrine Pankreasinsuffizienz.

Extraglanduläre Manifestationen

- Gelenke: oft Arthralgien, manchmal Polyarthritis, mehrheitlich ohne Erosionen.
- Myalgien.
- Raynaud-Symptome.
- Lungen/Pleura: interstitielle Pneumopathie mäßigen Grades.
- Nieren: Tubulopathie (distale tubuläre Azidose), ausnahmsweise Glomerulonephritis.
- Periphere Nerven: sensible und motorische Mono- oder Polyneuropathie, sensible Neuropathie des N. trigeminus.
- Blut (s. unten).
- Endokrine Drüsen: Hypothyreose.
- Haut: kutane, meist relativ gutartig verlaufende Vaskulitiden. Purpura, manchmal Beinulzera.
- Andere Manifestationen: häufig Medikamentenallergien, assoziierte Konnektivitis bei sekundärem Sjögren-Syndrom; möglicher neonataler Lupus erythematodes, wenn die Mutter an einem Sjögren-Syndrom mit Antikörpern gegen SS-A erkrankt ist (S. 95).

Differentialdiagnose

Glandula-parotis-Schwellung. Primärer Glandula-parotis-Tumor, Lymphom, Sialadenitis, Sialolithiasis, chronischer Alkoholabusus, Virusinfektion, Sarkoidose, AIDS.

Speichelmangel und Xerostomie. Medikamentös (Anticholinergika, verschiedene psychotrope Medikamente, Diuretika usw.), Alter.

Häufigste Krankheiten, die mit einem sekundären Sjögren-Syndrom assoziiert sind:

- Konnektivitiden: vor allem rheumatoide Arthritis (ca. 30%),
- organspezifische Autoimmunerkrankungen: primär biliäre Leberzirrhose, chronisch aktive Hepatitis, autoimmune Thyroiditis, perniziöse Anämie,
- weitere: Hepatitis C.

Labor

- *Unspezifische Entzündungszeichen*: BSG (Blutkörperchensenkungsgeschwindigkeit) und Immunglobuline polyklonal häufig erhöht.
- *Autoantikörper*: Rheumafaktoren (häufig in hohem Titer). Antinukleäre Antikörper (90%), mit fleckförmiger oder homogener Immunofluoreszenz. Gelegentlich Nachweis von Antinukleoproteinantikörpern: häufig Anti-SS-A/Ro, weniger häufig Anti-SS-B/La und Anti-RNP. Verschiedene „Antiorganautoantikörper", vor allem beim primären Sjögren-Syndrom: am häufigsten Antikörper gegen Thyreoglobulin, thyroidale Mikrosomen oder Parietalzellen des Magens.
- *Xerophthalmie/Keratoconjunctivitis sicca:* Der Schirmer-Test erlaubt die Messung der Tränenausbreitung nach 5 Minuten (Abb. 5.**3**). Diese ist als pathologisch zu werten, wenn sie weniger als 8 mm beträgt. Färbung der Kornea mit Bengalrosa und nachfolgende Untersuchung mit dem Ophthalmoskop oder dem Biomikroskop; Färbung mit Fluorescein und nachfolgende Bestimmung der Break-up time.
- *Xerostomie:* Mundtrockenheit und Zungenpapillenveränderungen. Schwierige Objektivierung (Glandula-parotis-Szintigraphie, Sialographie oder Sialometrie). Durch eine Mundschleimhautbiopsie einer akzessorischen Speicheldrüse kann die Diagnose gesichert werden.

Behandlung

Lokale Therapie. Die Behandlung des Sicca-Syndroms ist eine rein symptomatische.

- Xerophthalmie: künstliche Tränen.
- Xerostomie: Kaugummi ohne Zucker, künstlicher Speichelspray, sorgfältige Zahnpflege, dentalhygienische Behandlung.

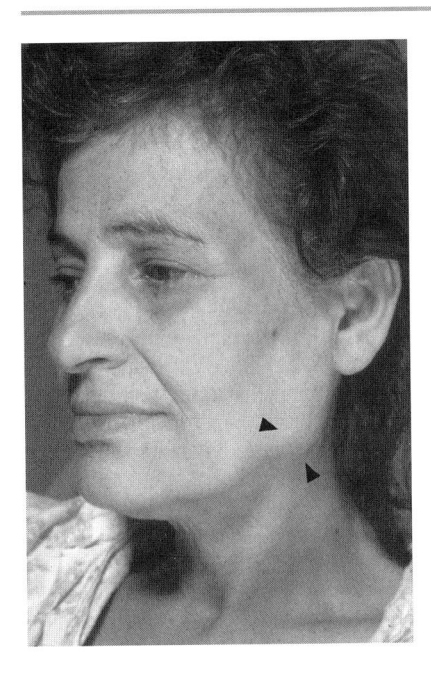

Abb. 5.3 **Glandula-parotis-Schwellung bei Sjögren-Syndrom (Pfeilspitzen).**

Systemische Behandlung. Diese erfolgt entsprechend der Basiserkrankung, die zum Sjögren-Syndrom geführt hat. Chloroquinderivate sind manchmal wirksam gegen Arthralgien/Arthritiden. Kortikosteroide (Prednison) in niedriger Dosierung sind manchmal in der Intialphase eines Sjögren-Syndroms zu empfehlen, bevor sich eine Fibrose der Speicheldrüsen entwickelt hat. Höhere Dosen sind erforderlich, wenn eine Vaskulitis oder hämatologische Veränderungen vorliegen. Immunsuppressive Medikamente kommen nur in Frage, wenn potentiell letale Manifestationen vorliegen, da sie mit einem gewissen onkogenen Risiko verbunden sind.

Prognose

Die Prognose ist beim primären Sjögren-Syndrom gut, außer wenn es mit einem malignen Lymphom einhergeht (relatives Risiko 40fach erhöht im Vergleich zur Normalbevölkerung). Beim sekundären Sjögren-Syndrom ist die Prognose von der Begleitkrankheit abhängig.

Systemische Sklerose (Sklerodermie)

- ▶ Synonyme: Systemsklerose, progressive Systemsklerose
- ▶ Englisch: Scleroderma, Systemic sclerosis
- ▶ Französisch: Sclérodermie
- ▶ Italienisch: Scleroderma, Sclerosi sistemica

Definition

Bei der systemischen Sklerose handelt es sich um eine Krankheitsgruppe, die durch Veränderungen und Zerstörung der Gefäße gekennzeichnet ist, die schließlich zu kollagenhaltiger und fibröser Verdickung der Haut und/oder anderer Organe führen können. Systemische und lokalisierte Formen sind bekannt, manchmal in Verbindung mit anderen Konnektivitiden. Die Klassifikation der systemischen Sklerose und ähnlicher Erkrankungen ist Tab. 5.4 zu entnehmen.

Tabelle 5.4 Klassifikation der systemischen Sklerose und ähnlicher Erkrankungen

Systemische Sklerose	diffuser Hautbefall limitierter Hautbefall CREST-Syndrom[1]
Chemisch induzierte Sklerose	Silikatstaub (Silikose) Polyvinylchlorid (PVC) Bleomycin
Lokalisierte Sklerodermie	Morphaea lineare Sklerodermie
Sklerodermieähnliche Krankheiten	metabolische und entzündliche Zustände, die zu einer Gewebsfibrose führen können

[1] CREST-Syndrom = Calcinosis-cutis, Raynaud-Phänomen, ösophageale Dysfunktion, Sklerodaktylie und Teleangiektasie

Epidemiologie

Die systemische Sklerose ist eine seltene Erkrankung. Die jährliche Inzidenzrate beträgt 1 : 100 000. Häufigste Erscheinungsformen sind die systemischen Sklerosen mit diffusem und limitiertem Hautbefall.

Klinik

In Tab. 5.5 sind die Merkmale der wichtigsten Erscheinungsformen, diffuser und limitierter Hautbefall, aufgelistet. Sie sind aber keineswegs bei jedem Patienten nachweisbar. In der Tabelle sind die für eine systemische Sklerose charakteristischen Krankheitszeichen hervorgehoben.

Tabelle 5.5 Klinische Manifestation der systemischen Sklerose
Hervorgehobene Krankheitszeichen = charakteristisch für die systemische Sklerose

Klinik	Limitierter Hautbefall	Diffuser Hautbefall
Raynaud-Phänomen	häufig seit langem bestehend	**kurze Anamnese**
Haut	Typischer Befall der Hände, des Gesichtes, der Füße und der Unterarme	Hände, Gesicht, Füße, Unterarme und Rumpf
Nagelfalzkapillaren	erweitert und geschlängelt	erweitert, **Mikroinfarkte**
Haut	Hautverdickung, Daktylitis, **Teleangiektasien Kalzinose** (Abb. 5.6)	Hautverdickung, Daktylitis, Teleangiektasien, Fingerspitzenulzera (Rattenbisse) (Abb. 5.4)
Lungen	interstitielle Pneumopathie **primäre pulmonale Hypertonie**	interstitielle Pneumopathie, **sekundäre pulmonale Hyertonie**
Nieren	arterielle Hypertonie, Proteinurie	**maligne arterielle Hypertonie,** Niereninsuffizienz
Gelenke	Arthralgien erosive Arthritiden Gelenkdeformierung	Arthralgien, erosive Arthritiden, **Sehnenknarren,** Gelenkdeformierung
Magen-Darm-Trakt	Ösophagusdilatation und Peristaltikstörungen	Dilatation des Ösophagus und des Darms. **Zunahme der intestinalen Bakterien**. Ulzerationen des Instestinaltrakts.

Fortsetzung →

Tabelle 5.5　Klinische Manifestation der systemischen Sklerose (Fortsetzung)

Klinik	Limitierter Hautbefall	Diffuser Hautbefall
Muskulatur	Myositis	Myositis
Herz	Perikarditis	Perikarditis Myokarditis Myokardfibrose
Autoantikörper	antizentromere Antikörper in ca. 80% der Fälle vorhanden	Anti-Scl-70-Antikörper in ca. 60% der Fälle vorhanden

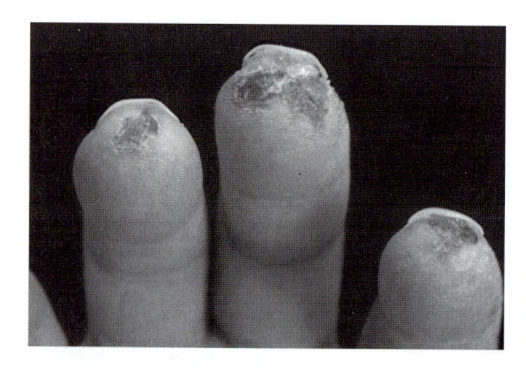

Abb. 5.4 **Rattenbißläsionen.** Digitale Ischämie infolge kutaner Gefäßinfarkte bei systemischer Sklerose.

Diagnose

Autoantikörper. Antinukleäre Antikörper sind häufig nachweisbar (80%). Spezifische Antikörper erweisen sich nützlich für die Charakterisierung der klinischen Form der systemischen Sklerose. Antikörper gegen Zentromere treten häufiger bei der kutan limitierten systemischen Sklerose und seltener bei der kutan diffusen systemischen Sklerose auf. Demgegenüber findet man häufiger die Antikörper gegen Scl-70 bei kutan diffuser systemischer Sklerose.

Kapillarmikroskopie. Bei der mikroskopischen Nagelfalzuntersuchung zeigen sich pathologische Kapillarveränderungen. In der Regel führt das primäre Raynaud-Syndrom zu keinen Kapillarveränderungen.

Lungenbefall. Bei der interstitiellen Pneumopathie zeigen die Lungenfunktionsprüfungen häufig ein restriktives Syndrom mit Verminderung des CO-Transports. Mit der Feinschicht-Computertomographie können die interstitiellen Zeichen frühzeitig nachgewiesen werden.

Behandlung

Zur Zeit ist noch keine spezifische Behandlung der Sklerodermie bekannt. Man behandelt gezielt die Manifestationen der einzelnen Organe (z. B. fäulnisbedingte Intestinalblähungen mit Antibiotika oder die nephrogene Hypertonie mit antihypertensiven Medikamenten).

- *Haut:* Gemäß klinischer Studien kann D-Penicillamin die Sklerose der Haut hinauszögern. Prednison ist bei entzündlichen Manifestationen wie Myositis und Perikarditis angezeigt. Intravenöse Infusionen mit Prostaglandinanalogen (z. B. Iloprost) sind während der akuten Phasen von ischämischen Fingerläsionen nützlich.
- *Raynaud-Phänomen:* Dies kann durch Kalziumantagonisten (Nifedipin, Diltiazem) gelindert werden.

Prognose

Die Prognose ist schwer vorhersehbar und sehr variabel. Veränderungen vom lokalisierten Typ (Morphaea) verlaufen selten tödlich, können aber zu schweren funktionellen Behinderungen führen. Bei viszeralem Befall im Rahmen der systemischen Sklerose, vor allem bei diffusem Hautbefall, ist die Prognose ungünstig.

Polymyositis/Dermatomyositis

- Englisch: Polymyositis/Dermatomyositis
- Französisch: Polymyosite/Dermatomyosite
- Italienisch: Polimiosite/Dermatomiosite

Definition

Hierbei handelt es sich um eine Krankheitsgruppe, die durch eine Entzündung der quergestreiften Muskulatur gekennzeichnet ist, was zu Nekrose, Regeneration oder Fibrose der Muskelfasern führen kann. Man unterscheidet zwischen idiopathischen Formen und sekundären Formen im Rahmen von Malignomen oder Autoimmunerkrankungen. Falls charakteristische Hautveränderungen vorliegen, spricht man von einer Dermatomyositis (Tab. 5.**6**).

Tabelle 5.6 Verschiedene Formen der Polymyositis/Dermatomyositis

Typ 1	PM
Typ 2	DM
Typ 3	DM/PM assoziiert mit einem Malignom
Typ 4	DM/PM im Kindesalter
Typ 5	DM/PM im Rahmen einer Konnektivitis
Typ 6	Einschlußkörperchenmyositis
Typ 7	weitere Formen: eosinophile Myositis noduläre Myositis granulomatöse Myositis

PM primär idiopathische Polymyositis
DM primär idiopathische Dermatomyositis

Epidemiologie

Diese Erkrankung ist selten (jährliche Inzidenz 0,5–1 pro 100 000 Einwohner). Frauen sind häufiger betroffen als Männer.

Ätiologie

Die Ursachen der primär idiopathischen Polymyositis (PM) und der primär idiopathischen Dermatomyositis (DM) sind unbekannt. Eine virale Triggerung ist denkbar, und in einigen Patientenserien wurden Antikörper gegen Coxsackie-Viren als Ausdruck einer kürzlich durchgemachten Infektion nachgewiesen. Die zwar nur in der Minderheit der Fälle nachweisbaren Autoantikörper weisen auf eine mögliche Autoimmunerkrankung hin, aber keiner dieser Autoantikörper kann eine direkte Muskelschädigung hervorrufen. Diese Autoantikörper ermöglichen aber die Unterscheidung verschiedener nosologischer Untergruppen.

Klinik

Muskulatur

▶ Schmerzen und rumpfnahe Muskelschwäche (Becken- und Schultergürtel),

- Muskelschmerzen treten manchmal nach körperlichen Anstrengungen auf,
- eine Beteiligung der Pharynx- und Zwerchfellmuskulatur kann zu Schluck- und Atemstörungen führen,
- die chronische Myositis kann irreversible Muskelfibrose und Kontrakturen zur Folge haben.

Haut

- Typisch befallene Hautareale zeigen papulomatöse atrophe oder lilafarbene Veränderungen über der Dorsalseite der Fingergrund- und der proximalen Interphalangealgelenke (Gottron-Papeln), livid-rötliches, manchmal ödematöses Erythem im Gesicht und am Rumpf,
- Kalzinose (vor allem bei Kindern) (Abb. 5.**6**),
- Raynaud-Phänomen und Teleangiektasien im Nagelfalz sind recht häufig.

Gelenke

- Arthralgien und Arthritiden sind häufig,
- Arthritiden treten besonders im Rahmen einer sekundären Myositis infolge einer Autoimmunkrankheit auf,
- Knorpel- und Knochenerosionen sind selten.

Lungen

- Eine radiologisch sichtbare interstitielle Lungenfibrose ist eher selten,
- Atemfunktionsprüfungen (Spirometrie, Gasdiffusion) fallen oft pathologisch aus.

Herz

- Rhythmusstörungen,
- Perikarditis,
- Myokarditis.

Neoplasie

Das relative Risiko, ein Malignom zu entwickeln, ist bei Erwachsenen mit DM und PM 1,7- bis 3,4mal erhöht. Das größte Risiko findet sich bei DM, nach dem 45. Altersjahr. Jedes Malignom kommt in Frage.

Diagnose und Labor

- *Muskelenzyme:* Fast obligat ist mindestens 1 der folgenden Enzyme im Serum erhöht: CK (Kreatinkinase), LDH (Laktatdehydrogenase), Aldolase, ASAT (Aspartataminotransferase), ALAT (Alaninaminotransferase).
- *Elektromyogramm (EMG):* Typisch sind Fibrillationspotentiale, polyphasische Potentiale, verminderte Amplituden, verkürzte repetitive hochfrequente Potentiale und das Fehlen von Zeichen einer Neuropathie.
- *Muskelbiopsie* (Abb. 5.**5**): Während der akuten Phase werden Lymphozyten- und Makrophageninfiltrate im muskulären Interstitium gefunden. Muskelzellen zeigen Fasern verschiedener Größe, Nekrose- und Regenerationszeichen, Basophilie und zentralisierte Zellkerne. Die kindliche DM weist häufig vaskulitische Veränderungen auf. Die Einschlußkörperchenmyositis zeichnet sich durch zytoplasmatische Vakuolen in der Muskulatur aus.
- *Varia:* Mit der MRT können Entzündungsherde in der Muskulatur geortet werden, was die Wahl günstiger Biopsiestellen ermöglicht. Antinukleäre Antikörper sind in 80% der Fälle vorhanden. Spezifischere Autoantikörper, wie anti-Jo1 und andere anti-tRNA-Synthetasen, kommen selten vor, können aber zum Nachweis eines systemischen Befalls hilfreich sein. Bei der DM zeigt die Hautbiopsie im dermoepidermalen Übergang ein entzündliches Infiltrat.

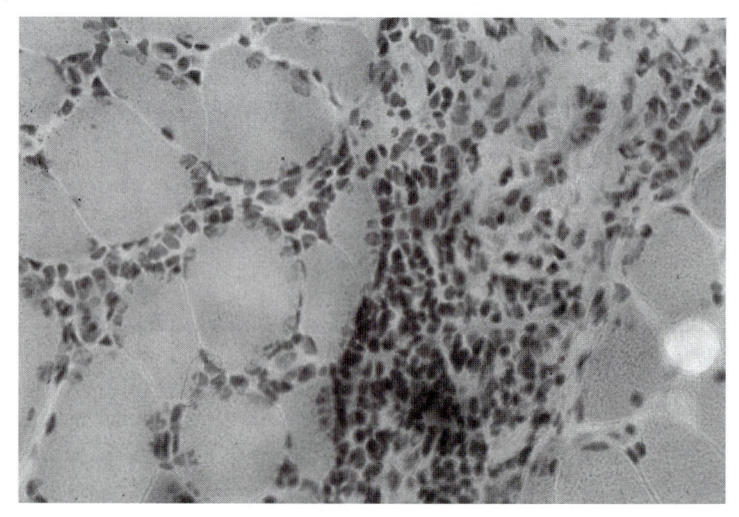

Abb. 5.**5** **Muskelbiopsie bei Polymyositis.** Perivaskuläre und perimysiale Infiltrate mononukleärer Entzündungszellen.

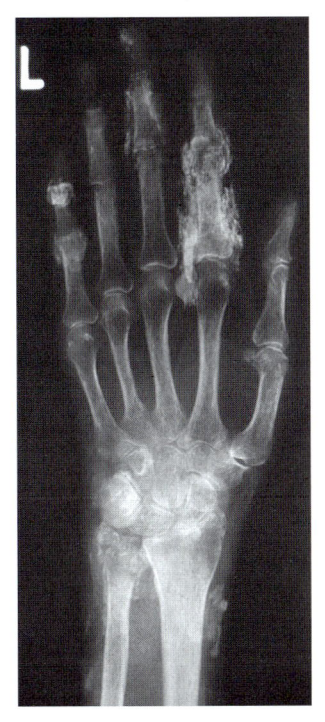

Abb. 5.6 **Weichteilkalzinose der Haut an Fingern und Unterarm bei Dermatomyositis.**

▶ Eine *sichere Diagnose* läßt sich beim Vorliegen folgender Kriterien stellen:
 – proximale Muskelschwäche,
 – erhöhte Muskelenzyme,
 – pathologisches EMG,
 – pathologische Muskelbiopsie,
 – Vorhandensein der für die Dermatomyositis typischen Hautveränderungen.

Differentialdiagnose

▶ Kongenitale Myopathien, z. B. Muskeldystrophien,
▶ toxische Myopathien, z. B. wegen Alkohol, Kokain, Kolchizin, Zidovudin,
▶ entzündlich infektiöse Muskelerkrankungen,
▶ Hypokaliämie,
▶ Endokrinopathien, z. B. Hypothyreose, Cushing-Syndrom,
▶ „Muskelschmerzen" wegen Vaskulitis, Polymyalgia rheumatica.

Behandlung

Hochdosierte Kortikosteroide sind oft erforderlich (z.B. Prednison 1–1,5 mg/kg Körpergewicht/d). Die Behandlungsdauer ist manchmal monatelang. Dosisreduktionen erfolgen entsprechend der Besserung klinischer oder biochemischer Zeichen. Azathioprin oder MTX (Methotrexat) können der Kortikosteroidmedikation beigefügt werden, womit deren Dosis oft gesenkt werden kann.

Prognose

Das klinische Ansprechen auf die Kortikosteroidbehandlung ist meistens gut. Die 5-Jahres-Überlebensrate beträgt ca. 80%.

Mischkonnektivitis (Sharp-Syndrom)

- ▶ Englisch: Mixed connective tissue disease, Sharp syndrome
- ▶ Französisch: Syndrome de Sharp
- ▶ Italienisch: Connettivite mista

Definition

Die Mischkonnektivitis ist eine systemische Autoimmunkrankheit, die klinische Zeichen eines SLE, einer Sklerodermie, einer DM/PM und einer rheumatoiden Arthritis vereinigt. Typisch ist das Vorhandensein von Antikörpern, die gegen ribonukleäre Proteine des Zellkerns gerichtet sind (anti-U1-RNP).

Epidemiologie

Hierbei handelt es sich um eine seltene Krankheit. Sie kann in jedem Alter auftreten. Der Häufigkeitsgipfel liegt um das 35. Lebensjahr. Frauen sind 4mal häufiger betroffen als Männer.

Ätiologie

Unbekannt.

Befunde

- ▶ *Raynaud-Phänomen:* fast obligat.
- ▶ *Gelenke:* Arthralgien und Arthritiden, ähnlich wie bei der rheumatoiden Arthritis (Abb. 5.7).

Mischkonnektivitis (Sharp-Syndrom) **111**

- *Muskeln:* Myalgien und oft Myositis.
- *Magen-Darm-Trakt:* gastroösophagealer Reflux, verminderte Ösophagusperistaltik.
- *Pleura und Lungen:* Pleuritis, interstitielle Pneumopathie, pulmonale Hypertonie.
- *Herz:* akute Perikarditis, Myokarditis.
- *Nieren:* selten Glomerulonephritis oder proliferative Gefäßveränderungen, analog der Nierenveränderungen bei Systemsklerose.
- *Haut:* Sklerose der Akren, ohne Kalzinose. Gelegentlich Alopezie, Morphaea, Teleangiektasien. Hautveränderungen ähnlich wie beim SLE.

Labor

- *Entzündungszeichen:* BSG und C-reaktives Protein erhöht. Hypergammaglobulinämie.
- *Blutmorphologie:* entzündungsbedingte Anämie, manchmal Leukopenie.
- *Autoantikörper:* Rheumafaktoren bei 20–50% der Patienten vorhanden. Antinukleäre Antikörper stark erhöht und durch ein fleckförmiges Immunfluoreszenzmuster erkennbar. Antikörper gegen U1-RNP, ein lösliches Ribonukleoprotein, sind in hohen Konzentrationen vorhanden (Anti-U1-RNP-Autoantikörper). Im allgemeinen fehlen anti Sm- und anti-native-DNA-Antikörper.

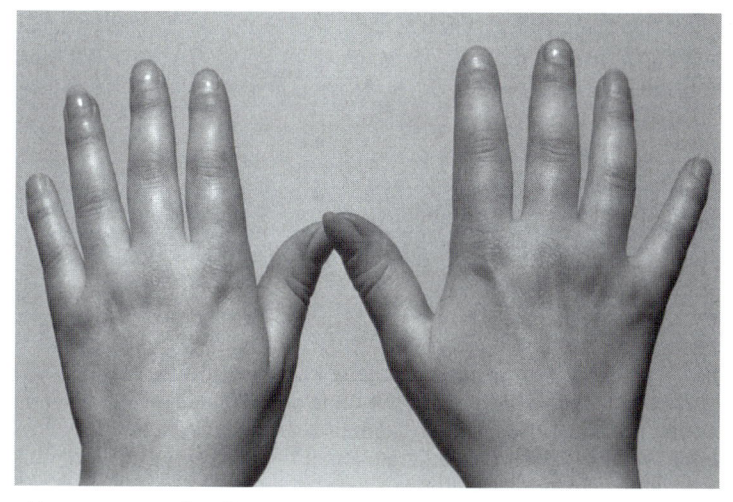

Abb. 5.7 **Fingerschwellung bei Mischkonnektivitis.**

5. Konnektivitiden („Kollagenosen")

Differentialdiagnose

- Hauptformen der Konnektivitiden (Lupus erythematodes, rheumatoide Arthritis).

Behandlung

- *Bei Myalgien,* Arthralgien oder Arthritiden: Analgetika, NSA, evtl. in Verbindung mit einem Chloroquinderivat.
- *Bei Raynaud-Symptomatik:* Lokale Wärme- und Hautschutzmaßnahmen (Handschuhe, Schutzcreme), Kalziumantagonisten, antiserotoninergische Medikamente. Bei akralen Nekrosen können Infusionen mit einem Prostazyklinanalog (Iloprost) von Nutzen sein.
- *Bei vorwiegend viszeralem Befall sowie bei schwerer Myositis* verfährt man in gleicher Weise wie bei der entsprechenden Hauptform der Konnektivitis.

Prognose

Für lokalisierte, limitierte Formen, die ein Raynaud-Syndrom, angeschwollene Finger, eine nichtdestruierende Arthritis und eine Myositis vereinigen, ist die Prognose bzgl. der Lebensdauer in der Regel gut.

Verläufe mit viszeralem Befall entwickeln hingegen häufig eine der klassischen Konnektivitiden, am häufigsten einen Lupus erythematodes, manchmal eine systemische Sklerose, eine Dermatomyositis/Polymyositis oder seltener eine rheumatoide Arthritis.

Vaskulitiden

- Synonyme: Arteriitiden
- Englisch: Vasculitides
- Französisch: Vasculites
- Italienisch: Vasculiti

Definition

Die Vaskulitiden sind eine heterogene Krankheitsgruppe mit dem gemeinsamen Merkmal einer Entzündung von Blutgefäßen (Kapillaren, Venen, Arterien). Histologisch können verschiedene Entzündungsformen beobachtet werden, von granulomatöser, leukozytoklastischer bis zu nekrotisierender Vaskulitis.

Ätiologie

In der Mehrzahl der Fälle ist die Krankheitsursache unbekannt. Dennoch kann nur relativ selten eine virale Infektion nachgewiesen werden (Hepatitis B und C, HIV und Parvovirus).

Klassifikation

Die in Tab. 5.7 aufgelistete Klassifikation verbindet histologische Merkmale und Gefäßkaliber. Klinisch findet man häufig Kombinationen der beschriebenen Typen.

Polymyalgia rheumatica und Riesenzellenarteriitis

- ▶ Synonyme: Arteriitis temporalis, Arteriitis cranialis
- ▶ Englisch: Polymyalgia rheumatica, Giant cell arteritis
- ▶ Französisch: Polymyalgia rheumatica, Pseudopolyarthrite rhizomélique, Artérite gigantocellulaire, Maladie de Horton
- ▶ Italienisch: Polimialgia reumatica, Arterite gigantocellulare

Definition

Die Polymyalgia rheumatica ist eine systemisch-entzündliche Erkrankung, charakterisiert durch proximale Extremitätengürtelschmerzen und -steife, erhöhte BSG und Akut-Phase-Proteine. Häufig liegt ihr eine Riesenzellenarteriitis (Horton-Erkrankung) zugrunde. Diese befällt willkürlich und fleckförmig mittelgroße und große Arterien und sie zeichnet sich durch Infiltrate mit Mononukleären und Riesenzellen, partielle Zerstörung der Lamina elastica interna und Proliferation der Tunica intima aus. Diagnostisch von besonderer Bedeutung ist der bei etwa 25% der Betroffenen nachweisbare Befall der A. temporalis.

Epidemiologie

Die Erkrankung ist vor dem 50. Lebensjahr selten. Die jährliche Inzidenz bei den über 50jährigen beträgt > 20 auf 100 000 Einwohner. Frauen sind häufiger betroffen als Männer.

Pathogenese

Hier spielen genetische Faktoren eine Rolle. Bei etwa 40% der Patienten ist das Gewebsantigen HLA-DR4 nachweisbar.

Tabelle 5.7 Klassifikation der Vaskulitiden

Typ	Gefäßkaliber	Beispiele
1a Nekrotisch und systemisch	mittelgroße und kleine Arterien	▸ Panarteriitis nodosa
1b Nekrotisch und systemisch, mit Granulomen	mittelgroße und kleine Arterien	▸ Wegener-Granulomatose • eosinophile Vaskulitis Churg-Strauss
2 Vaskulitiden kleiner Gefäße	Kapillaren, Arteriolen, Venolen	▸ medikamentöse Vaskulitis ▸ rheumatoide Vaskulitis ▸ Purpura Henoch-Schoenlein ▸ Kryoglobulinämie
3 Riesenzellenarteriitis	großkalibrige Arterien, Aorta	▸ Riesenzellenarteriitis ▸ Takayasu-Arteriitis

Klinik

Die Polymyalgia rheumatica manifestiert sich durch stammnahe Gliederschmerzen von entzündlichem Charakter. Zeichen einer Riesenzellarteriitis können während des Verlaufs hinzukommen. Umgekehrt kann auch eine Riesenzellarteriitis den Symptomen einer Polymyalgie vorausgehen:

- *Gliederschmerzen:* Sie bevorzugen die Schulter- und Beckenregion. Als Folge der Schmerzen stellt sich morgendliche Steifigkeit ein.
- *Gelenke:* Arthralgien sind üblich, gelegentlich auch Synovialitiden. Sie sind häufig im Bereich der Sternoklavikulargelenke, der Knie und der Hände nachweisbar.
- *Allgemeinsymptome:* Inappetenz, Gewichtsverlust, Krankheitsgefühl werden häufig geklagt. Subfebrilität wird von den Patienten oft nicht wahrgenommen.
- *Kraniale Beschwerden:* Bei Beginn Kopfschmerzen, nicht nur im Temporalgebiet, gelegentlich verbunden mit einer Druckempfind-

lichkeit der A. temporalis. Manchmal ist die Arterie obliteriert. Klaudikation der Kaumuskulatur, Empfindlichkeit der Kopfhaut und Sehstörungen sind weitere Folgen der eingeschränkten arteriellen Durchblutung im Kopfbereich. Sehstörungen können sich rasch einstellen.

- *Sehstörungen:* Sie treten als Diplopie oder als flüchtige Amaurose auf, die bis zur vollständigen Erblindung führen können. Dies ist auf einen entzündlichen Verschluß der A. ophthalmica und der Aa. ciliares posteriores zurückzuführen.

Diagnose und Labor

- *BSG:* erhöht, oft mehr als 100 mm/Stunde. Erhöhung des C-reaktiven Proteins.
- *Hämatologie:* durch chronische Entzündung bedingte Anämie und Thrombozytose.
- *Leberenzyme:* leichte Erhöhung der alkalischen Phosphatase und der Transaminasen.
- *Autoantikörper:* diese fehlen. Rheumafaktoren und antinukleäre Antikörper sind nicht häufiger als bei gleichaltrigen Gesunden.
- *Biopsie der A. temporalis:* sie ist angezeigt zumindest bei Vorhandensein von Symptomen im Kopfbereich oder in diagnostisch unklaren Situationen. Die Biopsie muß den hinteren Ast der A. temporalis betreffen, da der vordere Ast eine wichtige anastomotische Verbindung zwischen der A. carotis externa und der A. ophthalmica darstellt.

Differentialdiagnose der Polymyalgia rheumatica

- Rheumatoide Arthritis und andere entzündliche Arthritiden (Pseudopolymyalgie bei Schulter-/Hüftbefall),
- Pyrophosphatablagerungskrankheit der Schulter- und Hüftgelenke,
- paraneoplastisches Syndrom,
- Polymyositis.

Behandlung

Mittelhohe Kortikosteroiddosen (15 mg Prednison morgens) bringen die *Polymyalgiesymptome* meist hinreichend unter Kontrolle. Diese Dosierung muß mindestens 1 Monat beibehalten werden, bevor sie herabgesetzt wird. Unter verminderter, je nach klinischem Verhalten angepaßter Dosis wird die Therapie während eines bis mehrerer Jahre aufrecht erhalten. Bei Vorliegen von *Arteriitissymptomen* (in der Kopfregion) wird die Prednisondosis höher angesetzt (z. B. 60 mg/Tag). Auch diese Dosierung wird während 1 Monats aufrechterhalten, dann aber progressiv reduziert unter engmaschiger Kontrolle des klinischen Bildes und der Laborwerte. Die Gesamtdauer der Behandlung beträgt häufig mehr als 1 Jahr, gelegentlich viele Jahre. Dabei treten nicht selten Nebenwirkungen der Kortikosteroidtherapie auf, weshalb eine Osteoporoseprophylaxe vor Therapiebeginn mit Kortikosteroiden erforderlich ist (zumindest Sicherstellung hinreichender Kalzium- und Vitamin-D-Zufuhr).

Methotrexat ist u. U. als Begleitmedikation zu empfehlen, damit Kortikosteroide eingespart werden können.

Panarteriitis nodosa

- ▶ Synonyme: Polyarteriitis nodosa
- ▶ Englisch: Panarteritis nodosa, Polyarteritis nodosa
- ▶ Französisch: Panartérite noueuse
- ▶ Italienisch: Panarterite nodosa

Definition

Die Panarteriitis nodosa ist eine systemische nekrotisierende Vaskulitis, die vor allem die Arterien kleineren und mittleren Kalibers betrifft. Häufig bilden sich arterielle Aneurysmen.

Epidemiologie

Die Panarteriitis ist eine seltene Krankheit mit einer jährlichen Inzidenz von 6 auf 100 000 Einwohner. Männer sind 2mal häufiger betroffen als Frauen. Die Manifestationsspitze liegt um das 40. Lebensjahr (Streuung 14–80 Jahre).

Pathogenese

In den meisten Fällen bleibt die Krankheitsursache ungeklärt. Eine Hepatitis-B-Virus-Infektion kann in endemischen Gebieten eine Panarteriitis nodosa auslösen.

Klinik

Siehe hierzu Tab. 5.**8**.

Tabelle 5.8 Klinische Zeichen einer Panarteriitis nodosa

	Klinische Zeichen
Allgemeinsymptome	Fieber, Gewichtsverlust
Haut	netzförmige, livide Verfärbung Ulzeration palpable Knoten periunguale Infarkte
Nieren	Hypertonie Hämaturie akutes Nierenversagen
Nervensystem	Mononeuropathie (multiplex)
Magen-Darm-Trakt	ischämisch bedingte Schmerzen Darmnekrose
Muskulatur und Gelenke	Arthralgien nichterosive Arthritiden Myalgien
Herz	Myokarditis Myokardinfarkt

Diagnose

▶ *Histologie:* Eine Biopsie der Haut, der Nieren oder der Muskeln ist oft erforderlich. Befallene Organe zeigen im allgemeinen eine Vaskulitis mit fibrinoider Nekrose der Gefäßwand, ein alle Arterienschichten befallendes Infiltrat mit Neutrophilen und Lymphozyten sowie arterielle Thromben.
▶ *Angiographie:* Angiographisch können manchmal arterielle Verschlüsse oder Mikroaneurysmen nachgewiesen werden, z. B. in den Nieren, der Leber oder den intestinalen Gefäßen.

Labor

Erhöhung der BSG und Neutrophilie, verminderte Nierenfunktion mit Proteinurie und Hämaturie. Erhöhte Werte der Leber- und Muskelenzyme. Auf Thoraxröntgenaufnahmen pulmonale Infiltrate. Nachweis von Antikörpern gegen neutrophilenzytoplasmatische Antigene (p-ANCA) in 20% der Fälle.

Behandlung

Immunsuppressive Therapie. Hochdosierte Kortikosteroide (Prednison 1 mg/kg Körpergewicht/d) sind indiziert. In hartnäckigen Fällen greift man auf intravenöse Infusionen mit Kortikosteroiden zurück. Wenn erforderlich, verabreicht man zusätzlich Cyclophosphamid (per os oder intravenös).

Antivirale Therapie. Panarteriitis infolge einer Hepatitis-B-Virus-Infektion wurde erfolgreich mit Interferon-α(INF-α) und/oder Vidarabin behandelt.

Prognose

Zur Zeit beträgt die Überlebensquote nach 5 Jahren etwa 80%. Bei einem Intestinalbefall ist die Prognose deutlich weniger günstig.

Wegener-Granulomatose

- Englisch: Wegener's Granulomatosis
- Französisch: Granulomatose de Wegener
- Italienisch: Granulomatosi di Wegener

Definition

Die Wegener-Granulomatose ist eine systemische granulomatöse Vaskulitis, vor allem der Atemwege und der Nieren.

Epidemiologie

Seltene Krankheit mit einer jährlichen Inzidenz von 0,4 auf 100 000 Einwohner. Es gibt keine Geschlechtsunterschiede.

Klinik

- *Obere Luftwege:* Sinusitis, Nasenbluten, Entzündung und Perforation des Nasenseptums, Kollaps der Nase.
- *Untere Luftwege:* Granulome der Lunge, Husten, Hämoptyse.
- *Gelenke:* Häufiger Arthralgien (70%), seltener Arthritiden.
- *Augen:* Episkleritis, Konjunktivitis, Orbitaschwellung, Protrusion des Augenbulbus.

- *Nervensystem:* Mononeuropathia multiplex, Hirnnervenläsionen, zerebrovaskulärer Insult.

Diagnose und Labor

- *Biopsie:* Der histologische Beleg der granulomatösen Gefäßentzündung ist wünschenswert, um die Diagnose bestätigen zu können. Biopsien können aus der Nase, der Lunge oder den Nieren entnommen werden. In Lungenbiopsien lassen sich Granulome mit Nekroseherden nachweisen. Die Nieren lassen entweder eine interstitielle Nephritis oder eine fokale, nekrotisierende Glomerulonephritis erkennen.
- *Autoantikörper:* Vorhandensein von c-ANCA (Antikörper gegen Neutrophilenzytoplasmatische Antigene) bei ca. 90% der Patienten. Ihr Fehlen schließt aber eine Wegener-Granulomatose nicht aus.
- *Andere Krankheitszeichen:* erhöhte BSG, Anämie als Ausdruck einer chronischen Entzündung, Leukozytose, Hypergammaglobulinämie. Fehlende antinukleäre Antikörper und Kryoglobulinämie. Proteinurie, Hämaturie und Zylinder im Urin bei Nierenbefall.

Differentialdiagnose

Andere Ursachen granulomatöser Erkrankungen (chronische Infektionen, Sarkoidose, Arzneimittelreaktionen usw.).

Behandlung

Immunosuppressiva. Eine hochdosierte Kortikosteroidtherapie wird mit Methotrexat oder Cyclophosphamid kombiniert (Endoxan). Letzteres kann oral verabreicht werden (bis 2 mg/kg Körpergewicht/d) oder intravenös als Infusion alle 3–4 Wochen. Nebenwirkungen dieser Behandlung sind häufig.

Cotrimoxazol. Bei einem fehlenden Befall der Nieren und Lungen hat sich beim Morbus Wegener eine langzeitige Antibiotikabehandlung als nützlich und manchmal ausreichend erwiesen.

Literatur

Boumpas, D. T., H. A. Austin, B. J. Fessler, et al.: Systemic Lupus Erythematosus: emerging concepts. Part 1. Ann. intern. Med. 122 (1995) 940–950

Calabrese, L. H., S. M. Chou: Inclusion body myositis (review). Rheum. Dis. Clin. N. Amer. 20 (1994) 955–972

Falk, R. L., J. C. Jennette: Anti-neutrophil cytoplasmic autoantibodies with specificity for myeloperoxidase in patients with systemic vasculitis and idiopathic necrotizing and crescenteric glomerulonephritis. New Engl. J. Med. 318 (1988) 1651

Fox, R. I., H. I. Kang: Sjögren's syndrome. In Kelley, W. N., E. D. Harris, S. Ruddy, C. B. Sledge: Textbook of Rheumatology, 4th ed. Saunders, Philadelphia 1993 (pp. 931–942)

Gladman, D. D.: Prognosis and treatment of Systemic Lupus Erythematosus. Curr Opin. Rheumatol. 7 (1995) 402–408

Hoffmann, G. S., G. S. Kerr, R. Y. Leavitt et al: Wegener granulomatosis: an Analysis of 158 patients. Ann. intern. Med. 116 (1992) 488–499

Hughes, G. R. V.: Connective Tissue Diseases. Blackwell, Oxford 1977

Hunder, G. G.: Vasculitis. Diagnosis and therapy (review). Amer. J. Med. 11 (1996) 37s–45s

Kahn, M. F.: Syndrome de Sharp. Rev. Prat. 40 (1990) 1944–1945

Legerton, C. W. 3rd, E. A. Smith, R. M. Silver: Systemic sklerosis (scleroderma). Clinical management of its major complications. Rheum. Dis. Clin. N. Amer. 21 (1995) 203–216

Michel, B. A.: Classification of vasculitis (review). Curr. Opin. Rheumatol. 4 (1992) 3–8

Nordborg, E., C. Nordborg, B. E. Malmvall et al.: Giant cell arteritis. Rheum. Dis. Clin. N. Amer. 21 (1995) 1013–1026

Plotz, P. H., L. G. Rider, I. N. Targoff, N. Raben, T. P. O'Hanlon, F. W. Miller: NIH conference. Myositis: immunologic contributions to understanding cause, pathogenesis, and therapy (review). Ann. intern. Med. 122 (1995) 715–724

Price, E. J., P. J. Venables: The etiopathogenesis of Sjögrens's syndrome. Semin. Arthr. Rheum. 25 (1995) 117–133

Seibold, J. R.: Scleroderma. In Kelley, W. N., E. D. Harris, S. Ruddy, C. B. Sledge: Textbook of Rheumatology, 4th ed. Saunders, Philadelphia 1993 (pp. 1113–1143)

Sharp, G. C., W.S. Irwin, E. M. Tan, R. G. Gould, H. R. Holman: Mixed connective tissue disease. An apparently distinct rheumatic disease syndrome associated with a specific antibody to an extractable nuclear antigen. Amer. J. Med. 52 (1972) 148–159

Watts, R. A., D. G. Scott: Vasculitis. Baillières clin. Rheumatol. 9 (1995) 529–554

Weyand, C. M., J. J. Goronzy: Giant cell arteritis as an antigen-driven disease. Rheum. Dis. Clin. N. Amer. 21 (1995) 1027–1039

6. Spondyloarthritiden

A. Tyndall und D. Frey

- ▶ Synonyme: Seronegative Spondylarthropathien, seronegative Spondarthritiden
- ▶ Englisch: Seronegative spondarthritis, Seronegative spondyloarthritis
- ▶ Französisch: Spondarthrites séronégatives, spondyloarthropathies séronégatives
- ▶ Italienisch: Spondiloartriti sieronegative

Definition

Die seronegativen Spondyloarthritiden bilden eine Gruppe von Erkrankungen mit sich überschneidenden und daher teils gemeinsamen Merkmalen (Abb. 6.1):
- Achsenskelettentzündung,
- Arthritiden der peripheren Gelenke,
- typische Haut- oder andere extraskelettale Organmanifestationen.

Das MHC-Klasse-I-Antigen HLA-B27 kommt bei den einzelnen Krankheitsbildern in unterschiedlicher Häufigkeit vor. Der klassische Prototyp in dieser Krankheitsgruppe ist die Spondylitis ankylosans (Morbus Bechterew) mit entzündlichem Befall des Achsenskeletts und Nachweis des Gewebsantigens HLA-B27 in über 90% der Fälle. Am anderen Ende des Spektrums dieser Erkrankungen stehen Fälle, in denen keine klassischen Symptomkonstellationen vorliegen, sondern in denen Symptome aus verschiedenen Krankheitsbildern nebeneinander festzustellen sind.

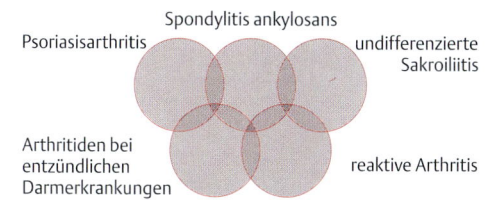

Abb. 6.1 **Überlappungen der Krankheitsbilder innerhalb der Gruppe der Spondyloarthritiden.**

Bei solchen Patienten ist das Vorkommen des Gewebsantigens HLA-B27 nicht so häufig. Die Bezeichnung seronegativ bezieht sich historisch auf die Tatsache, daß IgM-Rheumafaktoren nicht gehäuft vorkommen, also keine rheumatoide Spondylitis vorliegt.

Zur Gruppe der Spondyloarthritiden gehören insbesondere:

- Spondylitis ankylosans (Morbus Bechterew),
- reaktive Arthritis und Reiter-Syndrom,
- Arthropathien bei chronisch entzündlichen Darmerkrankungen (Colitis ulcerosa, Morbus Crohn),
- psoriasisassoziierte Arthropathien.

Die Krankheitsformen dieser Gruppe haben folgende Gemeinsamkeiten:

- meist asymmetrischer Befall der Gelenke, besonders der unteren Extremitäten,
- entzündliche Veränderungen an Insertionen von Sehnen und Ligamenten (Enthesiopathien, Enthesitiden),
- Befall von Haut, Mund- oder Genitalschleimhaut, Konjunktiven oder Iris (Abb. 6.2),
- klinische Symptome sowie evtl. radiologische Befunde an den Sakroiliakalgelenken und der Wirbelsäule,
- vermehrtes Vorkommen des HLA-B27-Gewebsantigens sowie dieser Erkrankungen unter Verwandten ersten Grades,
- Fehlen von Rheumaknoten,
- keine charakteristischen Laborbefunde (insbesondere keine Rheumafaktoren).

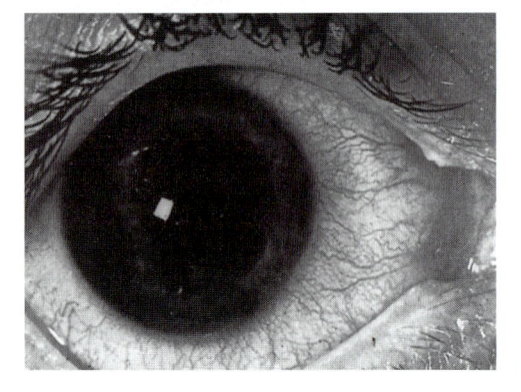

Abb. 6.2 **Iridozyklitis mit Synechien der Pupille.**

Spondylitis ankylosans

- ▶ Synyme: Morbus Bechterew, Spondylitis ankylopoetica
- ▶ Englisch: Ankylosing spondylitis
- ▶ Französisch: Spondylarthrite ankylosante, Pelvispondylite rhumatismale
- ▶ Italienisch: Spondiloartrite anchilosante, Spondilite anchilosante, Morbo di Bechterew

Definition

Die Spondylitis ankylosans ist eine chronische entzündlich rheumatische Systemerkrankung mit Befall der Sakroiliakalgelenke, der Wirbelsäule, evtl. peripherer Gelenke und fakultativ auch extraskelettaler Organe (Augen).

Epidemiologie

- *Häufigkeit:* Männer sind 5mal häufiger betroffen als Frauen. Die klinischen und radiologischen Zeichen sind bei Frauen weniger ausgeprägt, deshalb wird deren Anteil unterschätzt.
- *Beginn:* ab der späten Adoleszenz bis etwa zum 40. Lebensjahr.
- *Typische Röntgenbefunde:* Bis zur Entwicklung typischer Zeichen können Jahre verstreichen, was die Diagnosenstellung oft um Jahre verzögert.
- *Morbidität der klassischen Form:* ungefähr 1% der Gesamtbevölkerung.
- *Erbfaktor:* familiäre Häufung, Gewebsantigen HLA-B27 bei über 90% der Patienten nachweisbar.

Ätiopathogenese

Sie ist unbekannt. Eine genetische Prädisposition steht mit dem Gewebsantigen HLA-B27 in Zusammenhang. Eventuell können Infekte die auslösenden Faktoren sein.

Klinik

Im Anfangsstadium:
Häufig: (die Anfangssymptome sind oft vage und uncharakteristisch)

- Lumbalgien und Pseudoischialgien mit alternierender einseitiger oder beidseitiger Ausstrahlung dorsal in die Glutäal- und Oberschenkelgegend,

- die Schmerzen treten hauptsächlich nachts auf und sind oft mit frühmorgendlicher Rückensteife verbunden, die sich im Verlauf des Tages vermindert,
- ähnliche Schmerzen können auch in der Zervikalgegend auftreten,
- ventrale parasternale Thoraxschmerzen aufgrund des entzündlichen Befalls der Sternoklavikular- und Sternokostalgelenke,
- Schlaf nachts aufgrund von Schmerzen oft gestört.

Während der entzündlichen Schübe treten oft folgende Allgemeinsymptome auf:

- Müdigkeit,
- Gewichtsverlust,
- evtl. subfebrile Temperaturen.

Selten:

- in etwa 20% der Fälle Beginn der Symptome in einzelnen peripheren Gelenken: meist größere Gelenke, hauptsächlich an den unteren Extremitäten (Hüfte, Knie),
- Fersenschmerzen als Ausdruck einer Enthesiopathie plantar (plantare Fasziitis) oder am Achillessehnenansatz (Achillodynie),
- Symphysenschmerzen,
- Konjunktivitis, Iridozyklitis.

Bei der *Untersuchung* stellt man oft fest:

- eine Verminderung der Beweglichkeit des Rückens, besonders am Morgen,
- eine Verminderung der Atemexkursion des Thorax,
- Schmerzen bei Streßtest eines oder beider Sakroiliakalgelenke (z. B. Mennell-Handgriff).

Bei etablierter Krankheit:

- lumbale, thorakale, nuchale Rückenschmerzen,
- verminderte Beweglichkeit des ganzen Rückens,
- Verschwinden der Lendenlordose,
- Hyperkyphose der Brustwirbelsäule (Abb. 6.**3**),
- verminderte Atemexpansion des Thorax, was zu reiner Bauchatmung mit vorgewölbter Bauchmuskulatur führen kann.

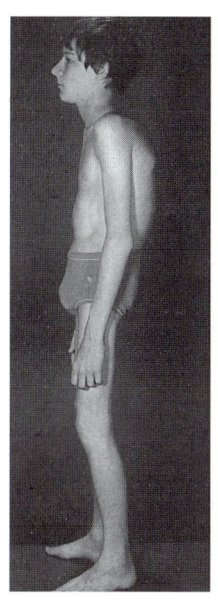

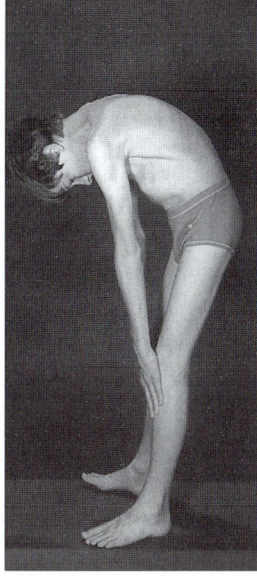

Abb. 6.**3a, b Fortgeschrittene Spondylitis ankylosans.** 22jähriger Mann mit einem steifen kyphotischen Rücken.

Komplikationen:

- der trabekuläre Knochen der versteiften Wirbelsäule ist osteoporotisch, Frakturen und Fissuren sind leicht möglich,
- sterile Spondylodiszitiden,
- apikale Lungenfibrose (selten),
- Amyloidose (selten).

Pathologische Anatomie

Im allgemeinen findet sich im Gewebe eine chronische sterile Entzündung unbekannter Ursache, die zu Fibrose, Knorpelzerstörung, Knochenerosionen und herdförmigen Knochenneubildungen führt. Speziell finden sich in spezifischen Geweben die in Tab. 6.**1** aufgelisteten Veränderungen.

Tabelle 6.1 Veränderungen in spezifischen Geweben

Synchondrosen:
- entzündliche Resorption → Erosionen → knöcherne Ankylose des Gelenks (besonders Sakroiliakalgelenke und Symphyse)
- Verknöcherung der äußeren Bandscheibenzonen (Anuli fibrosi)
- aseptische Spondylitis → Wirbelkörpererosionen

Ligamente:
- Verknöcherung, bei den Insertionen beginnend

Synovialis:
- chronische fibrosierende Entzündung

Knochen:
- Periostverdickung
- Osteoporose im Inneren

Radiologische Befunde

Sakroiliakalgelenke

Meist sind hier die ersten Befunde in Form einer bilateralen Sakroiliitis sichtbar (Aufnahme nach Barsony, im Zweifelsfall CT oder MRT der Sakroiliakalgelenke) (Abb. 6.**4**).

- Der Knorpel des Gelenkraums läßt sich schlecht gegen die subchondrale Knochenplatte abgrenzen, er erscheint unregelmäßig verbreitert, im MRT entzündliche Flüssigkeitsansammlung.
- Subchondrale Sklerosierung des Knochens, Nebeneinander von Erosionen und Knochenneubildungen, die den Knorpel des „Gelenkspalts" unregelmäßig erscheinen lassen.
- Verschwinden des Knorpelraums.

Meist von Beginn an ist ein beidseitiger Sakroiliakalgelenkbefall vorhanden. Wenn er einseitig ist, kommt die Differentialdiagnose einer infektiösen Sakroiliitis oder einer anderen Erkrankung aus dem Formenkreis der Spondyloarthritiden in Betracht

Wirbelsäule

- Syndesmophyten: Verknöcherung des Anulus fibrosus der Bandscheiben (Abb. 6.5): Beginn am Rande der Wirbelkörper, die zunächst eine quadratische Form und später eine Tonnenform annehmen.

Spondylitis ankylosans **127**

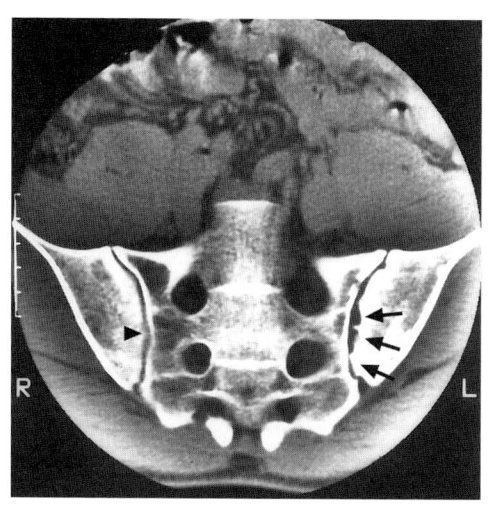

Abb. 6.**4 CT-Darstellung von Erosionen bei Sakroiliitis.**
▶ Frühveränderung (Unschärfe)
→ Spätveränderungen (Erosionen und Knochenbrücken)

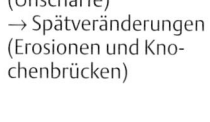

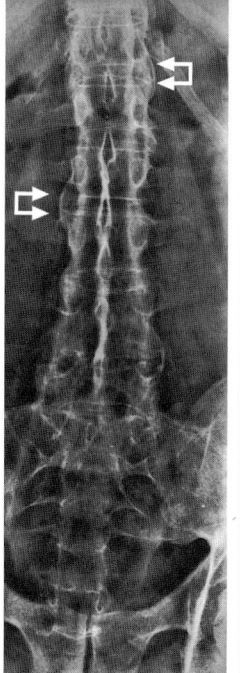

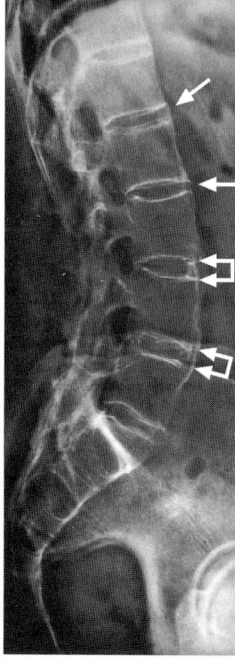

Abb. 6.**5 Spondylitis ankylosans.** Verknöcherung des Anulus fibrosus der Bandscheiben.
→ Syndesmophyt im Frühstadium
⇨ Syndesmophyt in fortgeschrittenem Stadium

- Bambusstab: Mehrere Wirbel sind durch Syndesmophyten miteinander knöchern verbunden. Das Bild ist von der *diffusen idiopathischen skelettalen Hyperostose (DISH)* abzugrenzen, bei der die knöcherne Verbindung durch Ossifikation der Ligg. longitudinalia und der Kapsel der Intervertebralgelenke entsteht.
- Ossifikation der Ligg. interspinosa.
- Arthritis der Intervertebralgelenke bis zur knöchernen Ankylosierung.

Labor

Es ist kein spezifischer Labortest vorhanden. Die Bestimmung des Gewebsantigens HLA-B27 ist für die Diagnose weder nötig noch hilfreich (da etwa 7% der gesunden Bevölkerung auch Träger von HLA-B27 sind).

- *Entzündungszeichen im Blut:* BSG oder C-reaktives Protein sind oft erhöht als Zeichen entzündlicher Krankheitsaktivität, aber weniger sensitiv als bei der rheumatoiden Arthritis. Eine Anämie ist eher die Ausnahme.

Behandlung

- *Die aktive Physiotherapie* ist unerläßlich:
  - zur Verhinderung von ungünstigen Haltungen,
  - zur Verzögerung der Versteifung von Wirbelsäule und Gelenken,
  - Atemübungen zum Mobilisieren der Rippen-Wirbel-Gelenke des Brustkorbs.
- *Entzündungshemmende Medikamente:*
  - NSA lindern die vorwiegend nächtlichen Schmerzen,
  - systemische Behandlung mit Kortikosteroiden ist nicht indiziert,
  - Langzeitbehandlung mit Sulfasalazin oder Methotrexat kann bei peripherem Gelenkbefall nötig werden.
- Eine geeignete *sportliche Betätigung* (Schwimmen, Jogging u. a.) soll Teil des Lebensstils solcher Patienten werden.
- *Ergonomische Beratung* des Patienten zu Hause und am Arbeitsplatz.

Prognose

Bei körperlich nicht belastenden Tätigkeiten bleiben 90% der Patienten arbeitsfähig. Nach mehrjähriger Krankheitsdauer nimmt die Häufigkeit der entzündlichen Schübe oft ab. Die anatomische Versteifung der Wirbelsäule bleibt jedoch bestehen. Funktionell ungünstig ist ein schwerer Befall peripherer Gelenke, speziell der Hüftgelenke.

Psoriasisassoziierte Arthritis

> ▶ Synonyme: Arthritis psoriatica, Arthropathia psoriatica, psoriasisassoziierte Osteoarthropathie
> ▶ Englisch: Psoriatic arthritis
> ▶ Französisch: Arthrite psoriasique, Rhumatisme psoriasique
> ▶ Italienisch: Artrite psoriasica, Artropatia psoriasica

Klinische Formen

Die Psoriasisassoziierte Arthritis kann folgende Formen annehmen:

Periphere Formen (ähnlich einer rheumatoiden Arthritis)

Asymmetrische Oligoarthritis. Dies ist die häufigste Form der psoriasisassoziierten Arthritis. Entzündung von 1–4 Gelenken, wobei jedes Extremitätengelenk befallen werden kann.

Symmetrische Polyarthritis, seronegativ. Klinisch ähnlich wie die rheumatoide Arthritis, jedoch häufiger Befall der distalen Interphalangealgelenke. Nie Rheumaknotenbildung. Oft selektiver Befall aller Gelenke eines oder mehrerer Finger oder Zehen. „Strahlenbefall" und häufig Schwellung aller Weichteile, nicht nur des Gelenkknorpels eines Strahls („Wurstfinger", „Wurstzehe", Daktylitis).

Radiologisch im Gegensatz zur rheumatoiden Arthritis keine gelenknahe Osteoporose. Gelegentlich sind eine Osteolyse der distalen Phalanx an der Fingerkuppe (Processus unguicularis) und lokalisierte Periostverknöcherungen („blumenkohlartig") vorhanden. Im Blut finden sich keine Autoantikörper (weder Rheumafaktoren noch antinukleäre Antikörper).

Axiale Formen (Spondylitis psoriatica)

Die axiale Form ist einer Spondylitis ankylosans ähnlich, aber mit einer Tendenz zu Asymmetrie. Bilaterale Sakroiliakalarthritis. Bandscheibenüberbrückende Syndesmophyten treten seltener auf und haben oft eine atypische Form („Parasyndesmophyten" mit bogiger Ausprägung), womit die axiale Form der psoriasisassoziierten Spondarthropathie radiologisch einen typischen Aspekt erhält. Die Knochendichte der Wirbelsäule wird aufgrund der Spondylophyten bei der Messung fälschlich zu hoch befunden.

Gemischte periphere und axiale Formen

Diese Formen stellen ein Mischbild von Spondylitis und Arthritis dar.

Haut und Nägel. Meist tritt die Psoriasis vor der Arthritis in Erscheinung. Bedeutend seltener treten beide Manifestationen gleichzeitig auf oder die Arthritis manifestiert sich Jahre vor der Psoriasis. Manchmal entwickeln die Patienten nie psoriatische Hautausschläge trotz typischem psoriatischem Gelenkbefall („Psoriasisarthropathie sine Psoriasi"). Meistens läßt sich dann anamnestisch eine Psoriasis bei Verwandten ersten Grades eruieren.

Häufig müssen psoriatische Hautläsionen gezielt an typischen Stellen gesucht werden:

- Haarboden am Kopf,
- hinter den Ohrmuscheln,
- Streckseiten von Ellbogen und Knien,
- Finger- und Zehennägel,
- Nabel,
- Gesäßspalt,
- Skrotum,
- Vulva.

Verschiedene Psoriasisformen der Haut sind zu beachten: Psoriasis inversa, Psoriasis palmoplantaris, Psoriasis pustulosa. Manchmal lassen sich lediglich Veränderungen an den Nägeln der Hände oder Füße feststellen, z. B. Tüpfelnägel oder Onycholyse.

Labor

Entzündungszeichen im Blut fehlen oft. Die BSG kann aber stark erhöht sein. Spezifische Antikörper lassen sich nicht nachweisen. Das Gewebsantigen HLA-B27 tritt bei einem axialen Befall gehäuft auf.

Behandlung

Die Behandlung erfolgt mit entzündungshemmenden NSA. Bei ungenügendem Effekt und peripherem Befall: Sulfasalazin oder evtl. Methotrexat (auch gegen Hautsymptome wirksam). Bei invalidisierenden Formen: Eine Kortikosteroidtherapie per os ist in der Regel nicht indiziert.

Arthropathien bei chronisch entzündlichen Darmerkrankungen

Bei der *Colitis ulcerosa* und der *Enterocolitis regionalis (Morbus Crohn)* unterscheidet man 3 Manifestationsformen:

▶ Erythema nodosum der Haut mit Gelenksymptomen.
▶ Mono- oder Oligoarthritis der unteren Extremitäten mit einem asymmetrischen Befall großer Gelenke. Die Gelenkentzündung verläuft synchron mit der Darmentzündung. Sehr selten treten Gelenkdestruktionen auf.
▶ Spondylitis-ankylosans-ähnlicher Befall der Wirbelsäule, wobei die Entzündungsaktivität am Bewegungsapparat oft nicht synchron mit der Darmentzündung verläuft.

Literatur

Khan, M. A.: Spondylarthropathies: Rheum. Dis. Clin. N. Amer. 18 (1992) 1–282

Helliwell, P. S., V. Wright, S. Breathnach, L. R. Espinoza, M. L. Cuéllar: Psoriatic arthritis, clinical features, etiology and pathogenesis, management. In: Klippel, J. H., P. A. Dieppe: Rheumatology. Mosby-Wolfe, London 1994 (pp. 1–5, Chap. 3.33)

7. Mikrobielle Arthritiden

A. Tyndall, D. Frey und Th. L. Vischer

Mikroben können eine Arthritis durch eine direkte Gelenkinfektion auslösen (z. B. durch hämatogene Streuung). Der Erreger läßt sich auch kultivieren (infektiöse Arthritis), entweder aus der Synovia oder aus der Synovialmembran. Bei der reaktiven Arthritis befinden sich im Unterschied dazu die Erreger nicht obligat im Gelenk und sind demnach dort nicht kultivierbar. Die Entzündung wird hier vermutlich durch immunologische Prozesse ausgelöst. Außer Bakterien können auch Pilze und Viren Gelenkentzündungen auslösen.

Infektiöse Arthritis

- ▶ Synonyme: septische Arthritis, purulente Arthritis
- ▶ Englisch: Infectious arthritis, Septic arthritis
- ▶ Französisch: Arthrite infectieuse, Arthrite septique, Arthrite purulente
- ▶ Italienisch: Artrite infettiva, Artrite settica, Artrite suppurativa

Definition

Infektiöse Arthritiden im engeren Sinne werden durch im Gelenk nachweisbare bakterielle Keime verursacht. Eine unbehandelte oder verspätet behandelte infektiöse Arthritis kann schwerwiegende Folgen haben:

- ▶ Gelenkzerstörung,
- ▶ Osteomyelitis,
- ▶ Dissemination der bakteriellen Infektion.

Vor der Antibiotikaära war ein tödlicher Ausgang nicht selten.

Allgemeines

Der Modus der Gelenkinfektion ist unterschiedlich:

- ▶ hämatogene Dissemination aus einem gelenkfernen Infektionsherd,

- per continuitatem aus einer infizierten Wunde der Haut oder einem Knochenherd,
- iatrogen als Folge von intraartikulären Injektionen, insbesondere mit Kortikosteroiden,

> Jede Monarthritis ist infektverdächtig, und eine Kultur der Synovialflüssigkeit ist obligatorisch.

Erregerspektrum

- *Grampositive Kokken:* Staphylococcus aureus, Streptokokken, Pneumokokken.
- *Gramnegative Kokken:* Gonokokken, Meningokokken.
- *Gramnegative Stäbchen:* Escherichia coli, Haemophilus influenzae, Proteus, Pseudomonas aeruginosa.

Der Staphylococcus aureus ist der am häufigsten verantwortliche Erreger. Bei Kleinkindern stehen Gelenkinfektionen mit Haemophilus influenzae im Vordergrund. Bei hospitalisierten alten Patienten finden sich gehäuft gramnegative Stäbchen im Rahmen von Harnwegsinfekten. Bei immungeschwächten Patienten finden sich oftmals seltenere Erreger. Häufig ist aber keine Erregereintrittspforte und kein Erregerfokus im Körper nachweisbar.

Prädisponierende Faktoren

- extraartikuläre Infektherde,
- vorgängige Gelenkschädigung als Folge einer chronischen Gelenkentzündung (rheumatoide Arthritis), einer Arthrose, eines Gelenktraumas, einer Kristallarthritis,
- Krankheiten, die die natürliche Resistenz vermindern (Diabetes mellitus, Tumorleiden, Leberzirrhose, Opiatabusus),
- systemische Behandlung mit immunsuppressiven Medikamenten (inklusive Kortikosteroide).

Klinik

Häufig finden sich systemische Symptome einer Infektion wie Unwohlsein, Fieber und seltener Schüttelfrost. Durch Anamnese und Untersuchung muß sorgfältig nach einer evtl. Eintrittspforte des Erregers (Haut, Nasennebenhöhlen, Mittelohr, Harnwege u.a.) gesucht werden. Bei Vorliegen von pustulösen Hautläsionen ist nach einer generalisierten Gonokokken- oder Meningokokkeninfektion zu suchen. Das infizierte Gelenk ist üblicherweise deutlich überwärmt und schmerzhaft. Gewöhnlich ist nur ein einzelnes Gelenk und am häufigsten das Kniegelenk befallen. Gelegentlich sind aber auch mehrere Gelenke betroffen.

Labor

Mikrobiologische Untersuchungen

- *Gelenkflüssigkeit:* Die Gelenkpunktion wird unter sterilen Bedingungen mit einer weitkalibrigen Nadel vorgenommen, so daß evtl. vorhandenes eitriges hochviskoses Material aspiriert werden kann. Bei Hüftgelenkbefall sollte die Punktion unter Kontrolle der Nadellage (Ultraschall, Durchleuchtung) durchgeführt werden.
- *Synovialmembran:* Bei einer Spondylodiszitis ist oft eine Nadelbiopsie unter Durchleuchtungskontrolle oder eine offene chirurgische Gewebeentnahme notwendig, z. B. bei negativem Resultat der Blutkulturen.
- *Gram-Färbung:* Das zentrifugierte Punktat wird auf dem Objektträger ausgestrichen und nach Gram gefärbt. Ein positives Ergebnis ergibt Anhaltspunkte für die Antibiotikawahl, noch bevor die Resistenzresultate nach kultureller Züchtung vorliegen. Ein negatives Kulturresultat schließt eine infektiöse Arthritis nicht aus.
- *Kulturen:* Gelenkflüssigkeit oder bioptisches Material sind sofort in einem geeigneten Kulturmedium zu züchten. Bei Verdacht auf einen Gonokokkeninfekt ist ein spezielles Medium zu verwenden (z. B. Thayer-Martin-Agar). Da Gonokokken nur bei 37 °C wachsen können, ist nach Möglichkeit die warme Kulturplatte am Krankenbett zu inokulieren und sofort in den Brutschrank zu stellen; andernfalls ist das Punktionsmaterial schnellstmöglichst dem Labor zuzustellen. Bei einer weniger akuten Arthritis muß auch die Kultur für Mycobacterium tuberculosis angefordert werden. Auch bei dem Verdacht auf einen Pilzinfekt müssen spezielle Kulturen verordnet werden.

Extraartikuläres Material

Multiple Blutkulturen sind auf Kulturmedien für aerobe und, wenn notwendig, anaerobe Bakterien anzusetzen. Jeder extraartikuläre Infektionsherd und jedes verdächtige Material muß durch Erregerkultivierung abgeklärt werden:

- Hautläsionen,
- Urin,
- Bronchialsekrete,

- Pharynxabstriche,
- urethrale und rektale Exkrete.

Blutuntersuchungen

Die BSG ist fast immer erhöht, ebenso das C-reaktive Protein, das am schnellsten ein Ansprechen auf die Behandlung anzeigt. Eine Leukozytose mit Linksverschiebung kann fehlen.

Radiologische Befunde

Der konventionelle Röntgenbefund ergibt meistens keinen verwertbaren diagnostischen Hinweis. Eventuell finden sich eine gelenknahe Osteomyelitis oder beginnende Gelenkdestruktionen (Abb. 7.1). Auch ein MRT kann nur den Erguß, das Synovial- und Knochenödem zeigen, es stellt aber periartikuläre Abszeßbildungen und Knochenläsionen früher dar als konventionelle Röntgenbilder. Unabhängig von der Art des Erre-

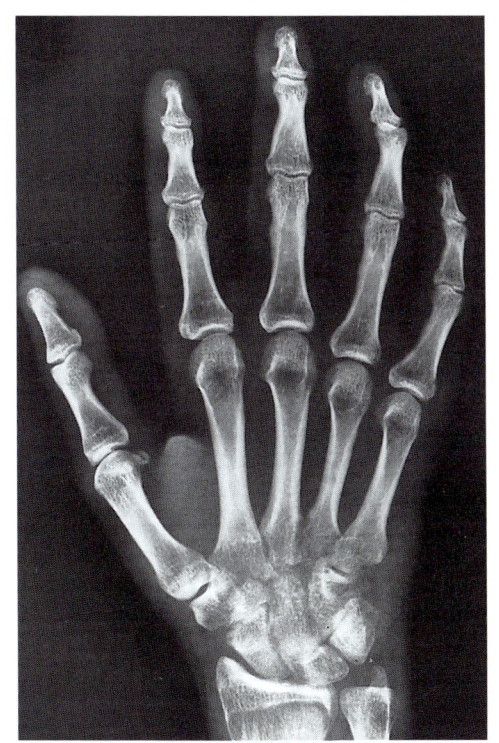

Abb. 7.1 **Handgelenkdestruktion mit Zerstörung der Karpalknochen und fleckiger Osteoporose nach unbehandeltem Staphylokokkeninfekt.** 37jähriger Mann (das Gelenk wurde aufgrund einer Antikoagulation nie punktiert und der Infekt nicht adäquat behandelt).

gers entwickeln sich die radiologischen Befunde durchweg erst im Verlauf des destruierenden Gelenkprozesses (Abb. 7.2). Ein normales Röntgenbild schließt weder eine bakterielle Arthritis noch eine bakterielle Spondylodiszitis aus (Abb. 7.3).

Behandlung

▶ *Antibiotikabehandlung:* Bei klinischem Verdacht auf Gelenkinfekt ist eine rasche Erregeridentifizierung obligatorisch. Nach der Materialgewinnung zur Erregeridentifizierung soll rasch eine Antibiotikatherapie zur Verhinderung weiterer bakteriell-septischer Gelenkdestruktion eingeleitet werden. Die Behandlung einer infektiösen Arthritis erfolgt im Krankenhaus.

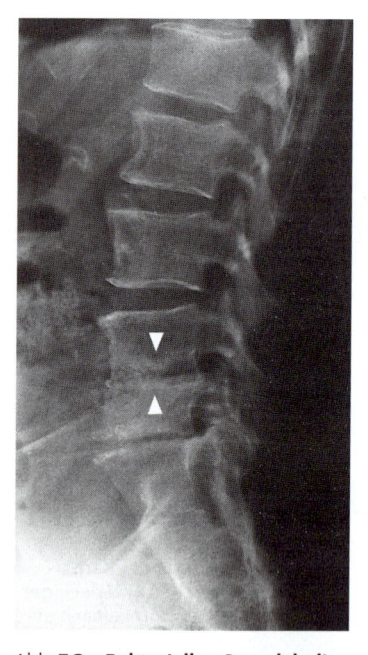

Abb. 7.2 **Bakterielle Spondylodiszitis LWK 4/5** mit „Verschwinden" des Bandscheibenraums und Auflösung der benachbarten Wirbelkörperdeck- und Bodenplatten. Konventionell-radiologische Darstellung (Pfeilspitzen).

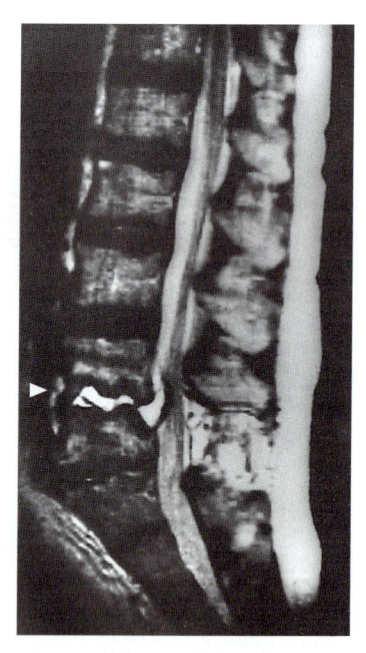

Abb. 7.3 **MRT bei bakterieller Spondylodiszitis LWK 4/5.** Wirbelkörperosteolysen und stark flüssigkeitshaltiges Bandscheibengewebe (hell in T2-Aufnahmetechnik) (Pfeilspitze).

Die Antibiotikatherapie wird vorerst nach dem klinisch am ehesten zu erwartenden Keim eingeleitet. In einem zweiten Schritt, nach Eintreffen der bakteriologischen Kulturresultate, erfolgt die Anpassung der Therapie entsprechend der Sensibilität. Die Verabreichung erfolgt zu Beginn in der Regel parenteral und dann später oral während 4–6 Wochen.

- *Gelenkspülung:* Bei Überdruck oder bei klinisch protrahiertem Verlauf mit Persistenz von Gelenkerguß und Entzündungszeichen im Blut sind Gelenkspülungen nötig.
- *Mobilisation:* Sie sollte nach kurzer initialer Ruhigstellung früh im Verlauf erfolgen.

Spezielle Gelenkinfektionen

Tuberkulöse Arthritis

Die Arthritis bei Tbc entsteht sekundär nach der oft unerkannten Grundinfektion durch hämatogene oder lymphatische Propagation des Erregers. Zu Beginn sind entweder der gelenknahe Knochen oder die Synovialis betroffen. Im Stadium der tuberkulösen Arthritis finden sich möglicherweise gleichzeitig eine Lungen-Tbc und/oder eine Tbc des Urogenitaltrakts.

Klinik

Die tuberkulöse Arthritis beginnt schleichend und entwickelt nur mäßige Entzündungszeichen. Zu Beginn ist die Gelenkbeweglichkeit kaum eingeschränkt. Lokale Überwärmung und Gelenkkapselverdickung weisen auf die entzündliche Natur des Prozesses hin.

Labor

Meistens gelingt es, die Tuberkelbazillen entweder durch direkte Bazillenfärbung (Auramin-Rhodamin-Färbetechnik) oder durch Kultur von Gelenkflüssigkeit bzw. Biopsiematerial nachzuweisen. Oft sind eine arthroskopische Gelenkbiopsie oder chirurgische Biopsieproben bei tieferliegenden Infektionsherden (Bandscheiben, Wirbelkörper) notwendig. Die BSG ist erhöht. Der Tbc-Hauttest ist fast immer positiv.

Radiologische Befunde

Im konventionellen Röntgenbild lassen sich Veränderungen häufig erst im weiteren Verlauf feststellen. Sie bestehen in Knorpelraum- bzw. Bandscheibenhöhenabnahmen mit flauer, unscharfer Knochenbegrenzung. Fusiforme paravertebrale Verschattungen (meist auf Höhe der Brust- oder Lendenwirbelsäule) sind Anzeichen eines paravertebralen Abszesses, der sich infolge eines vertebralen Infektionsherds bilden kann.

Behandlung

Eine Behandlung sollte prinzipiell frühzeitig und langfristig erfolgen. Die tuberkulostatische Therapie wird im allgemeinen in Zweier- oder Dreierkombination durchgeführt. Gelegentlich müssen die Läsionen chirurgisch ausgeräumt werden.

Brucellenarthritis

Gelenkmanifestationen bei Brucellose sind nicht ungewöhnlich. Das Hüftgelenk, das Sakroiliakalgelenk und die Wirbelsäule sind am häufigsten betroffen. Diagnostische Verdachtsmomente sind vorausgehende Episoden mit Fieber, Schweißausbrüchen und diffusen Skelettschmerzen. Ein erhöhtes Risiko haben bestimmte Berufsgruppen (Tierärzte, Metzger, Hirten), besonders aus Ländern mit schlechten hygienischen Verhältnissen. Die Diagnose basiert auf dem Erregernachweis aus Blutkulturen oder Gelenkpunktat. Der Agglutinationstest wird innerhalb von 1–3 Wochen positiv.

Borrelienarthritis (Lyme-Arthritis)

- ▶ Synonyme: Borreliose, Lyme-Borreliose
- ▶ Englisch: Lyme borreliosis
- ▶ Französisch: Maladie de Lyme, Arthrite de Lyme
- ▶ Italienisch: Artrite di Lyme, Artrite de Borrelia

Borrelien werden durch Zeckenbisse auf den Menschen übertragen. Alle Zeckenstadien können infiziert sein. In den USA ist die Borrelia burgdorferi der Haupterreger. In Europa sind auch die Borrelia afzelii (die meist die Akrodermatitis chronica atrophicans auslöst) und die Borrelia carinii (die hauptsächlich für neurologische Läsionen verantwortlich ist) beteiligt. Nach dem Biß einer infizierten Zecke entwickeln ca. 50% der betroffenen Personen Antikörper. Höchstens 5% der Infizierten erkranken. Die Borreliose kann in 2 Stadien eingeteilt werden:

Primärstadium (einige Wochen nach dem Zeckenbiß):

- Fieber,
- evtl. Arthralgien,
- Erythema chronicum migrans,
- Borrelienantikörper oft noch negativ.

Sekundärstadium (Beginn einige Monate nach dem Zeckenbiß. Dauer Wochen bis Monate):

- Fieber und neurologische Symptome wie Meningismus, Radikulitis, Neuritis, Enzephalitis,
- Herzbefall (Überleitungsstörungen),
- Mono-/Oligoarthritis (eher große Gelenke, besonders Knie).

Labor

Serologischer Nachweis von Antikörpern gegen Borrelien mit ELISA (enzyme-linked immunosorbent assay). Da sich häufig in der Allgemeinbevölkerung IgG-Antikörper finden ohne klinische Hinweise auf frühere oder jetzige Borellieninfekte, sollen positive Resultate mit der Westernblotmethode bestätigt werden.

Behandlung

- Orale Penicilline oder Tetracycline während 2–4 Wochen,
- bei Therapieresistenz: parenterale Cephalosporine der dritten Generation.

Reaktive Arthritis

- Englisch: Reactive arthritis
- Französisch: Arthrite réactionelle
- Italienisch: Artrite reattiva

Definition

Klassischerweise wird eine reaktive Arthritis als „sterile Arthritis während oder nach einem Infekt anderswo im Organismus" definiert. Dieses Konzept muß jedoch revidiert werden. Bei reaktiven Arthriden nach Chlamydia-trachomatis-Infektionen im Urogenitaltrakt können im Synovialgewebe und/oder in der Synovialflüssigkeit bakterielle DNA, RNA, Organismen und/oder bakterielle Antigene nachgewiesen werden.

Pathogenese

Folgende Möglichkeiten werden für die Pathogenese diskutiert:

- immunologische Kreuzreaktionen zwischen Erregerbestandteilen und Gelenkstrukturen (z. B. rheumatisches Fieber),
- Dissemination von Erregerbestandteilen von einem anderswo gelegenen Infektionsherd in das Gelenk oder Dissemination von einzelnen Mikroben in das Gelenk, mit nachfolgender immunologisch bedingter Entzündung.

Rheumatisches Fieber

- Synonyme: Streptokokkenrheumatismus
- Englisch: Rheumatic fever
- Französisch: Rhumatisme articulaire aigu
- Italienisch: Reumatismo articolare acuto, Febbre reumatica

Definition

Wenige Wochen nach einer durch Streptococcus pyogenes verursachten Pharyngitis findet sich ein entzündlicher Befall anderer Organe:

- Herz,
- Haut,
- Gehirn,
- Gelenke.

Kinder sind häufiger betroffen als Erwachsene.

Epidemiologie

Das klassische rheumatische Fieber mit Karditis ist während der letzten Jahrzehnte in den industrialisierten Ländern viel seltener geworden. Seit 1980 sind jedoch wieder einzelne Miniepidemien zu beobachten, bei denen aber vor allem Gelenksymptome und weniger Herzentzündungen im Vordergrund stehen. In Ländern der dritten Welt ist die Prävalenz des klassischen rheumatischen Fiebers mit Herzbefall unverändert hoch.

Klinik

Die *Arthritis* ist das häufigste und oft das erste Leitsymptom, entweder in Form von Polyarthralgien oder von wandernder asymmetrischer Polyarthritis hauptsächlich größerer Gelenke. Fieber ist meist vorhanden.

Die *Karditis* tritt vorwiegend bei jüngeren Kindern auf. Alle Herzschichten können befallen sein. Eine *Endokarditis* kann zu einen Mitral- oder Aortenklappenvitium führen. Die *Myokarditis* verursacht eine Tachykardie, einen AV-Block und eine Herzinsuffizienz. Die *Perikarditis* führt zu entsprechenden Schmerzen und Reibegeräuschen. Eine kardiologische Abklärung mit der Echokardiographie und einem EKG ist nötig.

Wenige Wochen nach Auftreten der Pharyngitis beginnen die Gelenksymptome, die Karditis, das Erythema marginatum oder Kombinationen davon. Erst später, wenn überhaupt, folgen subkutane Knotenbildung und Chorea. Die Gesamtdauer der Erkrankung beträgt in der Regel 1–2 Monate. Rezidive nach erneuten Streptokokkeninfekten sind nicht selten.

Diagnose

Bei der Diagnose helfen die *Jones-Kriterien* von 1984:

- *Hauptkriterien:* Karditis, Polyarthritis, Chorea, Erythema marginatum, subkutane Knoten.
- *Nebenkriterien:* anamnestisches rheumatisches Fieber, Fieber, Arthralgien, erhöhte BSG oder erhöhtes C-reaktives Protein, EKG mit PQ-Intervallverlängerung.

2 Hauptkriterien oder ein 1 Hauptkriterium sowie 2 Nebenkriterien plus der Nachweis von Streptococcus pyogenes im Rachenabstrich oder der Nachweis eines signifikanten Streptokokkenantikörpertiteranstiegs im Blut machen die Diagnose sehr wahrscheinlich.

Labor

Die BSG ist in der Regel erhöht. Die 2 wichtigsten Antistreptokokkenantikörper sind:

- DNAase-B-Antikörper („Antistreptodornase-Titer"),
- Antistreptolysin-O („AST").

Sie können bereits zu Beginn der Erkrankung erhöht sein oder steigen bei der großen Mehrzahl der Betroffenen innerhalb von Wochen auf signifikante Titer an (Normwerte je nach Labor). bei Verdacht ist eine Kultur des Rachenabstrichs obligatorisch. Der Rachenabstrich kann trotz Antikörpernachweis negativ sein, umgekehrt gibt es viele asymptomatische Streptokokkenträger.

Behandlung

NSA genügen im Normfall. Kortikosteroide sind bei Herzbeteiligung indiziert. Antibiotika haben auf den aktuellen Schub keinen Einfluß, sie werden aber zur Behandlung des Streptokokkeninfekts im Rachen und mittel- bis langfristig zur Prophylaxe von Rezidivinfekten eingesetzt, was nach kardialem Befall obligatorisch ist.

Reaktive Arthritis nach intestinalem oder urogenitalem Infekt

- ▶ Synonyme: postenteritische oder posturethritische reaktive Arthritis
- ▶ Englisch: Post-dysenteric reactive arthritis, Post-venereal reactive arthritis, Uroarthritis
- ▶ Französisch: Arthrite réactionnelle après infection bactérienne intestinale/postdysentérique; après infection urogénitale/post-vénérienne
- ▶ Italienisch: Artrite reattiva da affezione dissenteriche/da infezione urogenitale

Definition

Reaktive Arthritiden nach einem urogenitalen oder gastrointestinalen Infekt gehören zu den seronegativen Spondyloarthritiden (S. 121–122).

Nach einer durch bestimmte Mikroben ausgelösten Enteritis (Salmonellen, Shigellen, Campylobacter, Yersinien) oder Urogenitalentzündung (Chlamydia trachomatis) kann bei bestimmten Personen (nach Studien bei Salmonellen- oder Shigellenepidemien etwa 3% der Infizierten) eine mono- oder oligoartikuläre, asymmetrische, hauptsächlich die Gelenke der unteren Extremitäten befallende, Arthritis auftreten. Zusätzliche, fakultative Befunde:
- ▶ entzündliche Enthesiopathien (z. B. Ferse),
- ▶ Konjunktivitis, Iridozyklitis,
- ▶ Schleimhautbefall (oft indolent): Glossitis, Mundulzera, Balanitis,
- ▶ plantares Keratoderma blenorrhagicum,
- ▶ Befall einer ganzen Zehe oder Finger (Daktylitis = Wurstzehe oder Wurstfinger).

Reaktive Arthritis

Die Kombination von Urethritis, Konjunktivitis und Arthritis wird als *Reiter-Syndrom* bezeichnet. Die auslösende Infektion kann klinisch stumm erfolgen.

Ätiopathogenese

Konstitutionell prädisponierendes Terrain (HLA-B27-Antigen in 40–60% der Fälle positiv) mit Schubauslösung durch Infekte.

Diagnose

Zuerst klinische Verdachtsdiagnose. Hierauf mikrobiologischer Nachweis einer auslösenden Infektion:

- Salmonellen, Shigellen, Campylobacter, Yersinien usw.,
- Stuhlkultur, Serologie (zweizeitig im Abstand von 4 Wochen),
- Chlamydia trachomatis: Nachweis von Chlamydia Kreatinphosphat (PCR) oder ihrer Antigene auf dem Urethral-/Zervikalabstrich.

Der Nachweis mit PCR ist auch aus dem ersten Morgenurin möglich.

Behandlung

Gelenk- und Achsenskelettbefall wie bei der Spondylitis ankylosans. Augen-, Haut- und Schleimhautmanifestationen können topisch behandelt werden. Der Effekt einer Langzeitantibiotikatherapie auf den Verlauf der Grunderkrankung ist noch unklar.

Verlauf und Prognose

Häufig ein einziger Schub ohne Residualschäden. Rezidivierende Formen werden bei etwa 20% der Betroffenen festgestellt. Ein Übergang in andere Formen der seronegativen Spondyloarthritiden ist möglich.

Virale Arthritis

Bei gewissen Viruserkrankungen können Arthritiden auftreten, insbesondere bei:

- *Parvoviren:* Eine Infektion ergibt beim Kind die „Fünfte Krankheit": Exanthem, Fieber, Pharyngitis, Adenopathien; beim Erwachsenen zusätzlich Arthralgien oder eine Oligoarthritis, die Tage bis Wochen dauern kann. IgG-Antikörper finden sich bei 40–60% der Erwachsenen. IgM-Antikörper zeigen eine Neuinfektion an.
- *Röteln (inklusive nach Impfung):* Die Arthritis erscheint nach den Hautmanifestationen und dauert einige Tage bis Wochen.
- *Hepatitis:* Die Oligo-, seltener Polyarthritis erscheint meist vor dem Ikterus und geht mit Kopfschmerzen, Myalgien und Urtikaria einher und dauert Tage bis Wochen (Hepatitis A, B). Bei der chronischen Hepatitis C kommen Arthralgien und Kryoglobulinaemie mit entsprechenden Symptomen vor.
- *Enteroviren:* Coxsackie-, Adenovirus.
- *Herpesviren:* Zytomegalie-, Epstein-Barr-Virus.
- Nach unspezifischen *grippalen Infekten* ohne Virusnachweis.

In der Regel ist die Virusarthritis benigne und verläuft spontan selbstheilend innerhalb von 2–3 Wochen. Protrahierte Verläufe wurden bei Parvo- und Rötelnviren beschrieben.

Patienten mit AIDS zeigen ab und zu rheumatische Symptome oder Befunde. Am häufigsten sind opportunistische Infektionen in Gelenken und Muskeln. Ferner sind Vaskulitis, Neuropathien und unklassifizierbare, schmerzhafte, meist kurzdauernde Arthralgien und Arthritiden möglich. Definierbare andere rheumatische Erkrankungen, besonders reaktive Arthritiden, Psoriasis mit Arthritis und Konnektivitiden, können sich gleichzeitig manifestieren.

Literatur

Baker, G., H. R. Schuhmacher: Acute monoarthritis. New Engl. J. Med. 14 (1993) 1013–1019

Highton, J., E. Poole: Sexually acquired reactive arthritis: inflammation or sepsis? Brit. J. Rheum. 32 (1993) 649–652

Kingsley, G., J. Sieper: Current perspectives in reactive arthritis. Immunology Today 14 (1993) 387–391

Smith J. W., Piercy E. A.: Infectious arthritis – state of the art clinical review. Clinical Infect Dis, 1995; 20: 225–231.

Special Writing Group of the Committee on Rheumatic Fever, Endocarditis and Kawasaki Disease of the Council on Cardiovascular Disease in the Young of the American Heart Association: Guidelines for the diagnosis of rheumatic fever – Jones criteria 1992 update. J. Amer. med. Ass. 15 (1992) 2069–2073

8. Rheumatologische Probleme beim Kind

A. Tyndall und D. Frey

Juvenile Arthritiden

Definition

Unter einer juvenilen Arthritis wird eine heterogene Gruppe von entzündlichen Erkrankungen der kindlichen Gelenke und weiterer Organe verstanden. Die einzelnen Krankheitsgruppen zeigen wesentliche Unterschiede bzgl. extraartikulärem Befallsmuster, Verlauf und Prognose. Die diagnostische Klassifizierung erfolgt entsprechend den Manifestationen während der ersten 3 Monate.

Klassifikation

Juvenile chronische Arthritiden

Das Manifestationsalter der juvenilen chronischen Arthritiden liegt meist unter 5 Jahren, d.h. im Vorschulalter. Jungen und Mädchen sind fast gleich häufig betroffen. Rheumafaktornegativ. Folgende Formen treten auf:

- *Systemische Form (Morbus Still).*
- *Polyartikuläre Form:* Mehr als 4 Gelenke sind befallen. Die antinukleären Antikörper finden sich in 40% der Fälle. Asymptomatische Iridozyklitiden.
- *Oligoartikuläre Form, Typ I:* Es ist die häufigste Form. Oft sind antinukleäre Antikörper vorhanden. Gehäuft kommt eine asymptomatische Iridozyklitis vor.
- *Oligoartikuläre Form, Typ II*: Hierbei handelt es sich um eine HLA-B27-assoziierte Form, die vorwiegend bei Jungen auftritt. Nach der Pubertät entzündlicher Rückenbefall (Spondylitis ankylosans).

Juvenile rheumatoide Arthritis

Erstmanifestationen treten meist nach dem 10. Lebensjahr auf. Klinik wie bei der rheumatoiden Arthritis beim Erwachsenen. Rheumafaktorpositiv.

Juvenile psoriasisassoziierte Arthritis

Diagnose und Differentialdiagnose

- Arthritis eines oder mehrerer Gelenke mit Krankheitsbeginn vor dem 16. Lebensjahr.
- Die entzündlichen Manifestationen dauern mindestes seit 3 Monaten ohne Unterbrechung an.
- Ausschluß folgender Erkrankungen:
  - Konnektivitis („Kollagenosen"),
  - infektbedingte Synovitis (septisch, bakteriell, postinfektiös-reaktiv, viral),
  - Arthropathie im Rahmen eines Immundefekts, einer Gerinnungsstörung oder einer Leukämie,
  - nichtentzündliche Weichteil- oder Knochenerkrankungen (z. B. Gelenkhyperlaxität, aseptische Knochennekrose).

Juvenile chronische Arthritiden

- Englisch: Juvenile chronic arthritis (Europa), Juvenile rheumatoide arthritis (USA und Kanada)
- Französisch Arthrite chronique juvénile, polyarthrite chronique juvénile
- Italienisch: Artrite cronica giovanile

Die juvenilen chronischen Arthritiden sind alle rheumafaktornegativ.

Systemische Form (Morbus Still)

Die systemische Form ist die gefürchtetste Form der juvenilen chronischen Arthritiden.

Epidemiologie

Mädchen gleich häufig betroffen wie Jungen. Die Erkrankung kommt in allen Altersklassen vor, mehrheitlich aber im Vorschulalter.

Klinik

Zu Beginn wird die Arthritis meist von einem hohen intermittierenden Fieber – ähnlich einer Sepsis – begleitet, das nachmittags oder abends mit Schüttelfrost und schwerem Krankheitsgefühl auftritt und über Nacht dann wieder spontan verschwinden kann (Abb. 8.1). Die Arthritis befällt ein einzelnes oder mehrere Gelenke, manchmal auch zervikale Intervertebralgelenke. Es ist ein typischer makulopapulöser Hautausschlag mit flüchtigen lachsfarbigen Flecken hauptsächlich am Rumpf und den stammnahen Extremitäten vorhanden. Zudem treten noch folgende Krankheitszeichen auf:

▶ Gewichtsverlust,
▶ Anämie,
▶ Lymphadenopathie,
▶ Splenomegalie,
▶ seltener Hepatomegalie,
▶ Abdominalschmerzen,
▶ Perikarditis.

Häufig tritt zu Beginn nur ein einzelnes dieser Merkmale auf.

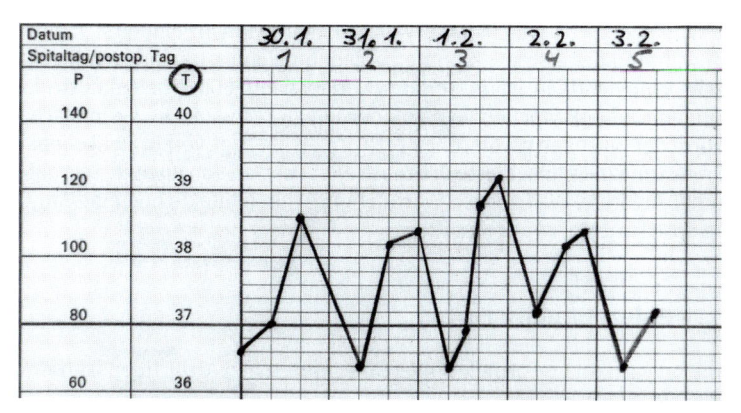

Abb. 8.1 **Morbus Still.** Fieberkurve bei Morbus Still mit abendlichen Temperaturspitzen.

Labor

Nicht die Laborbefunde, sondern das klinische Gesamtbild ergibt nach Ausschluß anderer Ursachen die Diagnose. Spezifische Labortests gibt es nicht. Es finden sich meist sehr deutliche Entzündungszeichen (Senkungsbeschleunigung, Erhöhung des C-reaktiven Proteins, Anämie und Thrombozytose). Die Leukozytose zeigt oft Werte bis zu $30 \times 10^9/l$, eine polyklonale Hypergammaglobulinämie ist häufig, und die antinukleären Antikörper sowie die Rheumafaktoren sind negativ.

Differentialdiagnose

- Malignom,
- andere Konnektivitiden,
- reaktive Arthritiden, (z.B. rheumatisches Fieber),
- Virusinfekt,
- subakute bakterielle Endokarditis,
- chronisch entzündliche Darmerkrankungen im Schub (Morbus Crohn, Colitis ulcerosa),
- Leukämie.

Prognose

Mehrheitlich findet sich ein persistenter Verlauf der Gelenksymptomatik, manchmal bis weit in das Erwachsenenalter hinein. Finden sich initial während der ersten 3 Monate ausgedehnte polyartikuläre symmetrische Synovialitiden, ist im weiteren Verlauf häufiger mit Gelenkdestruktionen und entsprechender Behinderung zu rechnen. Die systemische Form der juvenilen chronischen Arthritiden hat bzgl. verkürzter Lebenserwartung die schlechteste Prognose aller Formen von juveniler chronischer Arthritis. Die Lebenserwartung wird durch Infekte und eine Amyloidose (in 2% der Fälle) limitiert.

Polyartikuläre Form

Die polyartikuläre Form der juvenilen chronischen Arthritiden ist rheumafaktornegativ.

Epidemiologie

Hierbei handelt es sich um die kleinste Gruppe der Erkrankungsformen der juvenilen chronischen Arthritiden. Mädchen sind doppelt so häufig betroffen als Jungen. Der Manifestationsgipfel im Kleinkindesalter liegt um das 3. Lebensjahr.

Klinik

Der synovialitische Gelenkbefall wird oft von Sehnenscheidenentzündungen begleitet, vor allem im Bereich der Flexorsehnen der Hand, was zu irreversiblen Beugefehlstellungen führen kann. Jedes Extremitätengelenk kann betroffen sein und Kontrakturen entwickeln. Die zervikalen Intervertebralgelenke sind häufig betroffen, manchmal auch die Kiefergelenke, was zu einer Mikrognathie führen kann. Im Gegensatz zur rheumafaktorpositiven rheumatoiden Arthritis sind eher die distalen Interphalangealgelenke und nicht die Fingergrundgelenke befallen. Extraartikuläre Manifestationen sind selten, bei Vorhandensein von antinukleären Antikörpern besteht das Risiko von klinisch asymptomatischen aber potentiell zu Erblindung führenden Iridozyklitiden, was regelmäßige Kontrollen durch den Augenarzt erfordert.

Labor

Antinukleäre Antikörper sind in 40% der Fälle vorhanden, die Rheumafaktoren sind sehr selten positiv. Unspezifische Entzündungszeichen (Anämie, Senkungserhöhung, Erhöhung des C-reaktiven Proteins).

Prognose

Auch bei optimaler Behandlung sind irreversible Bewegungseinschränkungen der Gelenke sowie eine Fehlstellung und Versteifung der Halswirbelsäule manchmal nicht zu verhindern.

Oligoartikuläre Form Typ I

Definition

Befall von maximal 4 Gelenken innerhalb der ersten 6 Krankheitsmonate.

Epidemiologie

Es ist die häufigste Form der juvenilen chronischen Arthritiden mit einer Prävalenz von 20–30 Patienten pro 100.000 Kindern. Mädchen sind 4mal häufiger betroffen als Jungen. Erstmanifestation im Vorschulalter (3.–5. Lebensjahr).

Ätiologie

Teils ist eine genetische autosomale Prädisposition anzunehmen (HLA-DR8 und -DR5 massiv gehäuft), teils sind geschlechtsgebundene, möglicherweise X-chromosomale assoziierte Faktoren mitbestimmend (Mädchen überwiegen deutlich), teils sind vermutlich exogene, z.B. infektiöse oder toxische, Agenzien Kofaktoren.

Klinik

Erste Befunde sind Gelenkschwellungen oft von Knien, Sprunggelenken oder Ellbogen. Das Kind kann nicht mehr kauern, Schmerzen werden nur selten beklagt (Abb. 8.2). Allgemeine Krankheitszeichen fehlen oder sind mild, im Gegensatz zur polyartikulären oder zur systemischen Form der juvenilen chronischen Arthritiden und im Gegensatz zu bakteriell-septischen Arthritiden. Im extraartikulären Bereich ist die chronische Iridozyklitis häufig und findet sich bei 20% der Mädchen, mehrheitlich bilateral und asymptomatisch, trotz schwerer Visusbeeinträchtigung. Diese asymptomatischen Iridozyklitiden sind meist mit antinukleären Antikörpern assoziiert. Aufgrund des Fehlens alarmierender Schmerzen sind regelmäßige augenärztliche Kontrollen mit der Spaltlampenuntersuchung unerläßlich.

Labor

Antinukleäre Antikörper sind in 40% der Fälle niedrigtitrig positiv. Die BSG ist meist erhöht. Eine Gelenkpunktion ist nur notwendig, falls differentialdiagnostisch auch eine septische Arthritis in Frage käme.

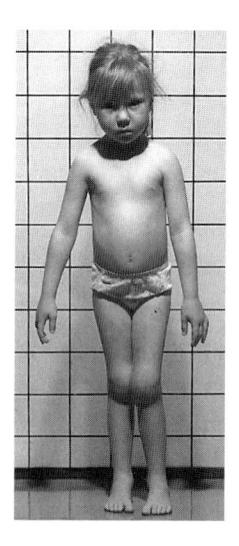

Abb. 8.**2** **Oligoartikuläre Form Typ I mit beidseitiger Gonarthritis und Sprunggelenkbefall rechts** (4jähriges Mädchen).

Radiologische Befunde

Während der ersten 3–6 Monate keine relevanten Veränderungen, später epiphysäre Wachstumsstörungen und Knorpelerosionen möglich.

Verlauf und Prognose

Ist die Symptomatik initial oligoartikulär, bleibt sie es meist auch im Verlauf. Die Arthritis kann nach einigen Jahren, meist vor der Pubertät, abklingen. Ungünstige Folgen sind:

- Muskelatrophien (potentiell reversibel)
- knöcherne Deformationen infolge von Wachstumsstörungen (irreversibel),
- Beinlängendifferenzen infolge von Wachstumsstimulation (im Kleinkindesalter) oder vorzeitigem Epiphysenfugenschluß (bei präpubertärem Erkrankungsbeginn).

95% der Kinder mit antinukleären Antikörpern, die vor dem 2. Lebensjahr erkranken, entwickeln später eine asymptomatische Iridozyklitis, die mehrheitlich bilateral auftritt und bei 10% der befallenen Augen zur völligen Amaurose führt. Daher regelmäßige Spaltlampenuntersuchungen essentiell. Monoartikuläre Erstmanifestationen ohne Nachweis von antinukleären Faktoren entwickeln im späteren Verlauf meist keine Iridozyklitiden und bleiben meist monoartikulär. Falls Gelenkkontrakturen und Iridozyklitis bei Auftreten rasch genug behandelt werden, ist die Prognose insgesamt günstig.

Oligoartikuläre Form Typ II

Definition

Hierbei handelt es sich um die juvenile Form der Spondylitis ankylosans, die vorwiegend präpubertäre Jungen trifft, häufig zu akuter Iridozyklitis führt, mehrheitlich mit dem Antigen HLA-B27 assoziiert ist, aber erst im Erwachsenenalter die Sakroiliakalgelenke und die Wirbelsäule befällt.

Epidemiologie

Es sind vorwiegend Jungen kurz vor der Pubertät betroffen. Mädchen sind seltener betroffen.

Klinik

Manifestation initial in der Regel als Monoarthritis oder Oligoarthritis, besonders der Knie-, Sprung- und/oder Hüftgelenke mit oder ohne Enthesitiden. Die Hand- und Fingergelenke bleiben meist verschont. Fast nie finden sich Rückenschmerzen vor dem 16. Lebensjahr. Die für eine Spondylitis ankylosans typischen radiologischen Befunde an den Sakroiliakalgelenken sowie an der Wirbelsäule treten meist erst nach dem 20. Lebensjahr auf. Extraartikulär manifestieren sich in 30% der Fälle akute Iridozyklitiden, die im Unterschied zum chronischen Augenbefall bei den oligoartikulären Formen sehr schmerzhaft sind und daher spontan zur Konsultation des Augenarztes führen.

Labor

Das HLA-B27-Antigen ist meist positiv, antinukleäre Antikörper und Rheumafaktoren sind negativ.

Prognose

Die Prognose ist bei rechtzeitiger Erfassung und adäquater Behandlung gut. Der Befall der Hüft- oder Kniegelenke kann die Prognose erheblich beeinträchtigen.

Juvenile rheumatoide Arthritis

Definition

Im Kindesalter beginnende rheumafaktorpositive rheumatoide Arthritis.

Ätiologie

Genetische Disposition mit oftmals positiver Familienanamnese, HLA-DR4-Antigen gehäuft, wie bei der Erwachsenenform der rheumatoiden Arthritis.

Epidemiologie

Seltene Form der juvenilen chronischen Arthritiden. Mädchen sind ca. 3mal häufiger betroffen als Jungen. Das Manifestationsalter liegt meist nach dem 10. Lebensjahr.

Juvenile Arthritiden

Klinik

Die Erstsymptomatik ist oft symmetrisch polyartikulär in den Fingergrund- und proximalen Interphalangeal-, Hand-, Zehengrund- und -mittelgelenken. Die distalen Interphalangealgelenke sind ausgespart, im Unterschied zur rheumafaktornegativen polyartikulären Form der juvenilen chronischen Arthritiden. Die Erkrankung greift oft auf sämtliche Gelenke über, insbesondere auch auf die Schulter- und Hüftgelenke. Häufig extraartikuläre Manifestationen wie Tendovaginitiden, subkutane Rheumaknoten, rheumatoide Pleuritiden.

Labor

- Entzündungszeichen (BSG, Anämie),
- IgM-Rheumafaktor vorhanden,
- antinukleäre Antikörper fakultativ vorhanden.

Verlauf und Prognose

Die Krankheit geht häufig auch im Erwachsenenalter weiter. Der Verlauf ist meist progredient, gelenkdestruierend und invalidisierend, insbesondere bei nichtfachärztlicher und nichtinterdisziplinärer oder nichtkoordinierter Behandlung.

Juvenile psoriasisassoziierte Arthritis

Die juvenile psoriasisassoziierte Arthritis ist ein Korrelat zur psoriasisassoziierten Arthritis des Erwachsenen (S. 129).

Klinik

Initial können sich manchmal nur Gelenksymptome ohne Hautveränderungen finden, was die Diagnose erschwert. Hinweise sind anamnestische Angaben über das Vorhandensein der Erkrankung bei Verwandten ersten Grades. Die Hautveränderungen können den Gelenkmanifestationen vorangehen oder um Jahre nachhinken.

Verlauf und Prognose

Ähnlich wie bei der Erkrankung des Erwachsenen.

Therapie der juvenilen chronischen Arthritiden

Die Qualität der Behandlung ist für die Prognose entscheidend, können doch insgesamt 80% aller Patienten mit juvenilen chronischen Arthritiden bei geeigneter Behandlung das Erwachsenenalter ohne nennenswerte Behinderung erreichen. Iatrogene Schädigungen, insbesondere unsachgemäße Kortikosteroidbehandlungen, führen zu den häufigsten Komplikationen (Kleinwuchs, Osteoporose, Steroidkatarakt). Die Behandlung muß unbedingt multidisziplinär erfolgen.

Behandlungsziele

- Entzündungsaktivität dämpfen,
- iatrogene (Steroid-) Schäden vermeiden,
- Schulabwesenheitszeiten gering halten,
- Gelenkfehlstellungen verhindern,
- irreversible Sehstörungen verhüten,
- normale psychische Entwicklung sowie Berufsausbildung ermöglichen.

Allgemeine Maßnahmen

Bei der floriden Arthritis angepaßte Schonung, keine völlige Ruhigstellung, korrekte Lagerung im Bett, früher Einsatz von Nachtlagerungsschienen oder Redressionsschienen zur Vermeidung oder Beseitigung von Kontrakturen. Erlernen eines angepaßten Bewegungsprogramms unter Einbeziehung der Eltern.

Medikamentöse Maßnahmen

Einsatz von NSA. Wenn dies nicht ausreichend ist sollten Basismedikamente wie Chloroquin, Sulfasalazin oder Methotrexat eingesetzt werden. Kortikosteroide sollten nur bei schwerem systemischem Befall und wenn möglich nur jeden zweiten Tag alternierend verabreicht werden.

Orthopädietechnische Maßnahmen

- Stuhl- und Tischmodifikationen
- Stöcke mit besonderen Griffen.

Eventuell orthopädisch-chirurgische Operationen

Synovektomien sind selten indiziert. Korrekturosteotomien der Gelenke oder gar Gelenkendoprothesen sind äußerst selten nötig.

Weitere Störungen am kindlichen Bewegungsapparat

Kindliches Beinschmerzsyndrom

Früher wurde diese Störung fälschlicherweise „psychogene Beinschmerzen", „Wachstumsschmerzen" oder „Beinschmerzsyndrom ohne organische Erkrankung" genannt. Die Ursache ist unbekannt, definitionsgemäß heilt der Zustand folgenlos aus, abgesehen von einer Tendenz, im Erwachsenenalter vermehrt unter „unruhigen Beinen" (restless legs) zu leiden.

Folgende klinische Symptomatik ist typisch:

- rezidivierende Schmerzen im Bereich der Wadenmitte oder an den Oberschenkeln, manchmal auch an den Armen (nie jedoch an den Armen allein),
- Schmerzlokalisation wechselnd, nie an den Gelenken
- Auftreten der Schmerzen am Abend oder nächtliches Aufwachen aufgrund von Schmerzen, manchmal nach körperlichen Anstrengungen,
- Alter des Kindes 6–13 Jahre,
- oft auch bei anderen Familienangehörigen anamnestisch eruierbar.

Therapie. Nach Ausschluß sonstiger Schmerzursachen (z. B. Osteoidosteom, falls die Schmerzlokalisation konstant angegeben wird) Aufklärung, Beruhigung und ärztliche Führung; einfache analgetische Maßnahmen.

Syndrom der benignen Gelenkhyperlaxität

Eine generalisierte Gelenkhyperlaxität kann ausnahmsweise mit seltenen Erkrankungen wie Marfan-Syndrom oder Ehlers-Danlos-Syndrom assoziiert sein und dort einen genetischen Defekt in der Kollagen-Typ-I-Synthese widerspiegeln. Noch häufiger kommen vor allem sporttreibende Kinder oder Adoleszente wegen Gelenkschmerzen, einer Gelenkschwellung oder einem Gelenkerguß zum Arzt, wobei der einzige Befund oftmals eine Gelenkhyperlaxität darstellt. Knie- und Sprunggelenke sind besonders oft betroffen.

Definition der generalisierten Gelenklaxität oder Gelenkhypermotilität:

- der Daumen kann passiv bis zum radialseitigen Unterarm in Opposition flektiert werden,
- der Kleinfinger kann im Grundgelenk mehr als 90° nach dorsal hyperextendiert werden,
- die Knie können mehr als 10° hyperextendiert werden,
- die Ellbogen können mehr als 10° hyperextendiert werden,
- die Sprunggelenke können abnorm dorsal flektiert werden.

Definitionsgemäß sind 3 oder mehr Kriterien zu erfüllen. Zusätzliche andere Zeichen sind die Fähigkeit, sich hinter dem Rücken die Finger berühren zu können (eine Hand von oben, die andere Hand von unten geführt), oder den Fußboden bei gestreckten Knien mit den Handflächen berühren zu können.

Therapie. Sie besteht darin, den Patienten zu lehren, außergewöhnliche Gelenkbelastungen zu vermeiden (ohne die normalen Aktivitäten und das Spiel einzuschränken) und die gelenknahen Muskeln zu kräftigen (z. B. M. quadriceps). Die Diagnose sollte bei Kindern unter 3 Jahren und bei Patienten mit Zeichen einer systemischen Erkrankung oder signifikant progredienter Behinderung zurückhaltend gestellt werden. Ob das Gelenkhyperlaxitätsyndrom stets benigner Natur ist, wurde kürzlich zur Diskussion gestellt, da es Hinweise gibt, daß einige Patienten später im Erwachsenenalter frühzeitige Arthrosen entwickeln.

Idiopathische Osteonekrosen, Osteochondrosen und andere Probleme

Das wachsende Skelett ist verschiedenen herdförmigen Störungen von Knochen und Epiphysenfugen unterworfen, möglicherweise vor allem infolge traumatischer Einflüsse. Während sich der Begriff Osteonekrose auf einen Untergang von Knochengewebe bezieht, der ätiologisch unklar durch eine Ischämie zustande zu kommen scheint, bezeichnet der Begriff Osteochondrose umschriebene Knochenstörungen meist epi- oder apophysennah am wachsenden Skelett, die radiologisch als herdförmige Knochen-Knorpel-Fragmentation, als Knochenkollaps, teils mit Zeichen von Wiederherstellung imponieren und denen heterogene Prozesse, oft Traumen, teils Verknöcherungsstörungen, zugrunde liegen.

Die resultierenden Schmerzsyndrome können Gelenkdeformationen und sekundäre Arthrosen zur Folge haben.

Beispiele:

- *Morbus Freiberg:* Wahrscheinlich überlastungsbedingte Osteonekrose des Metatarsalköpfchens II am Fuß bei Adoleszenten, kann chronische belastungsabhängige Vorfußbeschwerden hervorrufen.
- *Morbus Köhler Typ I:* Affektion des Os scaphoideum tarsi am Fuß, durch Osteonekrose oder durch Störung der Ossifikation bedingt, oft bei Kindern im Vorschulalter.
- *Morbus Kienböck:* Osteonekrose des Os lunatum am Handgelenk bei jüngeren Erwachsenen, meist traumatisch durch Überlastung bedingt, z. B. nach Sturz auf die Hand oder nach repetitiven Vibrationstraumen (Kompressorarbeiten im Straßenbau).
- *Morbus Osgood-Schlatter:* Mechanisch bedingte Läsion der M.-quadriceps-Sehneninsertion an der Tuberositas tibiae bei 11- bis 15jährigen Jugendlichen, meist sportlich aktiven Jungen.
- *Morbus Sever:* Ossifikationsvariante am Kalkaneus im Bereich der Achillessehneninsertion bei 9- bis 11jährigen Jugendlichen teils mit Fragmentbildung; oft auch am medialen Femurkondylus. Ursache unbekannt, es spielen Traumen und Epiphysenfugenstörungen eine Rolle.
- *Morbus Perthes:* Ischämische Nekrose des Femurkopfs, vor allem bei Jungen (4mal häufiger als bei Mädchen). Alter: 4.–9. Lebensjahr, in 15% der Fälle beidseitig (Abb. 8.**3** u. 8.**4**).
- *Femurkopf-Epiphysenfugen-Lösung:* Jungen sind häufiger betroffen als Mädchen. Alter: 11.–15. Lebensjahr, tendenziell bei eher kleinwüchsigen, beleibten Kindern mit verspätetem Pubertätsbeginn. Oftmals bilateral (Abb. 8.**5**).

Osteoidosteom

Ätiologisch handelt es sich um einen benignen Knochentumor oder einen chronischen Virusinfekt. Von einem Osteoidosteom sind vor allem Kinder und junge Erwachsene betroffen. Typisch ist ein persistenter Tag- und Nachtschmerz, der auf NSA anspricht.

Prädilektionsstellen sind die Diaphyse, besonders des Femurs (Schenkelhals) und der Tibia, sowie der distale Unterarm, die Wirbelbogenwurzeln.

Bei einer gelenknahen Lokalisation kann der Entzündungsschmerz das vorherrschende Symptom sein. Die Diagnosestellung erfolgt mit der Skelettszintigraphie, konventionellen Röntgenbildern oder der CT (typische Darstellung des „Nidus"). Eine operative Entfernung ist aus Schmerzgründen meist unumgänglich.

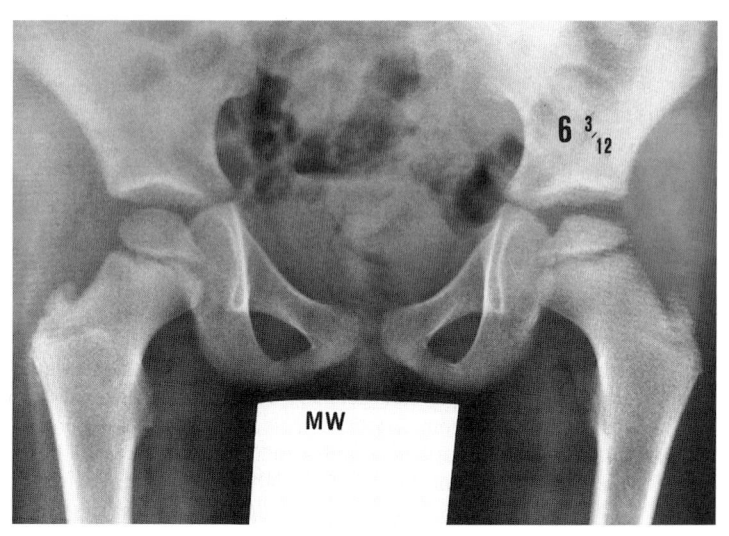

Abb. 8.3 Morbus Perthes (Frühstadium) 6³/₁₂ Jahre.

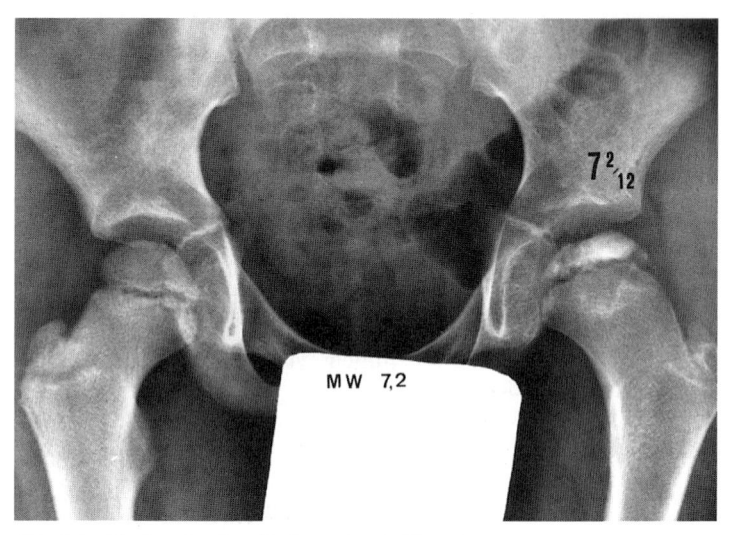

Abb. 8.4 Morbus Perthes (Spätstadium) 7²/₁₂ Jahre.

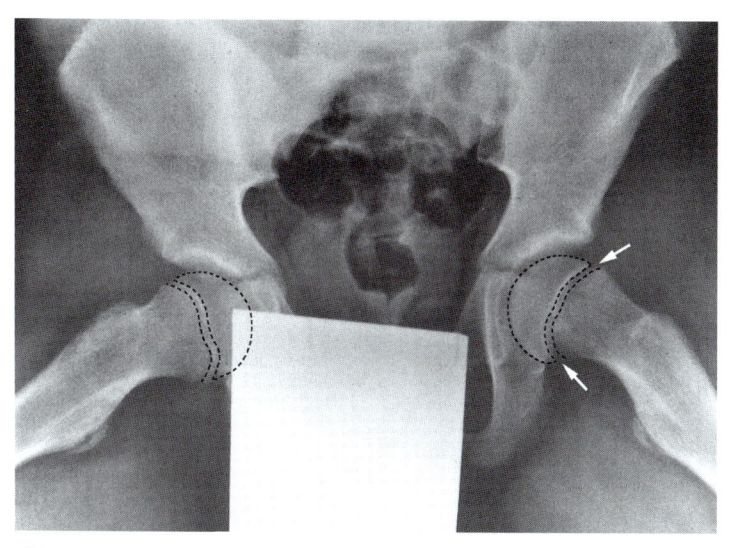

Abb. 8.5 **Epiphysiolyse des Femurkopfs** (Pfeile)

■ „Hüftschnupfen", transiente Synovialitis des Hüftgelenks

Diese Erkrankung ist ein Konglomerat verschiedener spontan ausheilender Affektionen. Wahrscheinlich handelt es sich meistens um eine Begleitarthritis im Rahmen eines viralen Infekts, nach inaperzeptem Trauma oder infolge eines abortiven Morbus Perthes.

Differentialdiagnostisch müssen insbesondere eine septische Koxitis, eine Epiphysenfugenlösung und ein Morbus Perthes ausgeschlossen werden. Eine Ultraschalluntersuchung (mit Gelenkpunktion falls ein Erguß zur Darstellung kommt und Entzündungszeichen vorhanden sind) sowie ggf. weitere Abklärungen sind in der Regel nötig.

Therapie. Bettruhe und Einnahme von NSA.

■ Femorpatelläre Schmerzsyndrome

Diese Erkrankung wurde früher fälschlicherweise „Chondromalacia patellae" genannt. Die Symptomatik präsentiert sich nach körperlicher Belastung als belastungsabhängige Kniebeschwerden, manchmal mit geringgradigem Gelenkerguß. Andere Schmerzursachen müssen ausgeschlossen werden. Dieses Schmerzsyndrom kann infolge verschiedener mechanischer Probleme der Patellaverankerung und -führung auftreten. Oftmals findet sich eine Gelenkhyperlaxität oder eine Verkürzung der ischokruralen Oberschenkelmuskulatur.

Therapie. M.-quadriceps-Training und Muskeldehnung (vor allem Kniebeuger). Arthroskopische Abklärung und operative Maßnahmen sind selten indiziert.

Literatur

Jacobs, J. C.: Pediatric Rheumatology. Springer, Berlin 1982

Southwood, T. R.: Recent developments in the understanding of pediatric musculoskeletal pain syndromes. Ann. rheum. Dis. 52 (1993) 490–492

White, P.: Juvenile chronic arthritis. In Klippel, J. H., P. A. Dieppe: Rheumatology Mosby-Wolfe, London 1994 (pp. 3.17.1–3.17.10)

9. Schmerzsyndrome des Rückens

Th. L. Vischer

Häufigkeit

Rückenschmerzen gehören zu den häufigsten Klagen in der Allgemeinpraxis, chronische Rückenschmerzen sind der häufigste Grund einer Invalidenrente in der Schweiz.

Die Ursachen für Rückenschmerzen sind vielfältig und reichen von der einfachen „falschen Bewegung" bis hin zur Metastase. Die Biomechanik der verschiedenen Strukturen (Knochen, Gelenke, Ligamente, Nerven, Muskeln usw.), die einerseits den Rücken stabilisieren und andererseits dessen Mobilität ermöglichen, ist kompliziert. Die Eigeninnervation der genannten Strukturen des Rückens und ihre sensible körperliche Repräsentation bewirken, daß selbst minimale Läsionen zu lokalen oder bis in die Gliedmaßen ausstrahlenden Schmerzen führen können, ohne daß eine Nervenwurzel mitbeteiligt ist. Gleich empfundene Schmerzen können somit verschiedene Ursachen haben. Therapeutisch ist die Unterscheidung der mechanischen von anderen Ursachen sehr wichtig. Die mechanisch bedingten Schmerzen sind Folge einer Dysfunktion eines oder mehrerer Bewegungssegmente (Wirbelkörper, Zwischenwirbelscheiben, Intervertebralgelenke, Ligamente und Muskeln), wobei in einzelnen Fällen nicht mit Bestimmtheit gesagt werden kann, wo sich genau die primäre Störung befindet.

Nomenklatur

Entsprechend der betroffenen Region haben die klinischen Syndrome eine spezielle Bezeichnung (Tab. 9.1). Man spricht von *symptomatischen oder spezifischen Rückenschmerzen*, wenn eine verursachende somatische Pathologie gefunden werden kann (Tab. 9.2). Von *unspezifischen oder undifferenzierten Rückenschmerzen* wird gesprochen, wenn die Ursache nicht klar bestimmt werden kann, wie das oft der Fall ist. Bei Verdacht auf eine nichtmechanische Ursache (z.B. entzündliche Schmerzen) sind Zusatzuntersuchungen (Labor, Röntgen) bereits zu Beginn der Abklärung notwendig.

Psychosoziale Aspekte

Unspezifische Rückenschmerzen wurden lange Zeit als normale Vorkommnisse des Lebens betrachtet und hatten gesellschaftlich keinen

Tabelle 9.1 Topographische Nomenklatur

Bezeichnung	Schmerzlokalisation
Zervikalgie	Schmerzen im Nacken
Zervikobrachialgie[1)]	Nackenschmerzen mit Ausstrahlung in einen Arm
Dorsalgie	Schmerzen ausgehend von einem thorakalen Segment
Lumbalgie	lumbale Rückenschmerzen
Lumboischialgie	Lumbalgie mit Schmerzausstrahlung in die Beine[1)]
Lumboradikulär	Schmerzen mit radikulärem Syndrom (sensibel/motorisch/Reflex)

[1)] Im allgemeinen pseudoradikuläre Schmerzausstrahlung

Tabelle 9.2 Rückenschmerzen infolge spezifischer Ursachen

Entzündlicher Schmerztyp:
- ▶ Spondylodiszitis (bakteriell oder kristallinduziert)
- ▶ Spondylitis ankylosans Bechterew

Atypischer oder entzündlicher Schmerztyp:
- ▶ benigne oder maligne Tumoren
- ▶ Metastasen
- ▶ viszerogene Schmerzen

Mechanischer Schmerztyp:
- ▶ Wirbelkörpereinbruch bei Osteoporose
- ▶ Frakturen (inklusiv Ermüdungsfrakturen)
- ▶ Instabilität (z. B. bei Spondylolisthesis)
- ▶ Intervertebralgelenksreizung

Krankheitswert. Erst die Einführung der Sozialversicherungen mit dem Recht auf Gesundheit, definiert durch die WHO als somatisches und psychisches Wohlbefinden, machte diese Schmerzen zur Krankheit. Dies führte zu sekundären Vorteilen, wie körperliche Entlastung und Arbeitsfreistellung, sowie zum Recht sich zu beklagen und zur Inanspruchnahme zahlreicher angebotener Behandlungen. In Ländern ohne ausgebaute Sozialversicherungen ist in medizinischen Zentren die Häufigkeit von Arztkonsultationen wegen spezifischer Rückenschmerzen vergleichbar mit jener bei uns. Anderseits führen unspezifische lumbale Rückenschmerzen, obwohl diese vermutlich genauso häufig wie bei uns auftreten, kaum zu Arztbesuchen, weil gewöhnliche Rückenschmerzen weder als Krankheit betrachtet noch anerkannt werden.

Bei manchen Patienten, vor allem wenn die Symptome über einige Monate persistieren, besteht eine Diskrepanz zwischen hohem subjektivem Leidensdruck und geringgradigen klinischen Befunden. Die Schmerzen sind bei diesen Patienten oft Ausdruck begleitender psychosozialer oder beruflicher Probleme bzw. Rechtsstreitigkeiten mit den Versicherungen usw. Tab. 9.3 faßt typische richtungweisende Symptome und klinische Zeichen zusammen. Die längerdauernde Arbeitsunfähigkeit ist prognostisch ein schlechtes Zeichen: Je länger sie dauert, desto weniger wahrscheinlich wird die Arbeitswiederaufnahme! Bei Vorliegen von chronischen Rückenschmerzen spielt die Beziehung „Läsion + Symptom = Krankheit; Verschwinden der Symptome nach Abheilung der initialen Läsion" (biomedizinisches Modell) keine Rolle mehr (Tab. 9.4). Die Erklärung der Chronizität kann nur durch ein biopsychosoziales Modell geliefert werden, welches die Wechselwirkungen zwischen intrapsychischen (Ängste usw.) und psychosozialen Gegebenheiten mit einer Krankheit berücksichtigt.

Tabelle 9.3 Symptome und Befunde bei organischen und nichtorganischen Schmerzursachen

	Organische Ursachen	Hinweise auf nichtorganische Ursachen
Schmerzen	lokalisiert, anatomisch definierbar, lindernde und verstärkende Faktoren	diffus, keine Beziehung zu anatomischen Strukturen, keine plausiblen lindernden oder verstärkenden Faktoren
Sensibilitätsstörungen	dermatombezogen	dermatomübergreifend regional, diffus
Schwäche	Parese entsprechend der radikulären Muskelinnervation	regional, inkonstant nachgebend (Pseudoparese)
Verhalten des Patienten	adäquat, entsprechend der Läsion	übertreibend (aggravierend, amplifizierend), generalisierend, ängstlich

Tabelle 9.4 Unterscheidung zwischen akuten somatischen Schmerzen und chronischem Schmerzsyndrom

	Akute somatische Schmerzen	Chronisches Schmerzsyndrom
Biologischer Sinn	nützlich Schutzfunktion Alarmzeichen	unnütz destruktiv selbständige psychische Krankheit
Zugrundeliegende Faktoren	unifaktoriell	plurifaktoriell
Affektive Komponente	Beunruhigung/Angst	Depression, Ängstlichkeit
Verhalten	reaktiv	amplifizierend
Erklärungsmodell	medizinisch klassisch	mehrdimensional (u. a. biopsychosozial)

Klinische Untersuchung

Bezüglich der Einzelheiten s. Kap. 1 (S. 9–11, 16–23).

Anamnese. Die wichtigen Elemente einer spezifischen Anamnese bei Wirbelsäulenerkrankungen sind in Tab. 9.5 aufgelistet.

Unterscheidung zwischen vertebragenen und extravertebragenen Schmerzen. Vertebragene Schmerzen verursachen im allgemeinen eine eingeschränkte Segmentbeweglichkeit, während bei extravertebragenen (z. B. viszerogenen) Schmerzen die Statik und die Motilität zumeist im Rahmen der Altersnorm liegen.

Praktisches Vorgehen

Kürzlich wurden in den USA und in Großbritannien Empfehlungen zum praktischen Vorgehen bei Patienten mit akuten Rückenschmerzen erarbeitet. Bei Vorliegen von spezifischen Schmerzen richtet sich die Behandlung nach der Grundkrankheit. Bei einem Fehlen solcher Zeichen ergibt sich für sämtliche mechanischen Syndrome eine identische Behandlungsstrategie. Diese basiert auf folgenden 2 Tatsachen:

Tabelle 9.5 Anamnese bei Rückenschmerzen

- Schmerzbeginn (akut, schleichend, banales oder schweres Trauma)
- Dauer der Schmerzen
- Frühere Schmerzepisoden (Dauer, Intervalle)
- Schmerzlokalisation (gut abgegrenzt, Ausstrahlung segmental, radikulär oder pseudoradikukär lokalisiert oder generalisiert)
- Schmerzlindernde Haltungen
- Schmerzverstärkende Bewegungen oder Haltungen
- Schmerztyp (nachts bzw. in Ruhe mit Steifigkeit; beim Bewegen, nach der Arbeit)
- Beweglichkeitseinschränkungen (spezielle Bewegungen oder Aktivitäten usw.)
- Allgemeinsymptome: Fieber, Gewichtsverlust, Nachtschweiß usw.
- Persönliche, soziale und berufliche Situation
- Bisherige Behandlungen: Modalität, Nutzen
- Alter (Osteoporose; erhöhte Neoplasierate)

- Die Prognose ist im allgemeinen ausgezeichnet. Mindestens 90% der Patienten mit akuten Lumbalgien sind innerhalb von 4 Wochen ungeachtet der Art der Behandlung beschwerdefrei.
- Je schneller ein Patient seine normalen Aktivitäten wieder aufnimmt, desto besser ist der Verlauf.

Daraus ergeben sich folgende Prinzipien:

- Bei Vorliegen eines Indikators für spezifische Rückenschmerzen:
  - rasche symptomspezifische Abklärung und Aufnahme einer entsprechenden Therapie.
- Bei Fehlen spezifischer Zeichen:
  - Schmerzlinderung mit dem Ziel der Wiederaufnahme der gewohnten Aktivitäten so rasch wie möglich (s. Kap. 12),
  - ggf. prophylaktische Maßnahmen gegen Rückfälle

Analgetische Therapie
- Analgetika (Paracetamol, Propoxyphen, Tramadol usw.; falls notwendig und restriktiv Opiate, evtl. kurzfristig Muskelrelaxanzien),
- NSA mit gleichzeitig analgetischem Effekt
- schmerzlindernde Physiotherapie:
  - Kälte- oder Wärmeapplikation durch den Patienten selbst,
  - Mobilisationsübungen, evtl. Manipulationen,

- ▸ körperliche Entlastung individuell nach Bedarf, immer mit der Ermutigung, die Alltagsaktivitäten so rasch wie möglich sukzessive wieder aufzunehmen.

Zusätzlich zu den genannten Maßnahmen andere vom Patienten bereits früher als wirksam empfundene Modalitäten.

Wiederaufnahme der normalen Alltagsaktivität

Für die Wiederaufnahme der normalen Alltagsaktivität kann eine aktive Physiotherapie (Mobilisation, Muskelkräftigung, Förderung der Propriozeption) nützlich sein, indem sie dem Patienten Vertrauen in seinen Körper zurückgibt.

Sehr wichtig ist die Patientenaufklärung, daß Rückenschmerzepisoden ein durchaus normales Ereignis im Leben darstellen und wieder vergehen. Diese Aufklärung muß mit dem Verzicht auf Zusatzuntersuchungen verbunden sein, weil diese das subjektive Erleben der Ernsthaftigkeit einer Affektion akzentuieren. Zusatzuntersuchungen sind somit nur notwendig bei begründetem Verdacht auf symptomatische Schmerzen, bei Schmerzpersistenz über 4 Wochen oder wenn der Patient seine Arbeit nicht wieder aufnimmt. In diesem Moment wird das Schmerzproblem zu einer Domäne der Spezialisten (Rheumatologen usw.) und erfordert manchmal auch ein multidisziplinäres Vorgehen.

Verhütung von Rückfällen (Sekundärprophylaxe)

Manche Patienten haben häufige Rückfälle oder die Schmerzrückbildung verläuft hartnäckig langsam. In diesen Fällen ist eine spezifische physiotherapeutische Instruktion (Rückenschule) wichtig. Die Ziele der Rückenschule sind:

- ▸ Kennenlernen des eigenen Rückens und seiner Funktion, um damit vernünftig umzugehen (rückengerechtes Verhalten),
- ▸ Kennenlernen ergonomischer Grundprinzipien, die es erlauben, Alltagsanforderungen zu bewältigen,
- ▸ Kennenlernen von Behandlungsmöglichkeiten (Selbstbehandlungsmöglichkeiten, z. B. Selbstmobilisierungsübungen),
- ▸ Ändern von schmerzverursachenden Gewohnheiten, um mit den Rückenproblemen leben zu können,
- ▸ Teilnahme an einem Ausdauertraining, an Antistreßkursen oder Entspannungsübungen, je nach individuellem Bedürfnis.

Weiter können u.U. auch längerdauernde aktive physikalische Behandlungen nützlich sein:

- Übungen zur Muskelkräftigung, zur Verbesserung der Koordination und Beweglichkeit, zur Kompensation von statischen Problemen, zur Wiedererlangung verlorener Funktionen und zur Vorbereitung auf die Anforderungen des täglichen Lebens,
- Relaxations- und Entspannungsübungen, insbesondere wenn monotone, konzentrationsverlangende Arbeiten eine Rolle im Schmerzgeschehen spielen,
- Vertiefung der ergonomischen Kenntnisse und deren Adaptation an die individuellen Bedürfnisse sowie an die zu leistende Arbeit.

Spezielle Situationen

Besonderheiten der Halswirbelsäule

Die Halswirbelsäule besitzt folgende anatomischen Besonderheiten:

- *Unkovertebralgelenke:* Sie unterliegen arthrotischen Veränderungen, die zu einer Wurzelkanaleinengung beitragen können.
- *Zervikale Diskushernien:* Sie sind weniger häufig als lumbale Diskushernien.
- *Verlauf der Vertebralarterien:* Arthrotische Spondylophyten können den Blutfluß beeinträchtigen und damit zu zervikovertebral bedingtem Schwindel führen. Die Abklärung von zervikal bedingtem Schwindel erfordert die Zusammenarbeit mit Spezialisten.
- *Okzipitozervikalgelenk:* Die spezielle sensible Innervation führt dazu, daß Schmerzen aus dieser Region gegen das Okziput, die Schläfen und sogar gegen die Augen ausstrahlen können. Zur Diagnose von zervikal bedingten Kopfschmerzen ist eine schmerzhaft eingeschränkte Beweglichkeit der Halswirbelsäule unabdingbar. Bewegung und Palpation der Halswirbelsäule lösen die entsprechenden Symptome aus.

Die Behandlungsprinzipien für den Rücken sind für die Halswirbelsäule gleichermaßen anwendbar. In gewissen Situationen (sehr heftige Schmerzen) kann ein weicher abnehmbarer Halskragen für eine kurze Zeit zur Entlastung der Muskulatur oder als Wärmespender nützlich sein. Stützende Kissen beim Liegen oder eine Nackenrolle dienen dem gleichen Zweck.

Besonderheiten der Brustwirbelsäule

Schmerzen der Brustwirbelsäule sind relativ selten und können auch von inneren Organen, insbesondere des Thorax, herrühren. Die Ausstrahlung nach vorn wird auch „Interkostalneuritis" genannt.

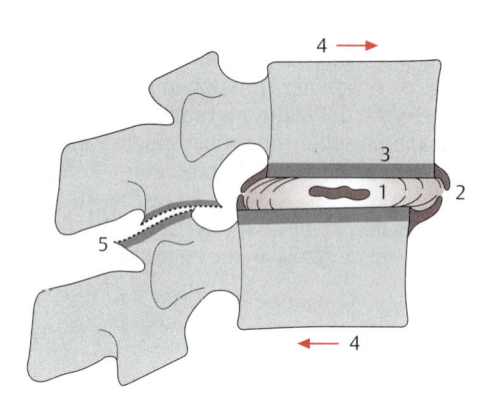

Abb. 9.1 Radiologische Zeichen der Intervertebralarthrose (Diskarthrose). Schematische Darstellung.
1 Diskusdegeneration mit Höhenminderung
2 Osteophyt
3 Sklerosesaum
4 Pseudospondylolisthesis
→ Anterolisthese
← Retrolisthese
5 Arthrose der Intervertebralgelenke (Spondylarthrose)

Wirbelsäulenarthrosen

Radiologisch können folgende degenerativen Veränderungen unterschieden werden (Abb. 9.**1** u. 9.**2**):

▸ *Chondrose:* Diskusdegeneration mit Höhenminderung des Intervertebralraums.
▸ *Osteochondrose:* Chondrose mit zusätzlich reaktiver Sklerose der angrenzenden Wirbelkörperdeck- und Bodenplatten.
▸ *Spondylose:* Osteophytose der Wirbelkörper.
▸ *Spondylarthorse:* Arthrose der Intervertebralgelenke.

Die arthrotischen Veränderungen der Wirbelsäule nehmen mit dem Alter zu. Der radiologische Befund zeigt aber nur eine geringe Korrelation mit Schmerzen oder Bewegungseinschränkungen. Degenerative Veränderungen von klinischer Relevanz führen meist zu einer segmentalen Beweglichkeitseinschränkung. Andererseits kann eine Chondrose mit oder ohne Spondylarthrose zu einer segmentalen Instabilität führen, evtl. mit Abrutschen eines Wirbelkörpers nach vorn oder nach hinten (Pseudospondylolisthesis). Eine Arthrose mit starker Spondylophytenbildung kann je nach Lokalisation zu radikulärer Kompression und/oder zur Entwicklung einer spinalen Stenose führen.

Abb. 9.2a–d Radiologische Merkmale der Wirbelsäulenarthrosen. Darstellung mittels konventioneller Röntgenbilder im zeitlichen Abstand von mehreren Jahren:
a Chondrose (Pfeilspitzen) **c** Spondylose (Pfeile)
b Osteochondrose (Pfeilspitzen) **d** Spondylarthrose (Pfeile)

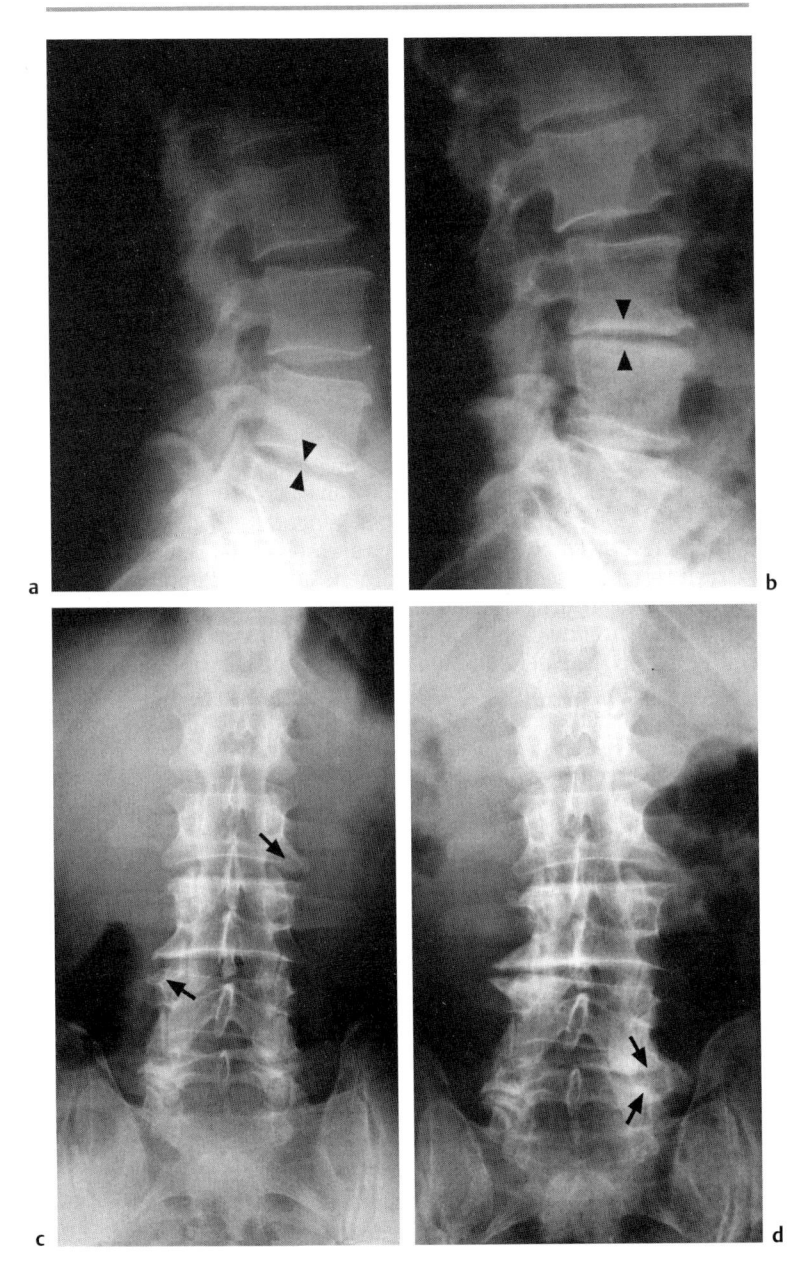

Radiologische Merkmale

Ankylosierende Hyperostose (DISH)

Häufig sieht man auf Röntgenaufnahmen der Wirbelsäule (insbesondere im dorsolumbalen Übergang) überschießende Osteophytenbildungen mit ossärer Brückenbildung *ohne* Höhenminderung des entsprechenden Diskus. Dies beruht auf einer Ossifikation der Longitudinalbänder und der Intervertebralkapseln. Die osteophytäre Brückenbildung kann eine segmentale Versteifung hervorrufen, verursacht aber nur selten Schmerzen (außer bei Nervenwurzelkompression durch die Osteophyten). Überschießende Osteophytenbildungen treten bei diesen Patienten auch an anderen Lokalisationen auf (Hyperostosen des Schulter- oder Beckenskeletts, die potentiell zu Schmerzen führen) und sind oft mit Diabetes mellitus verbunden.

Radikuläre Syndrome

Ein radikuläres Syndrom wird meist durch eine Wurzelkompression aufgrund einer Diskushernie oder infolge einer Diskusprotrusion verursacht. Eine gleichzeitig vorliegende Intervertebralgelenkarthrose kann die Kompression im Wurzelkanal durch die osteophytäre Einengung zusätzlich verschlimmern. Eine Diskusdegeneration mit Ruptur des Anulus fibrosus kann sich vor allen anderen degenerativen Wirbelsäulenveränderungen entwickeln. In seltenen Fällen kann eine sehr große Diskushernie auch zu einer Rückenmarkkompression auf zervikalem oder thorakalem Niveau führen. Lumbal führt ein Diskushernienmassenprolaps selten zur Kompression der Cauda equina. Außer Diskushernien können auch unglücklich lokalisierte Osteophyten oder ein Neurinom zu Nervenwurzelirritationen oder -kompression führen. Bei Fehlen eines vertebralen Syndroms muß eine entzündliche Radikulitis mit Hilfe der Lumbalpunktion gesucht werden.

Eine radikuläre Kompression verursacht oft intensive Schmerzen (verstärkt beim Pressen, Husten, Niesen, bei der Defäkation). Klinisch liegt meist ein massiver Muskelhartspann paravertebral in der Region des betroffenen Wirbelsäulenabschnitts vor, und die Beweglichkeit der Wirbelsäule ist entsprechend eingeschränkt. Neurologisch manifestiert sie sich durch eine relativ präzise Schmerzausstrahlung und/oder sensible Störung (Parästhesien, Hypästhesien) im entsprechenden Wurzeldermatom und/oder durch eine entsprechende Muskelschwäche oder durch Abschwächung bzw. Verlust des korrespondierenden Muskeleigenreflexes (Tab. 9.**6**).

Diskushernien oder -protrusionen sind konventionell-radiologisch nicht darstellbar, können aber mit der CT oder MRT erfaßt werden. Diskusprotrusionen oder -hernien können mit diesen Untersuchungstechniken aber auch bei beschwerdefreien Menschen erhoben werden. Ent-

Tabelle 9.6 Funktionelles Ausbreitungsgebiet der Nervenwurzeln

Wurzel	Ausstrahlung	Reflexe	Kennmuskeln
C6	Oberarm lateral bis Daumen	Bizepsreflex	M. biceps
C7	Oberarm dorsal bis in 2. und 3. Finger	Trizepsreflex	M. triceps
C8	Streckseite Unterarm bis 4./5. Finger	Trizepsreflex	Hypothenar
L3	Oberschenkel ventromedial	Patellarsehnenreflex	M. quadriceps
L4	Oberschenkel lateral, Unterschenkel medial, innerer Malleolus	Patellarsehnenreflex	M. quadriceps, M. tibialis anterior
L5	Unterschenkel lateral, Fußrücken medial, Großzehe	–	Großzehenheber
S1	Oberschenkel lateral, Fußkante dorsolateral, Unterschenkel dorsal, Fußsohle und Zehen lateral	Achillessehnenreflex	Plantarflexion

scheidend ist deshalb das Übereinstimmen der klinischen Befunde mit dem radiologischen Bild. Falls die Symptome bereits länger als 3 Wochen bestehen, kann eine Elektroneuromyographie (ENMG) ebenfalls diagnostisch hilfreich sein. Ein radikuläres Kompressionssyndrom wird prinzipiell gleich behandelt wie eine andere akute Rückenschmerzursache. Da die Prognose bei nichtoperativer Behandlung oft gut ist, muß eine chirurgische Intervention vor allem erst dann erfolgen, wenn eine der folgenden Bedingungen erfüllt ist:

- ▶ Kompression des Rückenmarks oder der Cauda equina (Notfalleingriff),
- ▶ eindeutige Parese (Planungseingriff),
- ▶ Persistenz erheblicher radikulärer Schmerzen trotz adäquater 6- bis 8wöchiger Behandlung.

Nach erfolgter Operation sind es meist vorwiegend die radikulären Schmerzaustrahlungen, die sich bessern, und weniger die Rückenschmerzen.

Enger Spinalkanal

Eine Verengung des Spinalkanals ist nach dem 60. Lebensjahr relativ häufig.

Wirbelkanalstenosen kommen auch als Folge kongenitaler Anomalien oder Entwicklungsstörungen vor. Symptome treten auf, wenn zusätzliche Faktoren wie degenerative Veränderungen oder eine Verdickung des Lig. flavum hinzukommen. Typisch sind diffuse, oft in die Beine ausstrahlende Schmerzen, verbunden mit Schwäche, welche den Patienten nach einer gewissen Gehstrecke zum Anhalten zwingen (Pseudo-Klaudikationssymptomatik). Die Betroffenen haben die Tendenz, sich vornüber zu beugen, was den Spinalkanaldurchmesser erhöht und die Schmerzen lindert; umgekehrt verstärkt die Reklination die Schmerzen. Nur selten bestehen klare neurologische Ausfälle.

Osteophyten, die oft mit Diskusprotrusionen assoziiert sind, können die Neuroforamina (Recessus laterales) einengen. Dies führt meist zu radikulären Symptomen oder Ausfällen. Die Diagnose ergibt sich aus der CT- oder MRT-Bildgebung. Körperliche Schonung verbunden mit physikalischer Behandlung führt oft zu einer Beschwerdelinderung. Die Indikation zur Operation (z. B. Fenestration, Hemilaminektomie oder Laminektomie) muß durch den Spezialisten gestellt werden.

Statische Rückenbeschwerden

Die statisch bedingten Rückenschmerzen entstehen durch ein Ungleichgewicht zwischen verschiedenen Strukturen des Rückens (Muskeln, Ligamente usw.) als Folge langdauernder monotoner Bewegungen und/oder Haltungsmonotonien (Arbeit an einer Ladenkasse, Bildschirmarbeit), aber auch bei Haltungsanomalien (Hyperlordose, Flachrücken, Haltungsinsuffizienz, Skoliosen). Instruktion in Rückenergonomie sowie die Wiederherstellung des muskulären Gleichgewichts (aktive Übungen, Verbesserung der Propriozeption) sind hier angezeigt (Physiotherapie, Rückenschule).

Intervertebralgelenkschmerzen

Auch ohne das Vorhandensein arthrotischer Veränderungen kann es zu Dysfunktionen der Intervertebralgelenke kommen. Die Schmerzen können sehr akut sein und nach distal pseudoradikulär ausstrahlen. Die vertebrale Beweglichkeit ist zumeist schmerzhaft und eingeschränkt. Die spezifischen therapeutischen Maßnahmen bestehen in Mobilisationsübungen und Manipulationen, ggf. in lokalen Infiltrationen mit Kortikosteroiden oder Lokalanästhetika.

Nichtentzündliche Schmerzursachen

Spondylose, Spondylolisthese

Eine Spondylolyse (= ausgebliebene Fusionierung oder Fraktur des Wirbelbogens unmittelbar hinter dem Processus articularis superior, oft beidseitig) kann zu einer Spondylolisthese führen (Abgleiten = Olisthesis des betreffenden Wirbels nach vorne). Am häufigsten betroffen sind die LKW 5 oder 4. Liegt dem Wirbelgleiten eine Spondylarthrose oder eine Bandscheibenläsion zugrunde, spricht man von einer Pseudospondylolisthese. Eine Spondylolisthese ist klinisch meist unerheblich und stumm. Besteht eine segmentale Instabilität, entstehen Schmerzen von mechanischem Charakter (belastungs- oder haltungsabhängige Lumbalgien, Lumboischialgien). Eine Instabilität kann bei klinischem Verdacht objektiviert werden durch seitliche Röntgenaufnahmen in maximaler In- und Reklination (sog. Funktionsaufnahmen).

Osteochrondrosis juvenilis (Morbus Scheuermann)

Es handelt sich um eine fakultativ schmerzhafte Wachstumsstörung der Wirbelsäule. Resultierend ist eine Schwäche von Grund- und Deckplatten der Wirbelkörper mit Prolaps von Bandscheibengewebe in die Wirbelkörper, abgegrenzt durch einen sklerotischen Randwall (Schmorl-Impressionen). Manchmal kommt es auch zur Ausbildung von Keilwirbeln. Die Osteochondrosis juvenilis beginnt meist zwischen dem 10. und 16. Lebensjahr (Jungen sind 3mal häufiger betroffen als Mädchen). Sie befällt meistens die thorakale und weniger häufig die lumbale Wirbelsäule. Es können statische Beschwerden resultieren, doch die überwiegende Mehrheit der Betroffenen sind im Erwachsenenalter beschwerdefrei.

Strukturelle Skoliosen

Eine strukturelle Skoliose wird als irreversible Verkrümmung der Wirbelsäule in der Frontalebene definiert. Falls im Wachstumsalter entstanden, geht sie mit gleichzeitiger Rotation von Wirbelkörpern einher. Zugrunde liegen kann eine kongenitale oder erworbene Wirbelkörperfehlbildung. Die Krümmung kann doppelt (S-förmig) oder einfach (C-förmig) sein. Eine skoliotische Fehlhaltung aufgrund einer lokalisierten paravertebralen Muskelkontraktur bei akuten Rückenschmerzen zeigt nie eine Rotationskomponente. Eine signifikante Wirbelkörperrotation kann leicht an der Bildung eines Rippenbuckels beim Vornüberbeugen erkannt werden (Abb. 9.**3**).

Im Kindesalter differenziert man:

- kindliche Skoliose: bis zum 3. Lebensjahr,
- juvenile Skoliose: ab dem 4. Lebensjahr bis zur Pubertät,
- Adoleszentenskoliose: Pubertät bis zum Abschluß des Wachstums.

Diese Skoliosen sind oft schmerzlos, können sich jedoch mit zunehmendem Alter akzentuieren und zu statischen Problemen wie skelettär bedingten respiratorischen Problemen führen. Eine klinisch relevante kindliche Skoliose muß deshalb regelmäßig kontrolliert werden. Zeigt sich eine fachärztlich bestätigte Progression, sind physiotherapeutische Maßnahmen, evtl. ein Korsett oder sogar eine chirurgische Fixation, notwendig.

Eine Skoliose kann sich auch nach Abschluß des Wachstums als Folge von degenerativen Veränderungen von Zwischenwirbelscheiben mit lokalisierter Höhenverminderung des Intervertebralraums ergeben. Hier können sich zusätzlich schmerzhafte segmentale Instabilitäten einstellen.

Wirbelsäulenfehlbildungen

Fehlbildungen der Wirbelsäule sind meistens Zufallsbefunde ohne klinische Relevanz. Am häufigsten sind Übergangswirbel (Lumbalisation des ersten Sakralwirbels; Sakralisation des letzten Lumbalwibels) sowie partielle und komplette Blockwirbelbildungen.

Wirbelkörperfrakturen (Zusammensinterung)

Bei älteren Patienten, die häufig eine Osteoporose aufweisen, können bereits bei alltäglichen Bewegungen vor allem thorakolumbale Wirbelkörperfrakturen auftreten. Die Schmerzen sind meist akut und vom mechanischen Typ, können aber nachts persistieren. Die Besserung erfolgt spontan nach einigen Tagen bis Wochen. Diese osteoporosebedingten Frakturen betreffen vorwiegend die vorderen Anteile der Wirbelkörper und führen dementsprechend im allgemeinen nicht zu einer Neurokompression. Im Laufe eines Jahres können beim selben Patienten mehrere Wirbelkörper frakturieren. Es resultiert eine charakteristische strukturelle thorakale Hyperkyphose. Die Diagnose ergibt sich aus dem radiologischen Nachweis der Osteoporose. Differentialdiagnostisch sind insbesondere Metastasen oder ein Myelom auszuschließen (verdächtige Anamnese oder bekanntes Neoplasma, atypische persistierende Schmerzen, Allgemeinsymptome). Bei klinischem Verdacht ist eine MRT angezeigt.

Die Behandlung osteoporotischer Frakturen (s. Kap. 10) besteht in schmerzlindernden Maßnahmen, kurzer Bettruhe gefolgt von einer aktiven Mobilisation mit Aufklärung zur künftigen Verhinderung brüsker Bewegungen und Minimierung der Sturzgefahr. Mittelfristig ist die Verhinderung eines weiteren Knochenverlusts bzw. eine Verbesserung der Knochendichte wichtig, z. B. durch Erhöhung der Kalziumzufuhr zusammen mit Vitamin D.

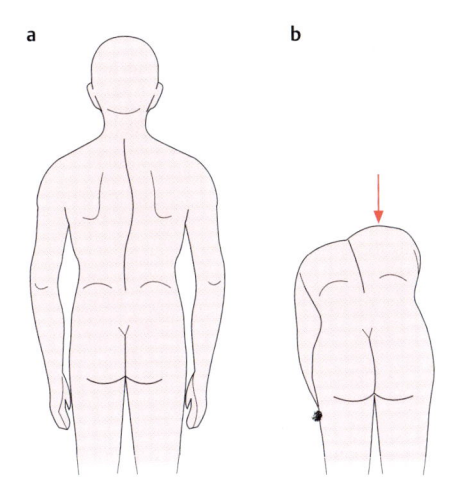

Abb. 9.**3a,b Strukturelle Skoliosen.** Strukturelle Skoliosen sind daran erkennbar, daß sich die Patienten beim aktiven Aufrichten
a nicht strecken können sowie
b in gebückter Haltung einen Rippenbuckel aufweisen (Pfeil).

Spondylodiszitis

Eine Spondylodiszitis entsteht durch eine hämatogene Infektion eines Wirbelkörpers mit anschließender Beteiligung des Diskus. Aufgrund von vaskulären Anastomosen zwischen den Wirbelkörpern können 2 benachbarte Wirbelkörper betroffen sein. Die Spondylodiszitis manifestiert sich klinisch durch akute entzündliche Ruhe- und Bewegungsschmerzen, verbunden mit Bewegungseinschränkung und häufig auch Allgemeinsymptomen wie Fieber usw. Die Diagnose ergibt sich aus der Anamnese, dem Vorhandensein klinischer Entzündungszeichen sowie aus den Befunden bildgebender Verfahren (CT, MRT) und dem kulturellen Erregernachweis (Blutkulturen oder diagnostische Punktion). Konventionelle Röntgenaufnahmen sind zu Beginn oft unauffällig. Die häufigsten Erregerkeime sind Staphylococcus aureus, Streptococcus pyogenes oder epidermidis und bei älteren Patienten Proteus und Escherichia coli. Auch die Tbc kann zu einer bakteriellen Spondylodiszitis führen.

Viszerogene Schmerzursachen

Entzündliche oder neoplastische Affektionen innerer Organe können sich auf den Rücken projizieren (z.B. Prozesse im kleinen Becken in die Sakrumgegend, des Pankreas in die thorakolumbale Wirbelsäule). Sie weisen in der Regel eine altersentsprechend normale Wirbelsäulenmotilität auf und lassen sich computer- oder magnetresonanztomographisch bestätigen.

Literatur

Croft, P., H. Raspe: Back pain. Baillieres clin. Rheumatol. 9 (1995) 565–583

Jenner, J. R., M. Barry: Low back pain. Brit. med. J. 310 (1995) 929–932

US Dept. Health & Human Services: Acute low back problems in adults: assessment and treatment. AHCPR-Publication No. 95-0643, Rockville 1994

10. Knochenerkrankungen

N. J. Gerber

Osteoporose

- ▶ Englisch: Osteoporosis
- ▶ Französisch: Ostéoporose
- ▶ Italienisch: Osteoporosi

Definition

Die Osteoporose ist eine systemische Skeletterkrankung, die durch eine verminderte Knochenmasse und eine veränderte Mikroarchitektur des Knochengewebes charakterisiert ist. Daraus folgt ein erhöhtes Risiko für Mikro- oder Makrofrakturen. Aber bei weitem nicht jede Osteoporose führt zur Komplikation manifester Frakturen, denn unabhängig von der Knochenmasse und der Knochenarchitektur ist auch die Qualität des Knochenkollagens eine Frakturdeterminante.

Epidemiologie

Frauen sind mindestens doppelt so häufig betroffen als Männer, Menschen über 60 Jahre wesentlich häufiger als jüngere. Die Prävalenz der Osteoporose ohne Komplikation ist unbekannt und hängt von den verwendeten Kriterien ab. Die Lebenszeitprävalenz der Osteoporosekomplikation Fraktur liegt im Femurhalsbereich bei Frauen bei 17%, bei Männern bei 6%. Im Wirbelkörperbereich liegt sie höher, im Unterarm niedriger.

Ätiopathogenese

Unter dem Begriff Osteoporose werden verschiedenartige Störungen der Knochenbildung oder der Knochenerhaltung verstanden. Man unterscheidet in ursächlicher Hinsicht zwischen *primären Osteoporosen* (größtenteils unbekannter Ursache) und *sekundären Osteoporosen* (mit bekannter Ursache, oft spezifisch behandelbar). Die Klassifikation in primäre und sekundäre Osteoporosen hat somit rationale Gründe und therapeutische Konsequenzen.

Klassifikation

Die Klassifikation ist in ständigem Wandel begriffen. Aus praktischen Gründen lassen sich folgende Gruppen unterscheiden:

Primäre Osteoporosen (unbekannter Ursache):

- Idiopathische Osteoporose (juvenile, adulte, prämenopausale, präsenile Osteoporose): selten,
- postmenopausale Osteoporose: häufig,
- senile Osteoporose: sehr häufig.

Sekundäre Osteoporosen (bekannter Ursache):
(Bei Männern mit Osteoporose handelt es sich mehrheitlich um sekundäre Formen.)

- Körperliche Inaktivität: Immobilisierung, längere Bettlägrigkeit, Lähmung,
- Mangelernährung (weniger als 1000 mg Kalzium pro Tag): Mangel an kalziumhaltigen Milchprodukten oder Vitamin D, Laktoseintoleranz, Alkoholismus,
- Maldigestion: Pankreasinsuffizienz,
- Malabsorption: Colitis ulcerosa, Enteritis regionalis Crohn, Laxanzienabusus, Darmresektion,
- Iatrogene: Kortikosteroide, Heparin, Schilddrüsenhormonübersubstitution,
- Endokrinopathien: Ovarialinsuffizienz, Menarche nach dem 15. Lebensjahr, Menopause vor dem 50. Lebensjahr, Hodeninsuffizienz, Cushing-Syndrom, Hyperthyreose, Hyperparathyreoidismus,
- Neoplasien: Myelom, lymphoproliferative Erkrankung, Mastozytose,
- Nieren-, Leberinsuffizienz,
- chronisch entzündliche Skeletterkrankungen: rheumatoide Arthritis, Spondylitis ankylosans u. a.,
- konstitutive Skeletterkrankungen: Marfan-, Ehlers-Danlos-Syndrom u. a.

Die häufigsten eruierbaren *Osteoporoseursachen* sind:

- Kalziummangel
- Bewegungsarmut
- Ovarialinsuffizienz
- Medikamente.

Oft führen mehrere Ursachen additiv zur Osteoporose, z. B. genetische Disposition (Variation des Kollagentyps, Vitamin-D-Rezeptor-Polymorphismus), Fehlernährung im Jugendalter, mangelnde körperliche Aktivität und Gonadeninsuffizienz im Alter. Übergänge zwischen primären und sekundären Formen sind oft fließend, wie das Beispiel der postmenopausalen Osteoporose zeigt. Hier spielt die Gonadeninsuffizienz besonders dann eine wesentliche Rolle, wenn sie relativ früh, d. h. vor dem 50. Lebensjahr erfolgt.

Häufigste *Frakturursachen* sind banale Stürze, die als Folge von Medikamentenwirkung (Hypnotika, zentrale Analgetika) oder wegen Gehunsicherheit infolge muskulärer oder koordinativer Insuffizienz oder wegen Visusbehinderung, architektonischer Barrieren usw. erfolgen. Manchmal führen aber auch alltägliche Bewegungen zu Frakturen (Rippen- und Wirbelkörperfrakturen).

Anamnese

Die Anamnese wird durch die Erfassung der wichtigsten Risikofaktoren ergänzt:

- körperliche Aktivität,
- Kalziumgehalt der Nahrung (Tab. 10.**1**),
- Darmfunktionen,
- Medikamenteneinnahme,
- Begleiterkrankungen.

Tabelle 10.1   Kalziumgehalt einiger Nahrungsmittel (pro 100 g)

Milchprodukte:	
▶ Quark	90 mg
▶ Milch, Yoghurt	120 mg
▶ Weichkäse	400 mg
▶ Halbhartkäse	800 mg
▶ Hartkäse	1000 mg
Andere Nahrungsmittel:	
▶ Vollkornbrot	100 mg
▶ Weißbrot	50 mg
▶ Teigwaren, Reis	20 mg
▶ Spinat, Salat	100 mg

Klinik

Patienten mit einer Osteoporose sind mehrheitlich mager und untergewichtig. Die Wirbelsäule zeigt in vorgerückten Stadien Zeichen durchgemachter Sinterfrakturen:

- Kyphose („Witwenbuckel") (Abb. 10.1),
- Gibbusbildung *auf wenige Wirbel beschränkte Kyphose*
- verkürzter Xyphoid-Symphysen-Abstand,
- Rückenhautfalten mit Tannenbaumphänomen (Abb. 10.2),
- Anstehen des Rippenbogens am Beckenkamm.

Abnahme der Körpergröße aufgrund einer frakturbedingten Rumpfverkürzung.

Labor

Blutuntersuchung. Die Blutuntersuchungen dienen der Unterscheidung zwischen primären und sekundären Osteoporosen. Primäre Osteoporosen gehen mit normalen Blutbefunden einher, sekundäre Osteoporosen zeigen je nach Ursache Abweichungen von der Norm. Initial sinnvoll sind je nach klinischer Situation die in Tab. 10.2 erwähnten Untersuchungen.

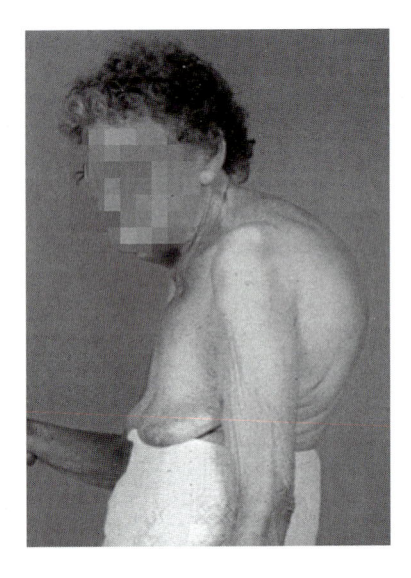

Abb. 10.**1** **Witwenbuckel infolge osteoporotischer Sinterfrakturen.**

Osteoporose **181**

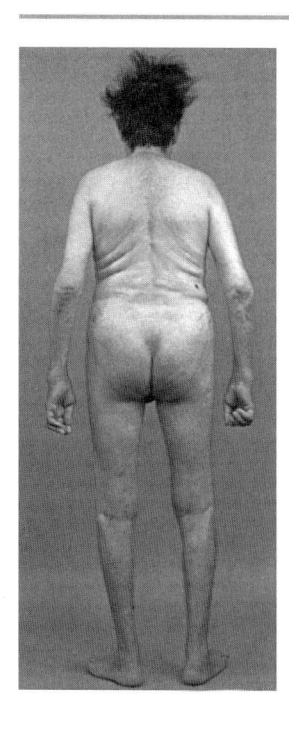

Abb. 10.**2 Tannenbaumphänomen der Rückenhaut.** Bei mageren Menschen ein untrüglicher Hinweis auf eine Wirbelsäulensinterung.

Knochenumbaurate. Die Bestimmung der Knochenumbaurate gehört zwar nicht zur klinischen Alltagsroutine, sie kann bei Bedarf durch die Blutbestimmung von Osteoblastenparametern (alkalische Phosphatase, Osteokalzin) und die Urinbestimmungen von Knochenabbauparametern (Kalzium, Hydroxyprolin, Deoxypyridinolin) abgeschätzt werden (Tab. 10.**3**). Diese Umbauparameter sind nur dann bedingt aussagefähig, wenn sie nicht nach einer Fraktur gewonnen wurden. Sie sind nach erlittener Fraktur während vieler Wochen erhöht und lassen während dieser Zeit keine Rückschlüsse auf die Knochenumbaurate des gesamten Skeletts zu.

Urinuntersuchungen. Die renale Ausscheidung von Kalzium, Hydroxyprolin und dem Kollagenverknüpfungsfragment Deoxypyridinolin erlaubt eine grobe Abschätzung des Knochenabbaus, sofern deren Bestimmung frühestens 8 Wochen nach erlittener Fraktur erfolgt. Untersucht wird der Nüchternurin morgens nach 12 stündigem Fasten. Dies erlaubt die Bestimmung des Quotienten aus Urinkalzium/Urinkreatinin bzw. Urinhydroxyprolin/Urinkreatinin. Sequentielle Bestimmungen sagen

Tabelle 10.2 Blutuntersuchungen bei Verdacht auf sekundäre Osteoporose

Klinischer Verdacht	Blutuntersuchung
Entzündung? Tumor?	BSG
Knochenmarkerkrankung?	rotes uns weißes Blutbild
Paraprotein?	Eiweißelektrophorese
Osteomalazie?	alkalische Phosphatase
Vitamin-D-Mangel?	25-Hydroxy-Vitamin D
Hepatische Hydroxylierungsstörung von Vitamin D?	25-Hydroxy-Vitamin D
Renaler Vitamin-D-Hydroxylierungsdefekt?	1,25-Dihydroxy-Vitamin D
Thyreogene Osteopathie?	TSH, Thyroxin, Schilddrüsenantikörper
Ovarieller Östrogenmangel?	FSH/Östrogene
Hodeninsuffizienz?	Testosteron/FSH
Hyperparathyreoidismus?	Kalzium, Albumin, anorganisches Phosphat; bei starkem Hinweis: Parathormon
Nephropathische Osteopathie?	Kreatinin, evtl. Kreatininclearance, evtl. 1,25-Dihydroxy-Vitamin D, evtl. Parathormon

FSH follikelstimulierendes Hormon
TSH thyroidstimulierendes Hormon

Tabelle 10.3 Knochenumbauparameter

Osteoblastärer Anbau:
- ▶ S-alkalische Phosphatase
- ▶ S-Osteokalzin

Osteoklastärer Abbau:
- ▶ U-Kalzium / Kreatinin
- ▶ U-Hydroxyprolin / Kreatinin
- ▶ U-Deoxypyridinolin / Kreatinin

wesentlich mehr aus als Einzelwerte und erlauben die Identifizierung von Patienten mit erhöhtem Knochenumbau („high turnover", „fast losers"). Die Bestimmung der 24-Stunden-Kalziumausscheidung erlaubt zusätzliche Auskünfte über den Kalziumtransport: Eine erniedrigte 24-Stunden-Kalziumausscheidung weist auf eine Malabsorption von Kalzium und auf eine Osteomalazie hin. Die normale 24-Stunden-Kalziumausscheidung bei erhöhter Nüchternausscheidung weist auf einen beschleunigten Knochenabbau hin. Die Erhöhung der 24-Stunden- und der Nüchternkalziumausscheidung zeigt entweder einen massiv erhöhten Knochenabbau (z. B. wegen Knochenmetastase, Sarkoidose) oder eine erhöhte intestinale Kalziumabsorption an (Vitamin-D-Intoxikation).

Knochenbiopsie. Eine Knochenbiopsie ist relativ selten indiziert. Sie ist bei einem Verdacht auf sekundäre Osteoporose wertvoll, besonders zur Differenzierung zwischen Osteomalazie, Knochenmarkerkrankung und Endokrinopathie, aber auch bei jüngeren Patienten mit ungeklärtem Knochenverlust. Die Knochenbiopsie erfordert eine vorherige Tetracyclinmarkierung zur Darstellung der Mineralisationsrate.

Radiologische Befunde

Konventionelle Röntgenbilder erlauben zwar den Frakturnachweis, ermöglichen aber in der Regel keine zuverlässige Beurteilung der Knochendichte. Sie sind ungeeignet zur Früherfassung der Osteoporose. Dagegen lassen sie folgende Merkmale der Osteoporose erkennen:

- Verlust der Knochentrabekel im Innern,
- Verdünnung des kortikalen Knochenrahmens,
- Formveränderungen wie Einbruch von Deck- oder Grundplatten, Fischwirbelbildung, Einbruch von Wirbelkörpervorderkanten, Keilwirbel (Abb. 10.3).

Radiologisch lassen sich primäre Osteoporosen nicht von sekundären unterscheiden. Im Wirbelsäulenbereich sind Verwechslungen zwischen osteoporotischen Keilwirbeln und Scheuermann-Wirbelkörperdysplasien möglich. Letztere zeigen aber meist dysplastische Veränderungen im vorderen Randleistenbereich oder Schmorl-Impressionen.

Die Osteodensitometrie mit quantitativer radiologischer Knochendichtemessung oder Ultraschall erfaßt den Mineralgehalt bzw. die Schalleitfähigkeit des Knochens. Sie ist aber nicht geeignet, Aussagen über die Knochenarchitektur oder die Qualität des Knochenkollagens zu machen. Eine Osteodensitometrie ist bei grazilen, unsportlichen Frauen mit multiplen Risikofaktoren (sitzender Beruf, Abneigung gegen Milchprodukte, vorzeitige Menopause) nützlich. Die Knochendichtemessung mit der Absorptiometrie ist bei folgenden Veränderungen im gemessenen Gebiet sinnlos, da die erhaltenen Resultate kaum interpretierbar sind: Skoliose, Zustand nach Fraktur, Intervertebralarthrose, Koxarthrose, Gefäßverkalkungen, Osteomalazie, Metallimplantate.

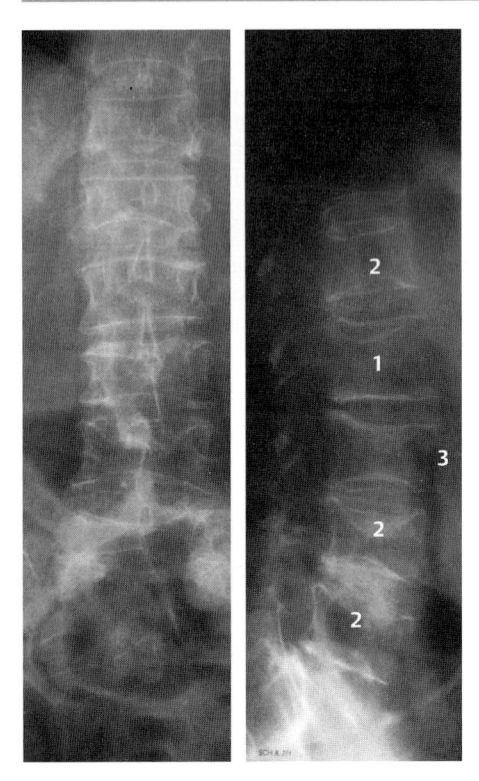

Abb. 10.3 Osteoporose der Lendenwirbelsäule. Rarefizierung des trabekulären Knochens im Innern der Wirbelkörper (1), Einbruch von Deckplatten (2), beginnende Keildeformation (3).

Behandlung

Präventivmaßnahmen gegen Osteoporosefrakturen

Ernährungsberatung. Die Ernährung mit ausreichend Milchprodukten (Tab. 10.1) ist besonders bei jungen, in der Ausbildung stehenden, sich in Massenverpflegungsstätten ernährenden Frauen wichtig. Minimaler täglicher Kalziumbedarf bei Kindern ca. 800 mg, bei Adoleszenten ca. 1500 mg und bei Erwachsenen ca. 1000 mg.

Kalziumsupplemente. Essentiell, falls die tägliche Kalziumzufuhr unter den erwähnten Richtwerten liegt. Dies ist vor allem bei Abneigung gegen Milchprodukte (Laktoseintoleranz), bei Malabsorption und bei alten Menschen der Fall.

Vitamin-D-Supplemente. Bei älteren Menschen und Hausgebundenen, bei altersbedingter Malabsorption und bei Mangel an Tageslicht.

Osteoporose

Sicherstellung hinreichender physischer Aktivität. Menschen mit vorwiegend körperlicher Tätigkeit erleiden nur selten eine Osteoporose, Berufstätige mit vorwiegend sitzender Tätigkeit aber oft. Sie benötigen wöchentlich mindestens 2 Stunden intensive Bewegung. Bei Sportlichen sind Turnen, Aerobic, Jogging, Gewichtheben, Rudern geeignet. Bei Unsportlichen können Tanzen, zügiges Wandern, Gartenarbeiten zum gleichen Ziel führen. Dabei ist die Erhaltung des Koordinationsvermögens und damit die verminderte Sturzgefahr sicher mindestens ebenso wirksam gegen Frakturen wie die noch nicht hinreichend gesicherte Verbesserung des Knochenmineralgehalts.

Östrogene. Menopausaler Knochenverlust ist vorwiegend Folge des endogenen involutiven Östrogenabfalls. Zumindest bei vorzeitiger Menopause oder nach prämenopausaler Ovarektomie ist eine Östrogensubstitution angezeigt. Damit kann nicht nur der Knochenverlust verhindert, sondern u.U. auch der Knochenzuwachs ermöglicht werden.
Günstige Verabreichungsform: 0,625 mg konjugiertes Östrogen oral.
   Die Kombination mit Progestagen ist bei erhaltenem Uterus essentiell (Verminderung des Risikos für ein Uteruskarzinom).
   Erwünschte Effekte der Östrogensubstitution: Erhaltung der Knochenmasse, Senkung des Risikos für koronare Herzkrankheit, Senkung der Serumkonzentration von Cholesterin und LDL-(low density lipoproteins)Cholesterin, Erhöhung des gefäßprotektiven HDL-(high density lipoproteins)Cholesterins.
   Kontraindiziert sind Östrogene jedoch bei Vorbelastung mit Uterus- oder Mammakarzinom, unabgeklärten Vaginalblutungen und Leberinsuffizienz. Cave bei Hypertonie, Migräne, tiefen Venenthrombosen, Diabetes, Myom und Endometriose.

Nutzen und Risiken von Progestagenen. Dies ist sehr von der Präparatewahl und der zeitlichen Verabreichung abhängig: Eine zyklische Verabreichung hat einen geringen Einfluß, die kontinuierliche Verabreichung senkt die gefäßprotektive Wirkung des Östrogens. Das Risiko eines Uteruskarzinoms wird aber deutlich gesenkt.

Behandlung osteoporotischer Wirbelfrakturen

Therapieziele:
- Remobilisierung innerhalb von Tagen,
- Schmerzlinderung,
- Angstverminderung,
- Verhütung weiterer Frakturen.

Therapeutische Mittel:
- *Analgetika:* primär hochdosiertes Paracetamol. In Reserve narkotische Analgetika wie Codein, Dextropropoxyphen, Tramadol, Morphinsulfat, höchstens während weniger Tage, da sie Schläfrigkeit und Antriebslosigkeit verursachen und dadurch die Rehabilitation verhindern.
- *Frühmobilisation:* physiotherapeutische Selbstmobilisierungsübungen, Erlernen schmerzarmer Aufsitz- und Aufstehtechnik, Gehen am Rollgestell, geheiztes Gehbad.
- *Ergotherapeutische Schulung:* geeignete Ankleidetechnik, Haushaltergonomisierung.
- *Angstlösende Informationsgespräche:* reelle Aussicht auf relativ schnelle Beschwerdelinderung und spätere Beschwerdefreiheit trotz Osteoporose; Hinweis auf Notwendigkeit, trotz gewisser Restbeschwerden raschmöglichst wieder ein normales Leben zu führen; Hinweis auf Eigenanteil an der weiteren Behandlung, vor allem bzgl. körperlicher Aktivität, Ernährungsoptimierung.
- *Medikamentöse Knochenabbauhemmung:* Neben Östrogenen stehen Kalzitonin und Bisphosphonate zur Verfügung.
  Kalzitonin ist in pharmakologischen Dosen (z.B. täglich 2mal 100 Einheiten Salmcalcitonin nasal) ein kräftiger Osteoklastenhemmer und ein verhältnismäßig mildes Analgetikum. Die Behandlungskosten sind hoch.
  Bisphosphonate (Pyrophosphatanaloge) sind ebenfalls potente Osteoklastenhemmer, die den Knochenverlust verlangsamen, aufhalten oder auf noch unbekannte Weise zu einem Knochengewinn führen können.
- *Stimulation der Knochenmineralisierung mittels Kalzium und Vitamin D_3:* Orale Kalziumpräparate, kombiniert mit Vitamin D_3, sind nicht nur bei entsprechendem Defizit wirksam, sondern vermutlich auch bei gesunden alten Menschen. Vitamin D_3 wird bei normaler Serumkonzentration von 25-Hydroxy-Vitamin D in einer Dosierung von täglich 400–800 Einheiten verabreicht, bei nachgewiesenem Defizit entsprechend höher. Die Verabreichung oraler Vitamin-D-Metaboliten, z.B. 1,25-Dihydroxy-Vitamin D, ist mit dem Risiko der Hyperkalzämie verbunden, weshalb diese Form für Patienten mit Störungen im Leber- oder Nierenmetabolismus reserviert bleibt (Unfähigkeit, Vitamin D in den knochenaktiven hydroxilierten Metaboliten 1,25-Dihydroxy-Vitamin D umzuwandeln).

Osteoporose **187**

Andere Substanzen, welche den Knochenaufbau oder -abbau möglicherweise günstig beeinflussen. Niedrigdosierte *Fluoride* und *anabole Hormone* (z. B. Nandrolondecanoat) gehören dazu. Beide können zu Nebenwirkungen führen, und ihre Wirksamkeit ist nicht eindeutig belegt.

Zusammenfassung der Osteoporosetherapie
Unbestrittene therapeutische Maßnahmen sind:
▶ Ernährungsoptimierung,
▶ hinreichende Körperbetätigung,
▶ Notwendigkeit der Substitution von Geschlechtshormonen bei vorzeitigem Ausfall.

Von Fall zu Fall zu entscheiden sind der Einsatz knochenanbaufördernder Substanzen (Kalzium, Vitamin D) und die Verabreichung knochenabbauhemmender Substanzen (Östrogene, Bisphosphonate, Kalzitonin).

Noch unklar ist der Indikationsbereich anaboler Steroide, von Vitamin-D-Metaboliten sowie von Fluoriden.

Ob eine gezielte knochendensitometrische Suche nach Risikopatienten letztlich mehr Nutzen (verhinderte Frakturen) oder mehr Schaden (Verängstigung, Kostenexplosion) bringen wird, bleibt noch abzuwarten.

Prognose und Verlauf

Nicht jede Osteoporose führt zu Frakturen, doch steigt das Frakturrisiko mit zunehmendem Alter und zunehmender Zahl von Risikofaktoren. Häufigste Frakturlokalisationen sind die Wirbelsäule (trabekulärer Knochenverlust), der proximale Femur (kortikaler Knochenverlust) und der distale Radius (kombinierter trabekulärer und kortikaler Verlust). *Vertebrale Sinterfrakturen* sind die häufigsten Komplikationen. Sie erfolgen manchmal kaum spürbar, oft aber enorm schmerzhaft, betreffen etwa 15–25% der Frauen, viel seltener Männer, und heilen bei guter Behandlung und Beratung mehrheitlich ohne Komplikationen und ohne Spitalaufenthalt aus.

Femurfrakturen sind immer symptomatisch, erfordern meist einen stationären Krankenhausaufenthalt und führen in ca. 10% der Fälle zur Pflegebedürftigkeit. Auch sie betreffen ältere Frauen wesentlich häufiger als Männer. Meist spielen wesentliche extraossäre Begleitumstände eine entscheidendere Rolle als die Osteoporose:

- erhöhte Sturzgefahr wegen verminderter Beweglichkeit,
- körperliche Untätigkeit,
- Visusstörungen,
- Blutdruckabfall (z. B. aufgrund zu hochdosierter Blutdruckbehandlung),
- Schläfrigkeit infolge der Einnahme von Schlafmitteln, narkotischer Analgetika oder Psychopharmaka.

Das Risiko für eine Hüftfraktur ist somit zu einem großen Teil weniger von der Knochendichte, sondern viel mehr vom Funktionszustand des ZNS, des Bewegungsapparats und des Kreislaufs abhängig. Hüftfrakturen führen zu einem deutlich erhöhten Mortalitätsrisiko (Thromboembolie, Pneumonie). Dieses Exzeßmortalitätsrisiko von mehr als 10% während der ersten 12 Monate nach einer Hüftfraktur sinkt bei sofortiger Osteosynthese, bei Frühmobilisation und bei Optimierung der Antikoagulation und der übrigen Medikation.

Radiusfrakturen sind eine weitere Komplikation und wiederum nicht primär Osteoporosefolge, sondern meist Folge von Stürzen. Die gefürchtetste Komplikation ist eine Algodystrophie der Hand.

Osteomalazie

- Englisch: Osteomalacia
- Französisch: Osteomalacie
- Italienisch: Osteomalacia

Definition

Die Osteomalazie ist ein Mineralisationsdefekt des Knochens infolge eines Kalziumphosphatmangels. Histologisch ist die Erkrankung durch einen Überschuß an unmineralisierter Knochenmatrix (Osteoid) charakterisiert.

Epidemiologie

Die Osteomalazie tritt deutlich seltener auf als die primäre Osteoporose. Ältere Menschen sind aber nicht selten betroffen, vor allem Alleinstehende (Malnutrition), Bettlägerige, Gehbehinderte und Pflegeheimbewohner. Beide Geschlechter sind gleich häufig betroffen. Manchmal ist die Osteomalazie eine altersbedingte Begleiterscheinung der senilen Osteoporose.

Osteomalazie

Ätiopathogenese

Störungen auf allen Stufen des Kalziumtransports können zu einer Osteomalazie führen:

- Mangel an Sonnenlicht (Pflegeheimbewohner),
- anhaltender Vitamin-D-Mangel infolge von Mangelernährung, Maldigestion, Malabsorption,
- beschleunigter Vitamin-D-Katabolismus in der Leber (Barbiturate, Benzodiazepine, Hydantoine),
- Nierenerkrankung (renaler Hydroxylierungsdefekt von Vitamin D, Phosphatverlust),
- hochdosierte Antazidabehandlung.

Die Abgrenzung gegen einen sekundären Hyperparathyreoidismus ist manchmal schwierig.

Anamnese

- Symmetrische Schmerzen im Bewegungsapparat, oft im Becken-Oberschenkel-Bereich oder Rücken,
- rasche Ermüdbarkeit,
- verminderte Tageslichtexposition (weniger als 30 Minuten pro Tag)?
- einseitige Ernährung?
- Erkrankungen des Darms, der Leber oder der Nieren?

Klinik

Wie bei der Osteoporose, aber zusätzlich manchmal Vorliegen einer proximalen Myopathie.

Labor

Blutuntersuchungen. Alkalische Phosphatase erhöht, Kalzium tief normal bis erniedrigt, anorganischer Phosphor erniedrigt, 25-OH-Vitamin D erniedrigt, Parathormon leicht erhöht. Bei der seltenen renalen Phosphatverlustosteomalazie sind Kalzium und 25-OH-Vitamin D normal, anorganischer Phosphor aber erniedrigt.

Urinuntersuchungen. Verminderte Kalziumausscheidung, sowohl im Nüchternmorgenurin als auch in der 24-Stunden-Urinprobe.

Knochenbiopsie. Bei Vitamin-D-Mangel finden sich massiv verbreiterte Osteoidsäume und mehr Osteoklasten im Verhältnis zu den Osteoblasten (Abb. 10.**4**).

Radiologische Befunde

Wie bei Osteoporose, aber zusätzlich oft Vorliegen von Looser-Umbauzonen.

Behandlung

Ein Vitamin-D-Mangel wird durch Substitution von oralem Vitamin D_3 unter Zusatz von oralem Kalzium behoben (Cave: Hyperkalzämie, besonders bei 1,25-Dihydroxy-Vitamin-D-Therapie). Die 1,25-Dihydroxy-Vitamin-D-Therapie ist aber erforderlich bei einem Hydroxylierungsdefekt infolge einer Leber- oder Nierenerkrankung. Bei medikamentös induzierter hepatischer mikrosomaler Vitamin-D-Inaktivation sind u. U. hohe Dosen von Vitamin D nötig. In allen Fällen von Vitamin-D-Substitution mit Tagesdosen über 1000 Einheiten sind regelmäßige Serum- und Urinkalziumbestimmungen erforderlich. Parenterale Substitution ist nur bei schwerster Malabsorption nötig.

Osteitis fibrosa/Hyperparathyreoidismus

- ▶ Englisch: Osteitis fibrosa/Hyperparathyroidism
- ▶ Französisch: Osteite fibreuse/Hyperparathyroidie
- ▶ Italienisch: Osteite fibroasa/Iperparatiroidismo

Definition

Es handelt sich hier um eine Osteopenie infolge erhöhter Osteoklastenzahl und Osteoklastenaktivität, die zum Ersatz von Knochen durch fibröses Gewebe führt.

Ätiopathogenese

Primärer Hyperparathyreoidismus infolge eines Nebenschilddrüsenadenoms oder *sekundärer Hyperparathyreoidismus* infolge einer Hypokalzämie (nutritiver oder enterogener Mangel von Kalzium oder nutritiver Vitamin-D- bzw. renaler 1,25-Dihydroxy-Vitamin-D-Mangel.

Osteitis fibrosa/Hyperparathyreoidismus **191**

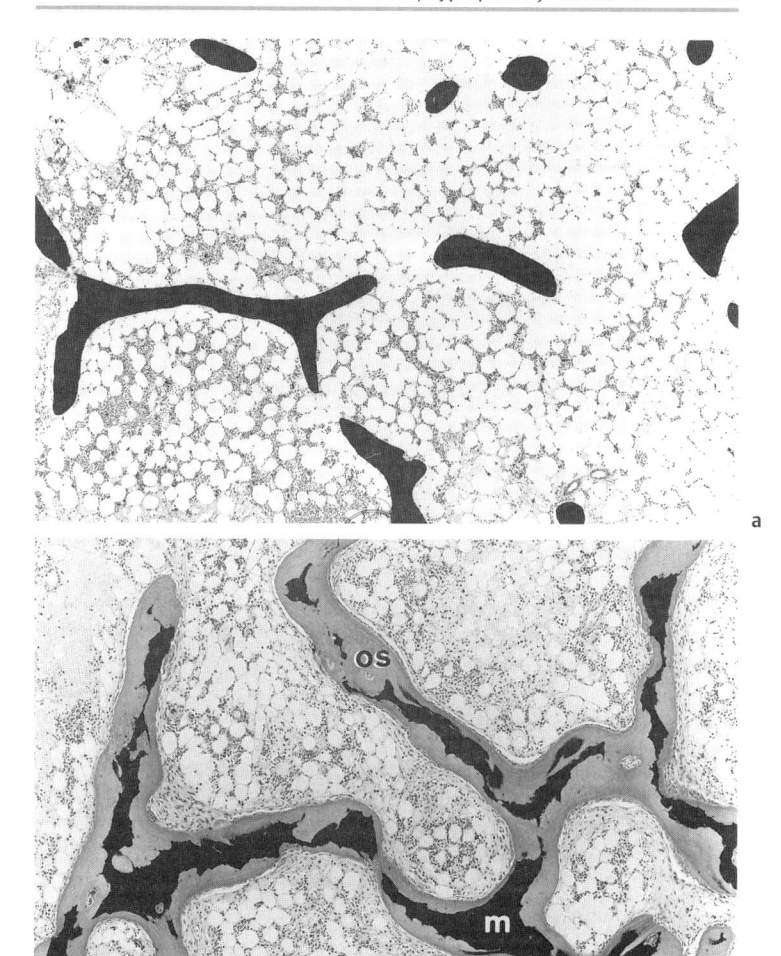

Abb. 10.**4,a,b Knochenbiopsie** (mit freundlicher Genehmigung von Prof. A. J. Olah, Anatomisches Institut, Universität Bern):
a Osteoporose: Verdünnung und Rarefizierung der Trabekel, jedoch noch normaler Osteoidsaum und normale Mineralisation der Trabekel.
b Osteomalazie: Massive Verbreitung des Osteoids mit unregelmäßiger Abgrenzung gegen den mineralisierten Knochen.

OS Osteoid
m mineralisierter Knochen

Anamnese

- Nicht selten asymptomatisch,
- Ermüdbarkeit,
- Gewichtsverlust,
- Muskelschmerzen,
- stammnahe Muskelschwäche
- Arthralgien,
- manchmal Morgensteifigkeit, Pseudogichtattacken, Nierensteinkoliken.

Klinik

Fakultativ stammnahe Muskelschwäche, Hypertonie, Knochenklopfdolenz.

Labor

Blutuntersuchungen. Erhöhtes Kalzium, verminderte anorganische Phosphate, erhöhtes Parathormon.

Urinuntersuchungen. Kalzium normal bei leichtgradigem, erhöht bei ausgeprägtem Hyperparathyreoidismus.

Radiologische Befunde

An den Händen subperiostale Knochenresorption, speziell an der Radialseite der Phalangen. Gelegentlich Knochenerosionen an den Fingergelenken, Akroosteolysen, erosive Veränderungen der Sakroiliakalgelenke. Selten zystoide Osteolysen, kalkdichte Nierenkonkremente.

Behandlung

Bei Nebenschilddrüsenadenomen ist eine chirurgische Parathyroidektomie notwendig. Bei einem sekundären Hyperparathyreoidismus je nach Ursache Vitamin-D- und Kalziumsubstitution, Sicherstellung von Sonnenlichtexposition. Im Fall einer Niereninsuffizienz Hämodialyse plus 1,25-Dihydroxy-Vitamin D.

Osteitis deformans Paget

▷ Englisch: Paget's disease
▷ Französisch: Osteite deformante de Paget
▷ Italienisch: Morbo di Paget

Definition

Die Osteitis deformans Paget ist eine chronische idiopathische Knochenentzündung, die durch einen überstürzten Knochenabbau und einen anarchischen Neubau von hypervaskularisiertem, biegsam und brüchig werdendem Knochen charakterisiert ist.

Epidemiologie

Die Osteitis deformans Paget ist unterdiagnostiziert, da sie oft asymptomatisch ist. In höheren Altersklassen tritt sie häufiger auf. Männer sind etwas häufiger davon betroffen als Frauen.

Ätiopathogenese

Die Ursache der Erkrankung ist unbekannt, möglicherweise handelt es sich um eine Slow-Virus-Infektion. Die befallenen Knochen sind histologisch durch eine starke Vermehrung der Osteoklasten und Osteoblasten mit entsprechend beschleunigtem Neubau von pathologischem, hypervaskularisiertem fibrosiertem Knochen und den Verlust der lamellären Knochenstruktur charakterisiert. Folgen des überstürzten Umbaus und der verminderten Tragfähigkeit sind:

- Knochen- und Gelenkschmerzen,
- Knochendeformation,
- oft Umfangsvermehrung,
- Mikro- und Makrofrakturen.

Etwa $1/4$ der Betroffenen haben nur einen befallenen Knochen, $3/4$ aber mehrere; sarkomatöse Entartungen (osteogenes Sarkom) und die Entwicklung eines benignen Riesenzelltumors sind seltene Folgen.

Anamnese

- Knochen- und Gelenkschmerzen vom entzündlichen Typ, die tagsüber und nachts anhalten und vor allem in Becken, Oberschenkel, Wirbelsäule oder Schädel lokalisiert sein können,
- gelegentlich Neurokompressionsschmerzen.

Klinik

Asymptomatische oder schmerzhafte Verformung des Beckenskeletts, einzelner lumbaler oder thorakaler Wirbel, des Femurs, des Sakrums, der Tibia oder des Schädels. Daraus können bei gelenknaher Lokalisation sekundäre Arthropathien, im Kranium Engpaßsyndrome (Hör-/Sehnerv) und im Rückenmark- oder Cauda-equina-Bereich eine spinale Stenose mit entsprechender Pseudoclaudicatio spinalis resultieren. Ein Befall vieler Knochen kann aufgrund der Hypervaskularisation zu Linksherzinsuffizienz führen, und ein Knochenabbau zu Gichtattacken oder Hyperkalzämie.

Labor

Blutuntersuchungen. Hinweise auf eine vermehrte Osteoblastentätigkeit: Erhöhung der alkalischen Phosphatase.

Urinuntersuchungen. Hinweis auf beschleunigten Knochenabbau: Quotienten Hydroxyprolin/Kreatinin und Kalzium/Kreatinin sowie Ausscheidung von Deoxypyridinolin im morgendlichen Nüchternurin erhöht.

Radiologische Befunde (Abb. 10.5)

▶ Oft Vergrößerung und Deformation, z. B. Verbiegung der betroffenen Knochen, die ein Nebeneinander von Knochenneubildung und Osteolyse aufweisen,
▶ Knochenfissuren,
▶ Pseudarthrose nach Fraktur.

Eine Knochenszintigraphie ist zur Erfassung der betroffenen Knochen nützlich.

Behandlung

Je nach Beschwerdeintensität, Anzahl und Tragfähigkeit der befallenen Knochen, evtl. Neurokompression und kardialem Zustand:

▶ Stockentlastung, falls gewichtstragender Knochen betroffen ist und Belastungsschmerzen intensiv sind,
▶ NSA gegen die Entzündungsschmerzen,

Osteitis deformans Paget

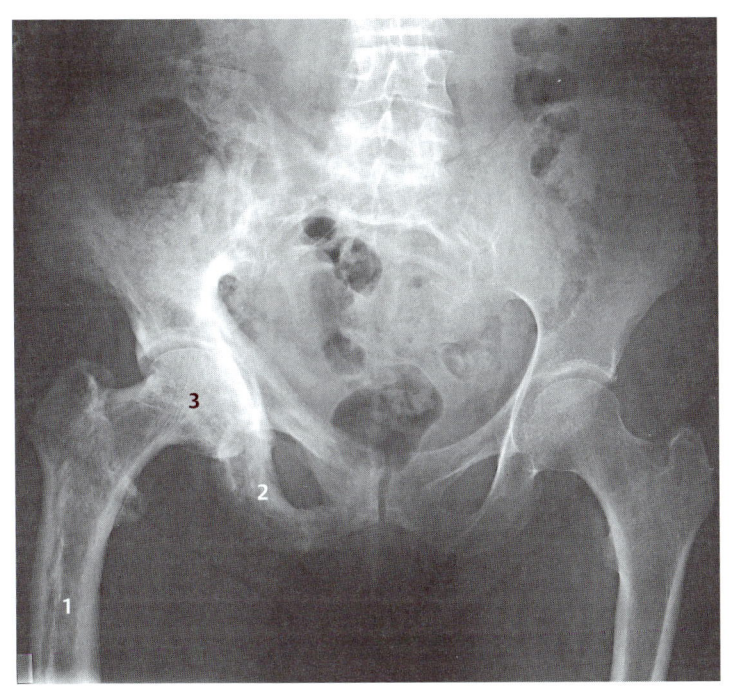

Abb. 10.**5 Osteitis deformans Paget.** Massive Verbreiterung, Auflockerung und Verbiegung des Femurkortex (1) und des Sitzbeines (2). Strukturveränderung auch des Femurkopfes (3).

▶ Osteoklastenhemmer (Bisphosphonate, Kalzitonin): Bisphosphonate üben oft eine anhaltendere Wirkung im Vergleich zu Kalzitonin aus. Indikation: anhaltende Schmerzen, Gefahr der Neurokompression, gelenknahe Lokalisation, anhaltend stark erhöhte alkalische Phosphatase.
▶ Kalzitonin als Osteoklastenhemmer parenteral oder nasal, meist binnen kurzer Zeit lindernd.

Prognose und Verlauf

Selbstlimitierender Verlauf ebenso möglich wie chronisch rezidivierende Persistenz. Sarkomatöse Entartung ist selten.

Erbliche Defekte der Kollagensynthese

Die *Osteogenesis imperfecta* ist die Folge einer genetisch disponierten Unfähigkeit, quantitativ oder qualitativ normales Knochenkollagen (Kollagen Typ I) zu bilden. Dies resultiert in instabilen Kollagenhelices, was zu erhöhter Knochenbrüchigkeit, speziell der langen Röhrenknochen, führt, aber potentiell auch zu einer Osteoporose der Wirbelsäule, einer Hyperlaxität der Gelenkbänder und -kapseln und der Wirbelsäule sowie zu Zahnbildungs-, Sklera-, Herzklappen- und Hautveränderungen. Die betroffenen Knochen frakturieren bereits im Kindesalter.

Tumorbefall des Knochens

Tumorbedingte Knochenschmerzen infolge von Malignommetastasen (Bronchus-, Prostata-, Mamma-, Uterus-, Schilddrüsenkarzinom), eines Myeloms oder den selteneren Sarkomen können durch Mikro- oder Makrofrakturen, Überdruck, reaktive Entzündung und andere Pathomechanismen entstehen. Sie verursachen häufig intensive Nachtschmerzen, kaum unterscheidbar von Entzündungsschmerzen, sind also tagsüber und nachts vorhanden, und oft auf hochdosierte NSA bzw. auf Kortikoide ansprechend sowie auf neuere parenterale Bisphosphonate.

Therapie. Führt der Tumor zu einer Hyperkalzämie, sind u. a. Bisphosphonate (z. B. Clodronat, Pamidronat, Tiludronat oder Alendronat) indiziert. Gegen die Tumorschmerzen können allerdings oft weder Bisphosphonate nach Kalzitonin viel ausrichten. Genügen NSA alleine nicht, empfiehlt sich die Kombination mit einem narkotischen Analgetikum oder auch mit transkutaner elektrischer Nervenstimulation (TENS), bei sehr schweren Schmerzzuständen mit Opiaten über einen epiduralen Verweilkatheter oder elektronischer, vom Patienten selbst gesteuerter intravenöser Zufuhr (PCA [patient controlled administration]).

In geeigneten Fällen lassen sich auch mit palliativen Rekonstruktionsoperationen, z. B. der Wirbelsäule, beeindruckende Resultate erzielen. Manchmal hilft auch die palliative Strahlentherapie. Nebst diesen symptomatischen Maßnahmen kommt je nach Tumorart die onkologische Chemotherapie in Frage.

Literatur

Kanis, J. A.: Pathophysiology and Treatment of Paget's Disease of Bone. Bartin Dunitz, London 1991

Kanis, J. A.: Osteoporosis, Blackwell Science, Oxford 1994

Kanis, J.A.: Osteoporose. Blackwell Wissenschaft, Berlin 1995

Marcus, R., D. Feldman, J. Kelsey: Osteoporosis. Academic Press, San Diego 1996

Ringe, J. D.: Osteoporose: postmenopausale, senile, sekundäre und Osteoporose des Mannes. Thieme, Stuttgart 1995

Reid, D. M.: Osteoporosis: Baillieres clin. Rheumatol. 7 (1993) 421–640

11. Weichteilrheumatische Syndrome

B. A. Michel

Definition

Der Begriff Weichteilrheumatismus umfaßt verschiedene schmerzhafte Syndrome des Bewegungsapparats, die in der Regel auf lokalisierte Erkrankungen von Sehnen, Sehnenscheiden, Bändern, Schleimbeuteln, Muskeln, Binde- und Fettgewebe zurückgeführt werden können. Häufig sind Tendomyopathien in der Nachbarschaft von größeren Gelenken wie Schulter- oder Hüftgelenk. Primär entzündliche Grunderkrankungen wie Myositiden werden dabei ausgeschlossen.

Die Diagnostik der weichteilrheumatischen Syndrome stützt sich ausschließlich auf Anamnese und klinische Befunde, zumal spezifische Bluttests fehlen. Obwohl gelegentlich keine sichere Ursache für weichteilrheumatische Syndrome gefunden werden kann, lassen sich nicht selten auslösende Faktoren identifizieren wie beispielsweise mechanische Überlastungen, insbesondere ungewohnte Belastungen, chronisch repetitive Tätigkeiten, Mikrotraumen, degenerative oder entzündliche Gelenk- bzw. Wirbelsäulenerkrankungen, physikalische Einflüsse wie Feuchtigkeit und Kälte sowie psychische Faktoren.

Weichteilrheumatische Beschwerden zählen zu den häufigsten Klagen in der rheumatologischen Praxis und führen nicht selten zu vorübergehender Arbeitsunfähigkeit. Gelegentlich neigen sie zu rezidivierendem Auftreten.

Periarthropathie der Schulter

- ▶ Synonyme: Periarthropathia humeroscapularis, Periarthritis humeroscapularis
- ▶ Englisch: Periarthritis
- ▶ Französisch: Périarthropathie/Périarthrite scapulo-humérale
- ▶ Italienisch: Periartropatia omero-scapolare

Allgemeines

Das humeroskapulare Gelenk wird kranial, dorsal und ventral von einer Sehnen-Muskel-Platte (Rotatorenmanschette) überdacht (Abb. 11.1). Diese Rotatorenmanschette setzt sich aus dem M. supraspinatus (Abduk-

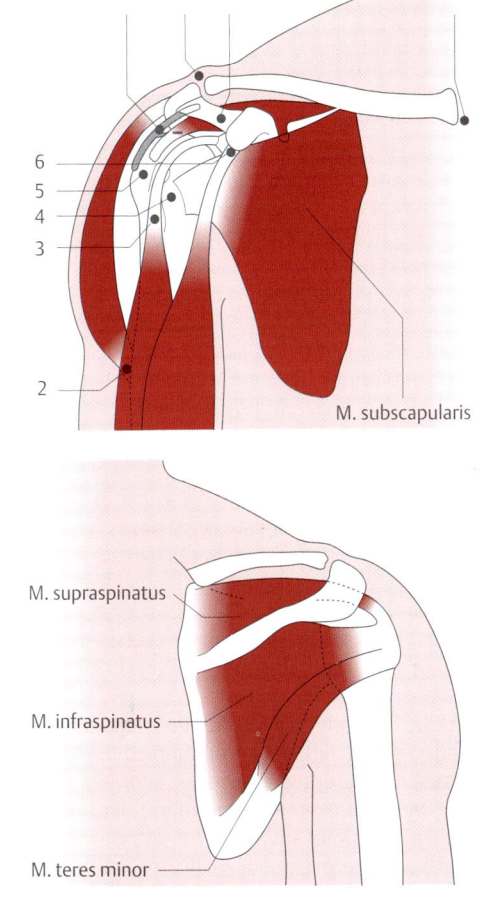

Abb. 11.**1 Sehnen-, Schleimbeutel-, Muskel- und Insertionsverhältnisse der Schulter (von ventral und dorsal).**
1 Sternoklavikulargelenk
2 Ansatz M. deltoideus
3 Sulcus intertubercularis
  M. biceps longus
4 Tuberculum minus
  M. subscapularis
5 Tuberculum majus
  M. supraspinatus,
  M. infraspinatus,
  M. teres minor
6 Korakoid
  M. biceps brachii
7 Bursa subacromialis
8 Akromioklavikulargelenk
9 Lig. coraco-acromiale

tion), dem M. subscapularis (Innenrotation) sowie dem M. infraspinatus und M. teres minor (Außenrotation) zusammen. Schmerzhaftigkeit bzw. Abschwächung der einzelnen Muskelfunktionen bei Prüfung gegen Widerstand (resistive Prüfung) geben Aufschluß über die Erkrankung der entsprechenden Anteile der Rotatorenmanschette. Erkrankungen der Bursae (insbesondere Bursa subdeltoidea/Bursa subacromialis) sowie des Akromioklavikulargelenks (meist degenerative Veränderungen) können zum Krankheitsbild der Periarthropathie der Schulter beitragen.

Ätiopathogenese

Meist spielen Abnützungen in Muskel- und Sehnenanteilen eine wesentliche Rolle in der Krankheitsentstehung *(degenerative Veränderungen)*. Nicht selten treten bei fortgeschrittener Erkrankung unvollständige und totale *Rupturen* auf, wobei insbesondere die Supraspinatussehne und die lange Bizepssehne betroffen sein können. Solche Rupturen werden häufig durch ein Trauma begünstigt, in der Regel sind die betreffenden Sehnenanteile aber bereits vorgeschädigt. Nicht selten besteht zwischen Akromion bzw. Lig. coraco-acromiale und Humeruskopf ein relativer Engpaß (degenerative Veränderungen, Hyperostose des Akromions), der die Abnützungsveränderungen der Rotatorenmanschette begünstigt und zu Einklemmungserscheinungen *(Impingement)* führen kann. Gelegentlich *Einsteifung der Schulter* durch Fibrosierung der Gelenkkapsel *(retraktive Kapsulitis)*. Die *Periarthropathie* kann in jedem Alter auftreten, das Häufigkeitsmaximum liegt im sechsten Lebensjahrzehnt. Männer und Frauen sind etwa gleich häufig befallen.

Periarthropathie infolge Sehnendegeneration (Periarthropathia tendopathica)

Die Periarthropathia tendopathica ist die häufigste Form der Periarthropathie. Jeder Muskel bzw. Muskelsehnenansatz im Bereich des Schultergelenks kann betroffen sein, am häufigsten jedoch die lange Bicepssehne (Druckdolenz über Sulcus intertubercularis), M. supraspinatus (Druckdolenz über Tuberculum majus) sowie kurzer M. biceps (Druckdolenz am Korakoid). Auftreten akut, einmalig oder gelegentlich rezidivierend, seltener chronisch.

Bewegungsschmerzen sind besonders in Muskelfunktionsrichtung vorhanden, Belastungen sind schmerzhaft bei kombinierten Bewegungen, insbesondere bei erhöhter Armstellung. Typischer „schmerzhafter Bogen" zwischen 30 und 120° bei Supraspinatussehnenerkrankung. Gelegentlich Kalkablagerungen subakromial sowie im Verlauf der Supraspinatussehne (Periarthropathia humeroscapularis calcarea) (Abb. 11.**2**).

Akute Periarthropathie

Bei der akuten Periarthropathie steht ein nicht gezielt lokalisierbarer, außerordentlich starker Dauerschmerz der gesamten Schulter im Vordergrund. Die Schulter kann schmerzbedingt nicht mehr bewegt werden. Ursachen bilden durchbrechende Kalkherde in Bursa oder Schultergelenk mit sekundärer Kristallsynovitis. Gelegentlich führen auch perakute Tendinosen im Schulterbereich besonders nach Überlastungen zur akuten Form. Durchgebrochene Kalkablagerungen lösen sich in der Regel nach mehreren Wochen spontan auf.

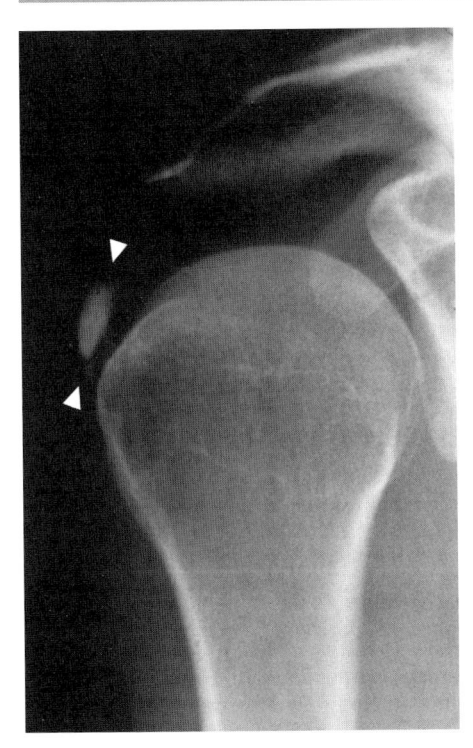

Abb. 11.2 Konventionelles Röntgenbild des Schultergelenks. Amorpher Kalkschatten im Bereich der Supraspinatussehne (Pfeilspitzen).

Eingefrorene Schulter
(Periarthropathia humeroscapularis ankylosans, frozen shoulder)

Die eingefrorene Schulter entsteht infolge einer Kapselschrumpfung, meist schleichend nach chronischer Periarthropathie oder ohne erkenntliche Ursache. Nicht selten bei Diabetes mellitus, nach einer posttraumatischen Ruhigstellung, nach einem Herzinfarkt. Schulternahe Lungenerkrankungen sind auszuschließen (Pancoast-Tumor). Teilweise oder vollständige Blockierung der Beweglichkeit mit entsprechender Behinderung im Alltag. Meist Rückbildung spontan nach 2–3 Jahren.

Pseudoparetische Schulterperiarthropathie
(Periarthropathia humeroscapularis pseudoparetica)

Die pseudoparetische Schulterperiarthropathie ist eine posttraumatische oder nach abrupten Bewegungen auftretende Pseudoparese, meist nach vorbestehender degenerativer Rotatorenmanschettenerkrankung. Eine vollständige oder teilweise Ruptur der Rotatorenmanschette bildet das pathologische Korrelat, in der Regel mit hauptsächlicher Beteiligung der Supraspinatussehne.

Klinisch bleibt die passive Beweglichkeit erhalten, während eine aktive Abduktion und auch eine Außenrotation unmöglich sind.

Behandlung

Ziel der Behandlung jeder Periarthropathie ist das Erreichen von Schmerzfreiheit und die Wiederherstellung der Funktion. In akuten Phasen ist eine Kältebehandlung angezeigt, in subakuten bis chronischen Phasen eine Wärmeapplikation. Lokalinfiltrationen mit Kortikosteroiden sind bei Insertionstendopathien und akuter Periarthropathia humeroscapularis infolge Kristallsynovitis hilfreich, evtl. kurzfristig zu wiederholen. NSA bzw. Analgetika zur Schmerzbekämpfung. Funktionelle Behandlung passiv und aktiv im Sinne einer Mobilisation und Kräftigung, ohne Schmerzverstärkung.

Verlauf und Prognose

Akute Schulterperiarthropathie. Rückbildung der Akutphase innerhalb weniger Tage bis Wochen, weiterer Verlauf entsprechend der Ursache.

Rotatorenmanschettenläsionen. Bei einem Einklemmungssyndrom (Impingement) aufgrund eines anatomischen Engpasses meist chronisch rezidivierender bis chronisch progredienter Verlauf. Die Bildung von Teilrupturen bis zu einer Totalruptur ist möglich. Letzteres ist durch eine Operation funktionell verbesserungsfähig.

Eingefrorene Schulter. Variabler Verlauf meist in 3 Phasen: schmerzhafter Beginn, Ankylosierung und schließlich spontane Lösung bzw. Wiederherstellung der Funktion, in der Regel innerhalb von 3 Jahren.

Insertionstendopathien (Enthesiopathien)

- Englisch: Enthesiopathies
- Französisch: Enthésiopathies
- Italienisch: Entesiopatie

Definition

Insertionstendinopathien sind schmerzhafte Zustände im Bereich von Sehnenansätzen. Diese können Folge von mechanischer Sehnenüberlastung, von strukturellen Sehnenveränderungen (hyperostotisch, degenerativ) sowie von Sehnenentzündungen (Enthesitis) aufgrund von Kristallablagerungen oder anderen entzündlichen Erkrankungen sein.

Epikondylopathie des Ellbogens (Epicondylopathia humeri lateralis, „Tennisellbogen")

- ▶ Synonyme: Epicondylitis humeri radialis
- ▶ Englisch: Epicondylitis, Tennis elbow
- ▶ Französisch: Epicondylite
- ▶ Italienisch: Epicondilite

Definition

Die Epikondylopathie des Ellbogens ist eine Insertionstendinose der Extensoren von Hand und Fingern, meist infolge von Fehl- bzw. Überbelastungen (meist repetitiv chronische Belastung). Schmerzen treten bei Belastung auf, im akuten Stadium auch in Ruhe, über dem lateralen Epikondylus, meist insbesondere nach distal ausstrahlend. Die Dorsalextension im Handgelenk gegen Widerstand ist schmerzhaft.

Behandlung

Die Behandlung erfolgt durch Ruhigstellung (Handgelenkstabilisationsschiene, insbesondere während der Nacht), lokale Kältetherapie im akuten Stadium, evtl. Infiltration des Extensorenansatzes mit lokalem Anästhetikum und Kortikosteroiden. Dehnung und Kräftigung der Muskulatur sowie ergonomische Anpassung als Sekundärprophylaxe.

Periarthropathie der Hüfte (Periarthropathia coxae)

- ▶ Englisch: Periarthritis of the hip
- ▶ Französisch: Périarthrite coxo-fémorale
- ▶ Italienisch: Periartropatia dell'anca

Definition

Eine Periarthropathie der Hüfte entsteht durch Insertionstendinosen im Bereich des Trochanter major, insbesondere der Abduktoren (Mm. glutaei, Tractus iliotibialis). Auch Bursitiden im Bereich des Trochanter major können eine Periarthropathie auslösen. Die Periarthropathie der

Hüfte begleitet oft eine Hüfterkrankung oder ein lumbospondylogenes Syndrom, kann jedoch auch isoliert auftreten.

Schmerzen treten anfänglich bei Belastung auf (insbesondere Abduktion, Beckenstabilisierung), später auch in Ruhe. Oft bestehen starke regionale Schmerzen beim Liegen auf der entsprechenden Seite. Es ist eine Schmerzausstrahlung entlang des lateralen Oberschenkels sowie gegen den Beckenkamm vorhanden.

Schmerzhafte Palpation der Muskelinsertionen, des Tractus iliotibialis und oft auch der Mm. glutaei. Passive Muskelanspannung bei kombinierter Flexion/Adduktion des Oberschenkels löst Beschwerden aus.

Behandlung

Ziel der Behandlung ist die Analgesie. Geeignete Mittel sind Lokalinfiltration, Ultraschall, in der akuten Phase Kälteapplikation, in der chronischen Phase Muskeldehnung und Kräftigung.

Sehnen- und Sehnenscheidenentzündungen

■ Tendovaginitis de Quervain

- ▶ Synonyme: Paratendinitis/Paratendinitis de Quervain
- ▶ Englisch: De Quervains's tenosynovitis
- ▶ Französisch: Tendovaginite de Quervain
- ▶ Italienisch: Tendinite di de Quervain

Definition

Die Tendovaginitis de Quervain ist eine entzündliche Erkrankung der gemeinsamen Sehnenscheide von langem Daumenabduktor und kurzem Daumenextensor über dem Processus styloideus radii. Ursächlich sind meist mechanische Überlastungsfaktoren, gelegentlich in Begleitung einer Rhizarthrose. Die Palpation der Sehnenscheide ist schmerzhaft, bei aktiver Flexion/Extension fühlbares Krepitieren.

Behandlung

Behandlung im Akutstadium mit Ruhigstellung (Handgelenk-Daumen-Schiene), Kälte, evtl. Kortikosteroidinfiltration. Selten ist eine operative Behandlung notwendig.

Peritendinitis der Achillessehne

- ▶ Englisch: Achilles' tendinitis
- ▶ Französisch: Tendinite achilléenne
- ▶ Italienisch: Tendinite del tendine di Achille

Definition

Die Peritendinitis ist ein Reizzustand der Achillessehne mit druckempfindlicher Schwellung des peritendinösen Gewebes (keine Sehnenscheide!).

Die Entstehung erfolgt in der Regel durch eine Fehl- bzw. Überlastung meist chronischer Art (Sport, einseitige Belastung). Häufig findet sich eine Peritendinitis ein- oder beidseitig im Rahmen von Spondylarthropathien. Diese als Enthesitis bezeichnete Entzündung kann gelegentlich Erstmanifestation einer Spondylarthropathie sein. Schmerzhafte Palpation der distalen Achillessehne sowie des angrenzenden Fersenbeins. Druckempfindliche, meist derbe Auftreibung der Achillessehne. Schmerzen beim Zehengang sowie auf harter Unterlage.

Behandlung

Im akuten Stadium Entlastung, Kälte. Anschließend Verabreichung von lokalen Antiphlogistika, leichte Absatzerhöhung der Schuhe mit weicher Sohle (Cave: Infiltration mit Kortikosteroiden kann zu Nekrosen führen).

Fibromyalgiesyndrom

- ▶ Synonyme: generalisierte Tendomyopathie, generalisierter Weichteilrheumatismus
- ▶ Englisch: Fibromyalgia syndrome
- ▶ Französisch: Syndrome de Fibromyalgie
- ▶ Italienisch: Fibromialgia

Definition

Diese generalisierte Tendomyalgie ist durch großflächige, symmetrisch angelegte diffuse Schmerzen mit vegetativen Symptomen sowie charakteristischen schmerzhaften Druckpunkten an Muskeln und Muskelansätzen gekennzeichnet.

Epidemiologie

Etwa 2% der erwachsenen Bevölkerung (Frauenanteil ca. 90%) sind von dieser Erkrankung betroffen. Ein gehäuftes Auftreten zwischen dem 30. und 60. Lebensjahr wurde festgestellt.

Ätiopathogenese

Wahrscheinlich handelt es sich um eine gestörte Schmerzverarbeitung. Der genaue Mechanismus ist unbekannt, psychogene Teilfaktoren sind wahrscheinlich.

Subjektive Beschwerden

Großflächige, dumpfe Schmerzen im Bereich des ganzen Rückens und der Extremitäten (klinisches Bild wie bei den multiplen Periarthropathien). Die Schmerzen sind wenig belastungsabhängig, starke Wetterfühligkeit. Anamnestisch treten oft Schlafstörungen auf.

Klinik

Die Druckschmerzpunkte sind in der Regel streng symmetrisch (Abb. 11.**3**) (klassisch: oberer M.-trapezius-Anteil, M.-supraspinatus-, M.-levator-scapulae-Ansatz, Epikondylen des Humerus, Trochanter major, äußerer oberer Glutäalquadrant, u. a.). Typischerweise sind Kontrollpunkte (z. B. anderer Muskel, Klavikula) nicht oder deutlich weniger druckdolent. In der Regel sind vegetative Symptome wie Müdigkeit, Schlafstörungen und Kopfschmerzen vorhanden. Typisch depressive Stimmungslage.

Labor und radiologische Befunde

Unauffällig.

Behandlung

Hier ist eine verständnisvolle Begleitung nötig. Bewußter Verzicht auf unfruchtbare Behandlungen (NSA, Analgetika, Tranquilizer, Hypnotika, passive physikalische Therapiemaßnahmen). Eine Psychotherapie ist – wo indiziert – sinnvoll. Die Konditionierung mit stufenweisem Fitnesstraining ist einen Versuch wert. Die Gabe von trizyklischen Psychopharmaka (z. B. Amitriptylin) erwies sich bei einzelnen Patienten als hilfreich.

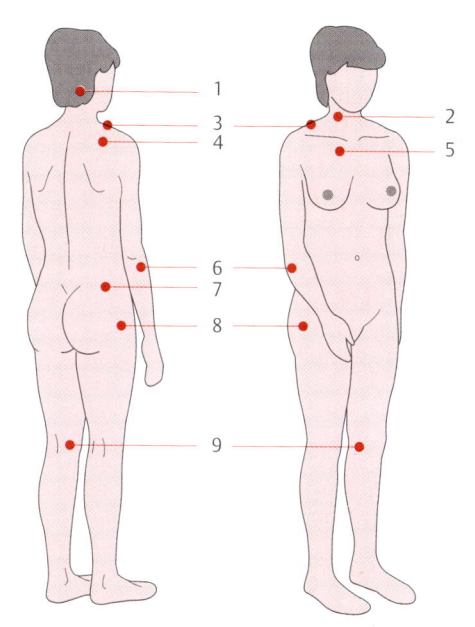

Abb. 11.3 Typische Druckschmerzpunkte bei Fibromyalgiesyndrom.
1. Ansatz Subokzipitalmuskulatur
2. Processus transversus C5–C7
3. Mitte des Oberrands des M. trapezius
4. Ansatz des M. supraspinatus über der Spina scapulae am medialen Skapularand
5. lateral des zweiten Kostosternalgelenks
6. 2 cm distal des Epicondylus radialis
7. oberer äußerer Quadrant der Glutäalmuskulatur
8. dorsal des Trochanter major
9. mediales Fettpolster proximal des Kniegelenkspalts

Verlauf und Prognose

Meist Therapieresistenz („Alles wurde gemacht, nichts hilft."). Chronischer Verlauf mit Besserungstendenz nach der Menopause.

Nerveneinklemmungssyndrome

Das Karpaltunnel- und das Tarsaltunnelsyndrom bilden die bekanntesten und häufigsten Nerveneinklemmungssyndrome. Das erstere ist weit häufiger. Besonders gefährdet sind Diabetiker und Alkoholkranke.

Karpaltunnelsyndrom

- Englisch: Carpal tunnel syndrome
- Französisch: Syndrome du canal carpien
- Italienisch: Sindrome del tunnel carpale

Definition

Das Karpaltunnelsyndrom ist ein Nervenkompressionssyndrom des N. medianus in der proximalen Handwurzel, welches isoliert oder in Begleitung einer Systemerkrankung (Synovialitis bei Kristall- und systemischen Entzündungen) auftreten kann.

Epidemiologie

Das Karpaltunnelsyndrom tritt sehr häufig bei Frauen auf, in der Hälfte der Fälle beidseitig.

Ätiopathogenese

Der N. medianus wird im Karpaltunnel komprimiert. Mögliche Ursachen sind:

- Tendovaginitis, z. B. im Rahmen systemisch-entzündlicher Erkrankungen
- Raumforderungen nach Traumen, im Rahmen ödematöser Schwellungen usw.,
- Endokrinopathien (z. B. Hypothyreose).

Klinik

Oft schleichender Beginn mit Mißempfindungen und brennenden Schmerzen im Versorgungsgebiet des N. medianus (Finger 1–3 und radiale Hälfte Finger 4). Nachtschmerzen, Ausstrahlung gegen den Unterarm, gelegentlich bis zur Schulter. Im chronischen Stadium findet sich eine Sensibilitätsverminderung und/oder eine Thenaratrophie mit

Kraftabschwächung (Feingriff behindert). Provokation durch Volarflexion im Handgelenk (Phalen-Zeichen) oder Beklopfen des volaren Handgelenks (Tinel-Zeichen). Die ENG bzw. EMG dokumentiert den Ausfall. Sonographisch ist die Beurteilung der Schwellung und die Identifikation der raumfordernden Strukturen möglich.

Behandlung

- Stabilisierende Handgelenkschiene,
- Lokalinfiltration mit Kortikosteroiden,
- evtl. Operation.

Algodystrophie

- Synonyme: Algoneurodystrophie, reflexdystrophisches Syndrom, Sudeck-Syndrom, neurodystrophisches Syndrom, Reflexdystrophie
- Englisch: Reflex dystrophy, Reflex sympathetic dystrophy
- Französisch: Algodystrophie
- Italienisch: Algodistrofia, malattia di Sudeck

Pathogenese

Die genaue Pathogenese ist unklar. Eine multifaktorielle Genese wird angenommen. Verschiedenste Faktoren können dieses Syndrom auslösen, oft finden sich aber keine Ursachen. Ursächlich am häufigsten sind Traumen wie Frakturen, Distorsionen oder Operationen. Nach einer hochakuten Phase mit Hyperämie, ödematöser Schwellung und diffusen ausgeprägten Schmerzen mit Funktionsstörung folgt eine allmähliche Schwellungsrückbildung mit zunehmender Atrophie von Haut, Muskeln und Knochentrabekeln. Bei fortschreitender Erkrankung können nach unterschiedlicher Latenz zunehmende Funktionsstörungen aufgrund der sekundären atrophen und fibrosierenden Gewebsveränderungen auftreten. Bevorzugt werden die Hände, die Füße und die Knie befallen.

Klinische Sonderformen (Abb. 11.**4** u. 11.**5**)

Schulter-Hand-/Schulter-Arm-Syndrom. Die Kombination einer Periarthropathie der Schulter mit der Reflexdystrophie der Hand wird als Schulter-Hand- bzw. Schulter-Arm-Syndrom bezeichnet. Der Verlauf ist sehr variabel, eine unkomplizierte Ausheilung noch nach 1 Jahr ist möglich.

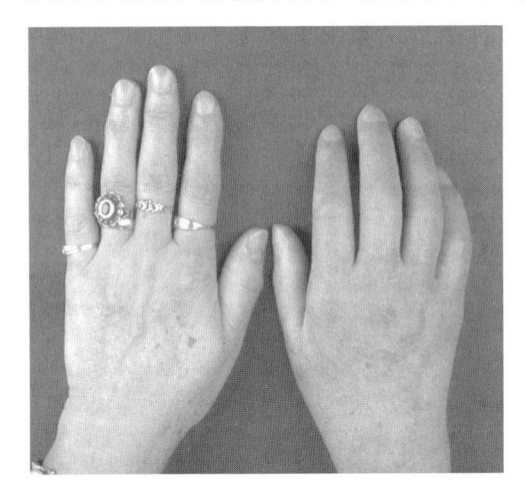

Abb. 11.4 Algodystrophie der Hand im Rahmen eines Schulter-Hand-Syndroms. Diffuse Schwellung der rechten Hand und Streckunfähigkeit der Langfinger.

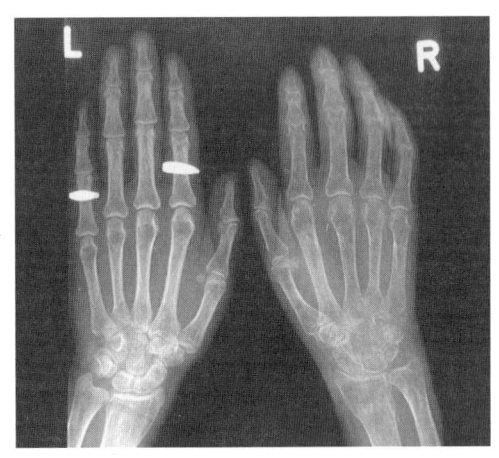

Abb. 11.5 Radiologische Merkmale der Algodystrophie (gleiche Hand wie in Abb. 11.4). Diffuse Demineralisation der rechten Hand, vor allem im Handgelenksbereich.

Transitorische Osteoporose. Diese regionale, vorübergehende Osteoporose betrifft vor allem die Hüften und die Knie. Sie ist im akuten Stadium sehr schmerzhaft (Ruhe- und Belastungsschmerzen), heilt aber unter Entlastung in der Regel aus.

Radiologische Befunde

Radiologisch typisch ist die diffuse, oft bereits im Frühstadium fleckige, gelenknahe betonte Osteopenie.

Behandlung

Die akute Algoneurodystrophie mit Schwellung verlangt eine konsequente Hochlagerung sowie die Applikation von (milder) Kälte. Kortikosteroidstöße und/oder Kalzitonin haben sich im Frühstadium bewährt. Eine angepaßte und konsequente Bewegungstherapie wird im weiteren Verlauf zur Verhinderung von Kontrakturen eingesetzt.

Literatur

Dawson, D. M.: Entrapment neuropathies of the upper extremities. New Engl. J. Med. 329 (1993) 2013–2018

Goldenberg, D. L.: Fibromyalgia, chronic fatigue syndrome and myofascial pain. Curr. Opin. Rheumatol. 8 (1996) 113–123

Hart, L. E.: Exercise and soft tissue injury. Baillieres clin. Rheumatol. 8 (1994) 137–148

Kozin, F.: Reflex sympathetic dystrophy syndrome: a review. Clin. exp. Rheumatol. 10 (1992) 401–409

Refior, H. J.: Clarification of the concept of humeroscapular periarthritis. Orthopäde 24 (1995) 509–511

12. Behandlungsprinzipien

N. J. Gerber

Grundlage jeder Behandlung ist nicht nur die Diagnose, sondern eine klare Problemliste, die als Entscheidungshilfe Wesentliches beitragen kann, vor allem zur funktionellen, psychosozialen (Lebensqualität) und prognostischen Verbesserung im Rahmen der Therapie (Tab. 12.1).

Tabelle 12.1   Schmerzlindernde Therapien

- Pharmazeutische Harmlosigkeiten: hochverdünnte Medikamente, Salben, Plazebos
- Pharmaka: einfache Analgetika, NSA, Kortikosteroide, neurotrope Medikamente
- Passive physikalische Maßnahmen: z. B. kalte Kompressen, TENS
- Ergotherapie / ergonomische Maßnahmen: z. B. Adaptation des Arbeitsplatzes
- Sozialmedizinische Maßnahmen: z. B. Umschulung

TENS   transkutane elektrische Nervenstimulation

Grundsätzliche Fragen vor dem Behandlungsbeginn

▶ **Frage 1: Liegt eine rein körperliche oder eine vorwiegend psychosoziale Störung vor?**

Da die Behandlungsstrategien grundsätzlich verschieden sind, lohnt es sich, bei jeder gesundheitlichen Störung herauszukristallisieren, ob es sich primär um eine körperliche oder eher um eine psychische oder soziale Störung handelt. Körperlich bedingte Störungen können in der Regel exakt beschrieben und lokalisiert werden, und die Befunde der ärztlichen Untersuchung stimmen meist mit den subjektiven Beschwerden überein. Psychische, psychosomatische bzw. psychosoziale Störungen hingegen fallen durch unpräzise Beschwerdeschilderung, ungenaue oder wechselhafte Lokalisation und Nichtübereinstimmen der Symptome mit den Untersuchungsbefunden auf.

▶ **Frage 2: Benötigt der Patient nur eine Beratung oder eine spezifische therapeutische Intervention?**

Die Patienten haben häufig Angst vor einer möglichen Erkrankung, die aber aufgrund der Untersuchung ausgeschlossen werden kann. In solchen Fällen ist ein informierendes Gespräch die adäquate Therapie. Vielleicht ist es aber eine unbegründete Angst vor schlimmen körperlichen, psychischen, beruflichen oder sozialen Folgen einer tatsächlich bestehenden, aber harmlosen und selbstheilenden Krankheit. Auch hier ist ein klärendes Gespräch die angemessene ärztliche Handlung.

▶ **Frage 3: Handelt es sich um eine körperliche Störung mit hohem Selbstheilungspotential und voraussichtlich kurzem Verlauf?**

Hier genügen Zuhören, Untersuchen, Informieren über den mutmaßlichen selbstheilenden Verlauf, Beruhigung und ggf. Vorschläge für Selbstbehandlungsmaßnahmen.

▶ **Frage 4: Handelt es sich um eine Störung mit hohem Selbstheilungspotential, aber voraussichtlich längerer Dauer?**

Hier kann dem Patienten die Wahl zwischen therapeutischer Intervention und abwartendem Verhalten, ebenfalls ergänzt durch Selbstbehandlungsmaßnahmen, vorgelegt werden. Dieses Vorgehen setzt natürlich voraus, daß er durch die Aufforderung mitzuentscheiden nicht überfordert wird und daß ihm Art, wahrscheinlicher Nutzen, Risiken und mutmaßliche Kosten der möglichen, aber nicht unbedingt nötigen Interventionen bekannt sind.

▶ **Frage 5: Handelt es sich um eine Störung ohne nennenswerte Selbstheilungstendenz oder mit Chronifizierungsgefahr?**

Hier besteht Behandlungszwang, und oft lohnt sich ein frühzeitiges Einholen eines spezialärztlichen Konsiliums.

Patienteninformation

Die Patienteninformation bildet die Grundlage jeder Behandlung. Neben Angaben über das Wesen der Erkrankung sind folgende Hinweise wichtig:

▶ Verlaufsaussichten ohne Behandlung,
▶ Behandlungsmöglichkeiten,
▶ Behandlungsrisiken,
▶ potentielle Komplikationen,

- Auswirkungen auf Berufsfähigkeit,
- Nutzen und Gefahr von Schonung, fehlender, falscher oder undisziplinierter Therapie.

Die offene Aussprache über psychosoziale Probleme, inklusive Sexualprobleme, kann die Patienten sehr entlasten.

Wann sollen Analgetika, wann nichtsteroidale Antiphlogistika (NSA) eingesetzt werden?

Nicht jede rheumatische Erkrankung erfordert den Rezeptblock oder die Spritze. Besteht jedoch erheblicher Leidensdruck infolge von Schmerzen, muß die Entscheidung zwischen Analgetika und NSA gefällt werden. *Analgetika* sind vor allem bei Schmerzen mechanischer Ursache indiziert, z. B. bei akuten Wirbelfrakturen infolge einer Osteoporose, bei Schmerzen infolge einer Fehlbelastung, einer Arthrose oder bei Rückenschmerzen degenerativer Ursache. Die *NSA* wirken am besten bei Erkrankungen eindeutig entzündlicher Ursache sowie bei tumorbedingten Schmerzen.

Analgetika

Analgetika wirken teils im ZNS, teils im peripheren Nervensystem, einige zudem fiebersenkend. Sie haben einen geringen oder gar keinen Einfluß auf den Prostaglandinstoffwechsel und sind nicht wesentlich entzündungsdämpfend, haben aber auch nicht die entsprechenden Nebenwirkungen. Dies ist ein Vorteil für Patienten mit Kontraindikationen gegen NSA, vor allem bei Ulkusanamnese, Antikoagulation und Niereninsuffizienz. Prinzipiell ist zwischen Analgetika ohne (sog. einfache Analgetika) und solchen mit narkotischer Wirkung zu unterscheiden:

Paracetamol (Acetaminophen)

Paracetamol ist das bewährteste einfache Analgetikum. Es hat in therapeutischen Dosen von täglich 3–4mal 0,5–1 g keine nennenswerte narkotische Wirkung und macht weder schläfrig noch fahruntauglich noch arbeitsunfähig. Neben der mittelgradigen, gegen starke Schmerzen allerdings oft ungenügenden analgetischen Wirkung, besitzt Paracetamol auch eine fiebersenkende Wirkung. Kontraindikationen sind eine Leber- und schwere Niereninsuffizienz. Nebenwirkungen sind relativ selten (allergische Hautreaktionen). Die Gefahr der psychischen Abhängigkeit (Gewöhnung) ist sehr gering.

Analgetika **215**

Kodein

Kodein ist ein bewährtes narkotisches Analgetikum. Es soll für starke, vorübergehende Schmerzen reserviert bleiben. Die Einzeldosis beträgt 25–50 mg, die relativ kurze Wirkdauer bedingt Verabreichungsintervalle von höchstens 3–4 Stunden. Die Tagesdosis soll 200–300 mg nicht überschreiten. Unerwünschte Wirkungen sind die fast obligate Obstipation, Schläfrigkeit, Fahr- und meist auch Arbeitsuntauglichkeit. Auch kann eine gewisse Abhängigkeit entstehen. Aufgrund der atemdepressiven Wirkung ist bei gleichzeitigem Einsatz anderer zentraldämpfender Medikamente, wie Schlaf- und Beruhigungsmittel, Vorsicht geboten.

Morphin

Morphin ist das klassische Analgetikum mit narkotischer Wirkung und ist wegen seines recht hohen Suchtpotentials bei rheumatischen Erkrankungen nur selten indiziert, z.B. bei voraussichtlich nur kurzdauernden, unerträglichen Schmerzen. Besonders wertvoll ist es bei Schmerzen aufgrund von Knochenmetastasen. Für die peri- oder intradurale Verabreichung, etwa mit Verweilkatheter, genügen wesentlich kleinere Dosen mit entsprechend geringeren Gefahren bzgl. Sucht, Schläfrigkeit usw. Bei oraler Verabreichung sinkt die Bioverfügbarkeit erheblich, da bei der ersten Passage durch die Leber ein großer Teil inaktiviert wird. Sie ist aber in den meisten Situationen einer parenteralen Injektion vorzuziehen, da sie adäquatere Intervalle und die Unabhängigkeit von medizinischem Personal erlaubt. Für orale Morphingaben stehen die wäßrige Lösung (Wirkdauer wenige Stunden) und die Retardtabletten (Wirkung 8–12 Stunden) zur Verfügung. Als Einzeldosis genügen oft 10 mg in Tropfenform. Benötigt der Patient aber eine dauerhafte Schmerzlinderung, hilft Morphinsulfat Retard, initial alle 12 Stunden 1 Tablette zu 30 mg, reicht dies nicht aus, Verkürzung des Verabreichungsintervalls auf 8 oder gar 6 Stunden oder Erhöhung der Einzeldosis auf 40–60 mg, gelegentlich auch mehr. Nebenwirkungen sind Arbeitsunfähigkeit, Schläfrigkeit, Fahruntauglichkeit und Obstipation, nicht selten auch Nausea.

Die parenterale Verabreichung (subkutan, intramuskulär, intravenös) ist relativ selten indiziert. Sie verursacht höhere Spitzenkonzentrationen und damit mehr Nebenwirkungen als die orale Gabe und wirkt weniger lang, weshalb sie der oralen oder rektalen Verabreichung oft deutlich unterlegen ist.

Zahlreiche andere Opioide, wie z.B. Tramadol, Tilidin oder Pentazocin, üben grundsätzlich dieselbe Wirkung, aber auch dieselben unerwünschten Wirkungen aus (Schläfrigkeit, Verkehrsuntauglichkeit, Abhängigkeitsgefahr, Obstipation).

Vor Beginn jeder Analgetikatherapie sind angesichts der potentiellen Gefahren folgende Fragen zu klären:

- Ist das Analgetikum wirklich nötig?
- Ist der zu erwartende Gewinn so groß, daß er die Risiken der Medikation aufwiegt?
- Besteht ein erhöhtes Risiko für unerwünschte Wirkungen (Kumulation infolge Leber- oder Niereninsuffizienz, Verwirrungszustände bei hohem Alter, Unzuverlässigkeit, Suchtpersönlichkeit)?

Führt eine analgetische Therapie nicht innerhalb von 12 Stunden zum Erfolg, stellen sich folgende Fragen:

- Präparat genügend potent?
- Verabreichungsweg angemessen?
- Dosierung genügend hoch?
- Verabreichungsintervall adäquat?

NSA

Nichtsteroidale Entzündungshemmer gehören zu den meistverordneten Medikamenten, aber auch zu den häufigsten Verursachern iatrogener Schäden. Gute Indikationen sind entzündliche Prozesse, weniger eindeutige sind Schmerzzustände nichtentzündlicher Genese.

Die Tab. 12.**2** enthält eine Auswahl von NSA, eingeteilt in ähnliche Stoffgruppen, mit wichtigen Kenndaten. Die Plasmahalbwertszeit ($t/_2$) ist je nach Substanz verschieden. Ist sie kurz (1–3 Stunden), sind entsprechend kurze Verabreichungsintervalle von höchstens 4 Stunden nötig, zur Behandlung anhaltender Entzündungsschmerzen also mindestens 4 Dosen täglich (Beispiele: Salizylate, Diclofenac, Ibuprofen, Flurbiprofen, Indometacin, Mefenamin u.a.). Einige dieser Substanzen stehen auch in Retardform zur Verfügung, was ein deutlich längeres Verabreichungsintervall erlaubt.

Bei mittellanger Plasmahalbwertszeit von 8–14 Stunden sind nur noch 2–3 Gaben täglich erforderlich (Beispiele: Naproxen, Sulindac, Etodolac, Azapropazon, Nimesulid u.a.). Sie sind bei Dauerschmerzen und auch gegen Nachtschmerzen geeignet.

NSA mit langer, oft mehrtägiger Halbwertszeit sichern eine ausgeglichenere Wirksamkeit, eine anhaltendere schmerzstillende Wirkung und Vorteile bzgl. der Compliance, da sie nur einmal täglich eingenommen werden müssen. Dafür treten gewisse Nebenwirkungen, Gastrointestinalblutungen, etwas häufiger und stets längerdauernd auf. Bei einer Behandlung von nur wenigen Tagen Dauer treten diese Nachteile aber

Tabelle 12.2 Auswahl einiger NSA

Stoffgruppe	Generischer Name	Markenprodukt-Beispiele	Besonderheiten	Einzeldosis in mg	$t/_2$ (h)	Verabreichungsintervall (h)	Höchstzulässige Tagesdosis mg/kg/Tag bei intakter Nierenfunktion
Salizylate	Azetylsalizylat	Aspirin	billig	500–1000	2–3	4	80
	Aloxiprin	Rumatral	billig, dünndarmlöslich	500–1000	2–3	4	80
	Lysinazetylsalizylat	Aspegic	flüssig injizierbar	500–1000	2–3	4	80
		Alcacyl		500–1000	2–3	4	80
	Diflunisal	Unisal		250–500	8–12	12	15
Phenylessigsäuren	Diclofenac	Voltaren	auch injizierbar Retardform	50–70 100	1–2	4 12	3 3
Indol-, Inden-Heteroarylessigsäuren	Indometacin	Indocid/Amuno Indocid Retard	auch injizierbar Retardform	25, 50 75	4–5	4 12	3 3
	Sulindac	Clinoril		100–200	16	12	7
	Tolmetin	Tolectin	ProDrug	400	2–5	6	35
	Etodolac	Lodin		200–300	7–8	8–12	20
		Lodin Retard	Retardform	600		24	20
Naphthylessigsäure	Nabumeton	Balmox	ProDrug, nicht sauer	1000–2000	24	24	30

→

Tabelle 12.2 (Fortsetzung)

Stoffgruppe	Generischer Name	Markenprodukt-Beispiele	Besonderheiten	Einzeldosis in mg	$t_{1/2}$ (h)	Verabreichungsintervall (h)	Höchstzulässige Tagesdosis mg/kg/ Tag bei intakter Nierenfunktion
Propionsäuren	Flurbiprofen	Froben		50–100	3–4	4	3,5
		Froben Retard	Retardform	200		24	3,5
	Ibuprofen	Brufen		400–600	1–2	4	40
		Brufen Retard	Retardform	800		12	40
	Naproxen	Naprosyn		250–500	13	12	15
		Proxen	auch Saft	250–500	13	12	15
		Apranax	auch injizierbar	250–500	13	12	15
Fenaminsäuren	Mefenaminsäure	Ponstan	billig, auch flüssig	500	2	4	35
Pyrazolone	Phenylbutazon	Butazolidin	auch injizierbar	200–300	75	24	5
	Azapropazon	Prolixan	auch injizierbar	300–600	14	8–12	25
Oxicame	Piroxicam	Felden	auch injizierbar	10–20	50	24	0,5
	Tenoxicam	Tilcotil	auch injizierbar, Granulat	20	72	24	0,4
Sulfoanilide	Nimesulid	Aulin		100	~4	12	7

kaum in Erscheinung (Beispiele: Piroxicam, Tenoxicam, Nabumeton, Phenylbutazon).

Gemeinsame Eigenschaften der NSA. Chemisch handelt es sich um schwach saure Substanzen, die in alkalischem Milieu (Großteil des Körpers) ionisiert und wasserlöslich, in saurem Milieu (Magen, Nierenmark, Entzündungsherde) jedoch nichtionisiert und damit lipidlöslich sind. In nichtionisierter Form sind sie fähig, Zellmembranen zu penetrieren und intrazelluläre Schäden zu setzen (Schleimhautulzera). Pharmakokinetisch sind die NSA durch die rasche und vollständige Resorption im Darm und die sehr hohe Bindungsaffinität für Albumin im Blut charakterisiert. Sie werden in der Leber zu meist inaktiven Metaboliten umgewandelt. Die Ausscheidung erfolgt vorwiegend renal. Diese nimmt mit dem Alter ab, so daß bei über 60jährigen nur die Hälfte oder 2/3 der üblichen Dosis verabreicht werden sollten. Dasselbe gilt bei untergewichtigen und sehr kleinen Menschen. Pharmakodynamisch führt ihre hemmende Wirkung auf die Zyklooxygenase, und damit u. a. auf die Prostaglandin-E_2- und Thromboxan-A_2-Bildung, zu einer entzündungs- und thrombozytenaggregationshemmenden Wirkung. Daraus lassen sich auch die wichtigsten unerwünschten Wirkungen ableiten. Sie sind um so häufiger, je potenter ein NSA ist und je höher es dosiert wird (Tab. 12.**3**). Die Existenz selektiver COX-2-Hemmer ist noch umstritten.

Komedikation mit anderen Medikamenten. In folgenden Situationen können unerwünschte Wirkungen auftreten:

- mit Diuretika vermehrte Kochsalz- und Wasserretention,
- mit den Antiepileptika Phenytoin und Valproinsäure Verzögerung des metabolischen Abbaus (Phenytoin-, Valproinsäureintoxikation),
- mit Aminoglykosiden (z. B. Gentamicin) verminderte renale Ausscheidung (Aminoglykosidtoxizität),
- mit Dicumarolantikoagulanzien Verdrängung vom Plasmaeiweiß; die daraus resultierende erhöhte Plasmakonzentration des Dicumarols führt zu Blutungsgefahr,
- mit oralen Antidiabetika der Sulfonylharnstoffgruppe können einzelne NSA durch deren Verdrängung vom Plasmaalbumin zu hohe Plasmakonzentrationen und damit hypoglykämische Zwischenfälle verursachen,
- mit Lithium verminderte renale Lithiumclearance (Lithiumintoxikation).

Tabelle 12.3 Unerwünschte Wirkungen von NSA

- **Gastrointestinal** (Wegfall der zytoprotektiven Wirkung der Prostaglandine im Intestinaltrakt):
  - Dyspepsie, Nausea, Inappetenz, Refluxbeschwerden, Schleimhauterosionen, Ulzera des Magens, seltener des Duodenums, noch seltener des Dünn- oder Dickdarms, Mikro- und Makroblutungen
  - Risikofaktoren für akute Ulkusblutungen: hohe Dosierung, Alter über 60 Jahre, weibliches Geschlecht, Rauchen, täglicher Alkoholkonsum
  - bei Risikopatienten empfehlen sich gastroprotektive Maßnahmen (Tab. 12.**4**).
- **Renal** (Verminderung des renalen Blutflusses infolge Senkung des Prostaglandinspiegels bei älteren Menschen).
  - Verminderung der glomerulären Filtrationsrate, Wasser- und Natriumretention, leichter Blutdruckanstieg, evtl. Kreatininanstieg
  - manifeste Niereninsuffizienz = Kontraindikation gegen NSA
  - Risikofaktoren: Alter über 60 Jahre, Nierenschaden
- **Kutan:**
  - Arzneimittelexantheme
- **Hämostase** (Senkung des Thromboxan-A_2-Spiegels → Thrombozytenaggregationshemmung):
  - azetylierte Salizylate sind während 10 Tagen vor oder nach chirurgischen Eingriffen absolut kontrainduziert wegen irreversibler Thrombozytenaggregationshemmung
  - alle anderen NSA führen zu reversibler Thrombozytenaggregationshemmung
  - deshalb perioperativ Verzicht auf NSA oder höchstens solche mit sehr kurzer $t/_2$
  - bei kurzer $t/_2$ dauert die Thrombozytenaggregationshemmung 1–3 Tage (Diclofenac, Indometacin, Flurbiprofen usw.)
  - bei mehrtägiger $t/_2$ dauert die Thrombozytenaggregationshemmung bis zu 14 Tage (Piroxicam, Tenoxicam, Phenylbutazon)
  - Antikoagulation ist eine relative Kontraindikation gegen NSA oder eine absolute Indikation für medikamentöse Gastroprotektion (Protonenpumpenblocker, z. B. Omeprazol, Prostaglandinanalog Misoprostol oder H_2-Antagonist, z. B. Ranitidin) (Tab. 12.**4**).
- **Knochenmark** (selten Thrombopenie, noch seltener Agranulozytose bzw. Knochenmarkaplasie)
- **Zentralnervös:**
  - Kopfschmerzen, Benommenheit, Schwindel, Nausea, selten Verwirrtheitszustände / exogene Psychose
  - Risikofaktoren: höheres Alter, Untergewichtigkeit, Hypalbuminämie

→

Tabelle 12.3 Unerwünschte Wirkungen von NSA (Fortsetzung)

- ▶ **Leber:**
  - leichtgradige Leberenzymerhöhung, gelegentlich Leberfunktionsstörung
  - bei vorbestehender Lebererkrankung führt verlangsamter Metabolismus zu Kumulation des aktiven Medikaments, da die Umwandlung in inaktive Metaboliten verzögert ist
  - bei hepatogener Hypalbuminämie oder Hypalbuminämie im Rahmen chronischer Entzündungen (z. B. rheumatoider Arthritis) muß die NSA-Dosierung dem verminderten Albumingehalt im Plasma angepaßt werden, da zu hohe Konzentrationen von ungebundenem NSA fatale Nebenwirkungen verursachen können
- ▶ **Bronchien:**
  - bei entsprechender Prädisposition ist Bronchospasmus eine seltenere Komplikation, die zu Asthmaanfällen führen kann
- ▶ **Tonusverlust des Uterus** (Senkung des uterinen Prostaglandinspiegels):
  - die günstige NSA-Wirkung im Einsatz gegen Menstruationsbeschwerden führt im Kontext einer Geburt zu iatrogener Wehenschwäche
- ▶ **Fetale Schäden:**
  - fetaler Prostaglandinmangel kann zu einem vorzeitigen Verschluß des Ductus botalli führen
  - deshalb sind NSA zumindest im letzten Trimenon der Schwangerschaft kontraindiziert (allenfalls Ersatz durch Kortikosteroide)
  - auch Stillende sollten mit Rücksicht auf das Kind keine NSA erhalten

Galenische Modifikationen von NSA. *Retardpräparate* verlängern die Wirkdauer, können aber gelegentlich Dünn- oder gar Dickdarmschäden verursachen. *Suppositorien* sind bzgl. der Bioverfügbarkeit etwas unzuverlässiger als orale Formen und sind in jedem Fall teurer. Bei chronischer Anwendung können sie eine Proktitis verursachen. *Topische Entzündungshemmer* in Gel- oder Salbenform sind bei sehr oberflächlich gelegenen Entzündungen sinnvoll, z. B. Tendovaginits der Fingerflexoren, Epikondylitis des Ellbogens oder oberflächlicher Bursitis. Vorteile sind die gute Verträglichkeit und die Übernahme der Behandlung durch den Patienten. *Injizierbare NSA* zur parenteralen Verabreichung stehen für mehrere Präparate zur Verfügung (Azetylsalizylsäure, Diclofenac, Indometacin, Azapropazon, Ketoprofen, Piroxicam). Sie sind angesichts der guten Bioverfügbarkeit oraler NSA selten indiziert. Der Zeitgewinn von höchstens 20 Minuten wird durch die Nachteile aufgewogen (hohe Plasmakonzentration, Abhängigkeit von der injizierenden Person, Kosten usw.).

Tabelle 12.4 Praktische Empfehlungen für „Magenprotektion" unter NSA

- Indikation für NSA-Dauertherapie periodisch überprüfen
  - wenn die Gabe von NSA unausweichlich ist: Optimierung von Dosis und Intervall
- Wenn trotzdem Abdominalbeschwerden vorhanden sind
  - NSA-Dosis senken
  - Vermeiden von Zusatzrisiken (Rauchen, Alkohol)
  - NSA-Alternative Paracetamol
  - Protonenpumpenblocker (z. B. Omeprazol) oder H_2-Rezeptoren-Blocker (z. B. Ranitidin)
- Bei starken oder trotz obiger Maßnahmen anhaltenden Beschwerden:
  - obere Endoskopie
- Bei Magenulkusanamnese:
  - Prostaglandinanalog (z. B. Misoprostol)
  - evtl. Protonenpumpenblocker (z. B. Omeprazol)
- Bei Duodenalulkusanamnese:
  - Omeprazol
  - H_2-Rezeptoren-Blocker
  - zusätzlich evtl. Heliobaktereradiation
- Bei Antikoagulanzien:
  - synthetisches Prostaglandin (z. B. Misoprostol)
- Bei über 60jährigen
  - fakultativ synthetisches Prostaglandin (z. B. Misoprostol)

Kontrollfragen bei anscheinender Ineffizienz eines NSA:

- Stimmt die Indikation für die Verabreichung eines Entzündungshemmers oder handelt es sich etwa gar nicht um körperlich bedingte, sondern um psychosomatische Schmerzen, gegen die ein NSA naturgemäß nicht wirken kann?
- Stimmt die Einnahmezuverlässigkeit des Patienten?
- Entspricht das Verabreichungsintervall der Plasmahalbwertszeit?
- Sind die Einzeldosen und die Tagesdosis bereits ausgeschöpft oder ist eine Dosiserhöhung noch möglich, selbstverständlich unter Berücksichtigung des Alters, des Körpergewichts, der Nierenfunktion und des Plasmaeiweißgehalts?
- Ist das Medikament genügend lang, d. h. mindestens 10 Tage eingesetzt worden?

Nur wenn alle diese Fragen bejaht werden können, sollte an einen Präparatewechsel gedacht werden. Das Nachfolgepräparat sollte einer anderen Stoffgruppe entnommen werden (Tab. 12.**2**).

Kortikosteroide

Kortikosteroide sind im Prinzip dann indiziert, wenn ein eindeutig entzündlicher Prozeß lebenswichtige Organe bedroht (z.B. Erblindungsgefahr bei Riesenzellenarteriitis, Nierenbefall bei Lupus erythematodes). Gelegentlich müssen aber Kortikosteroide bei entzündlichrheumatischen Erkrankungen auch ohne lebensbedrohlichen Organbefall eingesetzt werden, d.h., wenn die Lebensqualität infolge entzündungsbedingter Schmerzen oder infolge von Behinderungen stark beeinträchtigt ist und nicht hinreichend mit NSA, Analgetika, Physiotherapie und/oder Psychopharmaka verbessert werden kann. Bei entzündlichrheumatischen Erkrankungen muß der Behandlungsplan neu überdacht werden, falls bei oraler Kortikoiddauerbehandlung 7,5 mg Prednison pro Tag nicht ausreichen.

Kontraindikationen gegen Kortikosteroide sind nichtentzündliche Erkrankungen, ungenügende Ausschöpfung nichtsteroidaler Maßnahmen und Infekte.

Verabreichungswege

Orale systemische Verabreichung

Die orale systemische Verabreichung erfolgt einmal täglich morgens und stellt die Norm dar. Die alternierende Verabreichung jeden zweiten Tag ermöglicht zwar mehr als doppelt so hohe Tagesdosen, scheitert aber oft an der Beschwerdezunahme am kortikosteroidfreien Tag und vermag die unerwünschten Kortikosteroidwirkungen auch nicht ganz zu verhindern. Die Verabreichung einer Abenddosis erhöht das Risiko einer sekundären Nebennierenrindeninsuffizienz. Bei einem bereits an einer Nebennierenrindeninsuffizienz erkrankten Patienten kann dies u.U. aber im Sinne der Substitution nötig werden.

Parenterale systemische Verabreichung

Die parenterale systemische Verabreichung (intravenös, intramuskulär) ist nur zur Behandlung schluckunfähiger oder perioperativer Patienten bzw. lebensbedrohlicher Zustände mit sehr hohen Kortikosteroiddosen indiziert, da die Bioverfügbarkeit oraler Kortikosteroiddosen sehr gut ist und rasch erfolgt. Parenterale Pulsbehandlungen, z.B. bei Konnektivitiden, können zu einer Kreislaufbelastung führen, was eine spezielle Überwachung erfordert.

Lokalinjektionen

Lokalinjektionen in Gelenke, Schleimbeutel, Sehnenscheiden oder Sehneninsertionen kommen prinzipiell nur bei lokalisierten Entzündungsprozessen in Frage und dürfen aufgrund der erhöhten Gefahr lokaler Kortikosteroidschäden in der Regel einige wenige Injektionen pro Ort und Jahr nicht überschreiten. Intraartikuläre Injektionen erfordern neben genauen Kenntnissen der Anatomie die strenge Einhaltung der Sterilität: Hautdesinfektion mit feuchter Alkoholkompresse während mindestens 1 Minute, geschlossene Türe und Fenster, Mund-Nasen-Maske für alle im Raum anwesenden Personen ist empfehlenswert.

Präparatewahl für die orale Medikation

Die bestgeeignetsten und kostengünstigsten Präparate sind die *nichtfluorierten* Kortikosteroide Prednison, Prednisolon und Methylprednisolon. Die *fluorierten* Kortikosteroide, z. B. Dexamethason oder Betamethason, besitzen ein höheres Nebenwirkungspotential. Neuere Kortikosteroide, wie z.B. das synthetische Prednisolonderivat Deflazacort oder Cloprednol, haben die postulierte knochensparende Wirkung an größeren Kollektiven über längere Zeit hinweg noch nicht hinreichend belegen können (Tab. 12.5).

Tabelle 12.5   Dosierungsäquivalenz für Kortikosteroide

- ▶ Prednison/Prednisolon 5 mg
- ▶ Hydrokortison 20 mg
- ▶ Kortison 25 mg
- ▶ Deflazacort 6 mg
- ▶ Methylprednisolon 4 mg
- ▶ Triamcinolon 4 mg
- ▶ Cloprednol 2.5 mg
- ▶ Dexamethason 0.75 mg
- ▶ Betamethason 0.75 mg

Gefahren mehrwöchiger täglicher Kortikosteroidverabreichung

Je besser der erreichte therapeutische Effekt ist, desto größer sind in der Regel die Gefahren unerwünschter Wirkungen:

- ▶ Unterdrückung endogener Kortisonsekretion (Nebennierenrindeninsuffizienz)
- ▶ Erhöhung der Infektrate,
- ▶ Hautatrophie und Gefäßfragilität,
- ▶ Osteoporose.

Die Unterdrückung der endogenen Kortisonsekretion erfolgt besonders bei mehr als einmaliger Verabreichung pro Tag sowie bei Tagesdosen von mehr als 7,5 mg Prednison während mehrerer Wochen. Eine Kortikosteroidosteoporose kann sich bei peri- oder postmenopausalen Frauen schon mit Tagesdosen von 7,5 mg Prednison (dosisabhängig innerhalb von Monaten) entwickeln. Die Wirksamkeit präventiver Maßnahmen mit Kalzium, Vitamin D und anderen Substanzen ist noch nicht hinreichend belegt. Hohe Kortikosteroiddosen können zu Knochennekrosen (Femurkopf) führen.

Überwachungsnotwendigkeiten

Kortikosteroidbehandelte Patienten bedürfen der eingehenden und wiederholten Instruktion über die Gefahren der Über- und Unterdosierung, des Auftretens einer relativen Nebennierenrindeninsuffizienz bei Unfällen, Operationen und Infekten. Sie sollten stets einen Medikamentenausweis bei sich tragen, der Auskunft über die aktuelle Kortikosteroiddosis und das verwendete Präparat erteilt. Ärztliche Kontrollen müssen regelmäßig erfolgen, um rechtzeitige Dosisanpassungen (vor allem nach unten) zu ermöglichen und Zeichen der Überdosierung (Vollmondgesicht, Gewichtszunahme usw.), maskierte Infekte oder eine muskuläre Schwäche rechtzeitig erkennen zu lassen (Tab. 12.**6**).

Tabelle 12.**6** Checkliste für periodische Überwachung bei Kortikosteroidtherapie

- ▶ Liegt überhaupt eine kortikosteroidbedürftige Entzündung vor?
- ▶ Wird das Kortikosteroid morgens oder wie verordnet eingenommen?
- ▶ Kann die Tagesdosis gesenkt werden?
- ▶ Zeichen von Hyperkortisonismus?
- ▶ Hinweise auf Nebennierenrindeninsuffizienz?
- ▶ Hinweise auf maskierten Infekt?
- ▶ Zeichen von Kortikosteroidmyopathie?
- ▶ Hinweise auf Kortikosteroidosteoporose?
- ▶ Ernährung ausreichend bzgl. Kalziumgehalt (Tab. 10.**1**)?
- ▶ Genügend Körperbewegung (wichtig für Knochenregeneration)?
- ▶ Vor Wahloperation: perioperative Dosiserhöhung, nötigenfalls parenterale Verabreichung
- ▶ Medikamentenkarte aktualisiert?

Strategie der Dosisreduktion

Dosierungen unter 10 mg täglich. Hier lohnen sich vorsichtigste Reduktionsschritte, z. B. um 1 mg (Wechsel von 5-mg-Tabletten auf 1-mg-Tabletten). Nach mehrmonatiger Therapiedauer sollte nur einmal pro Monat um 1 mg reduziert werden.

Dosierungen über 10 mg täglich. Hier kann oft in 2,5-mg-Dekrementen reduziert werden, wobei nach mehrmonatiger Kortikosteroidbehandlung ein solcher Schritt nicht häufiger als alle 2 Wochen vollzogen werden kann. Vorsichtiger sind Dosisreduktionen nur jeden 2. Tag (alternatives Vorgehen), d. h. an geraden Tagen ursprüngliche, an ungeraden Tagen reduzierte Dosis.

Psychopharmaka

Bei unerträglichen, langdauernden Schmerzzuständen, die auf eine Monotherapie mit Analgetika oder mit NSA ungenügend ansprechen, kann die Schmerzerträglichkeit u. U. durch die Kombination mit einem Psychopharmakon verbessert werden. In Frage kommen sowohl trizyklische Antidepressiva (Amitriptylin, Imipramin, Desipramin u. a.) als auch Tranquilizer (Diazepam u. a.). Ist der Erfolg aber nicht überzeugend, wird das Psychopharmakon mit Rücksicht auf mögliche unerwünschte Wirkungen besser wieder abgesetzt. Besonders die Benzodiazepintranquilizer (z. B. Diazepam, Bromazepam, Oxazepam) besitzen eine extrem lange, mehrtägige Halbwertszeit und oft auch aktive Metaboliten, was sich aus verschiedenen Gründen ungünstig auswirken kann. Deshalb sollten solche Medikamente so rasch wie möglich, spätestens nach einigen Wochen, wieder ausgeschlichen werden.

Myorelaxanzien

Selektive Muskelrelaxanzien ohne zentral sedative Wirkung gibt es eigentlich nicht. Somit können bzgl. der muskelrelaxierenden Wirkung keine nennenswerten Unterschiede zwischen niedrigdosiertem Diazepam einerseits und den als Muskelrelaxanzien bezeichneten Substanzen Baclofen, Chlormezanon, Chlorzoxazon, Orphenadrin, Pridinol und Tizanidin erwartet werden. Einzelne von ihnen liegen in Kombination mit Paracetamol und anderen Analgetika vor.

Schmerzstillende physikalische Therapien (Vischer 1993)

- *Eigenmaßnahmen:* kalte, lauwarme oder warme Wickel, Kompressen, Packungen, elektrisches Heizkissen.
- *Passive physikalische Therapie:* transkutane Elektrotherapie, diadynamische Ströme usw.
- *Physiotherapeutische Konditionsübungen:* Erlernen und Üben, wie Bewegungen, die bisher Schmerzen verursacht haben, schmerzarm durchgeführt und ertragen werden können.

Ergotherapie

- Ergonomisierung der Alltagstätigkeiten,
- berufliche Ergonomisierung,
- Hilfsmittel (Beratung und Instruktion).

Orthesen

Externe Führungsschienen oder Manschetten zur Immobilisierung eines Gelenks (z.B. statische Handgelenkorthese) oder zur Lenkung einer Bewegung (z.B. dynamische Fingergelenkorthese oder dynamische Knieorthese).

Fortbewegungshilfen

Stöcke. Hand- und Unterarmstöcke, Achselkrücken oder horizontale Schalenstöcke erfordern eine ärztliche Verordnung. Ihre Länge wird auf dem Rezept exakt angegeben.

- Bei Handstöcken: Distanz Handgelenk-Boden bei locker hängendem Arm und Tragen von Schuhen.
- Bei Unterarmstöcken: entsprechende leichte Flexion im Ellbogen, sonst aber gleiche Meßtechnik.

Rollgestelle. Patienten mit schmerz- oder kraftbedingten Schwierigkeiten im Gebrauch von Stöcken können trotzdem mobilisiert werden, wenn ein Rollator, ein Gehrahmen, ein Eulenburg- oder ein anderes Rollgestell eingesetzt wird.

Rollstühle. Sie können schwer Gehbehinderten die Fortbewegung enorm erleichtern. Die Typenwahl hängt u. a. davon ab, ob der Rollstuhl vorwiegend für den Innen- oder für den Außengebrauch vorgesehen ist und wieviel Kraft für den Antrieb vorhanden ist (Elektrorollstuhl).

Automobiladaptionen. Der Verlust der Kopfdrehung kann durch breitere oder zusätzliche Außen- und Innenspiegel kompensiert werden (Spondylitis ankylosans Bechterew). Die Unfähigkeit zur Brems- oder Gaspedalbedienung kann durch eine Transposition dieser Pedale an das Steuerrad kompensiert werden. Solche Änderungen werden bei adäquater Gesuchstellung u. U. von der Invalidenversicherung bezahlt.

Ärztliche Führungs- und Stützgespräche

Bei chronischen Schmerzen oder irreversiblen Funktionsstörungen sind regelmäßige Führungs- und Stützgespräche wertvolle Hilfen für den Patienten und seine Angehörigen. Sie ermöglichen die Einsparung unnützer diagnostischer oder therapeutischer Maßnahmen und helfen dem chronisch kranken Patienten, sein Leiden besser zu ertragen. Im gleichen Haushalt lebende begleitende Angehörige werden in die Gespräche mit dem Patienten einbezogen, was sich sehr positiv auswirken kann.

Literatur

Gerber, N. J.: Rheumatologische und andere Skelett-, Bindegewebs- und Knochenerkrankungen. In Hess, T., Hadorn – Lehrbuch der Therapie, 9. Aufl. Huber, Bern 1998.

Vischer, T. L.: Grundriß der Physikalischen Therapie und der Rehabilitation des Bewegungsapparates. Birkhäuser, Basel 1993

13. Krankheitsfolgen und Rehabilitation: Definitionen, Kriterien, Assessment

N. J. Gerber, Ch. Heinz, M. Gamper, M. Mäder und H.-P. Rentsch[1]

Etwa 20% aller Patienten verlassen das Krankenhaus mit einem gesundheitlichen Dauerschaden. Etwa 10% der Weltbevölkerung sind infolge gesundheitlicher Schädigungen durch Behinderungen betroffen und erleiden soziale oder berufliche Beeinträchtigungen. In dieser Situation ist die kurative Medizin an ihre Grenzen gelangt. Gefordert ist jetzt eine Medizin, die neben den kurativen Aufgaben auch rehabilitativ ausgerichtet ist. Die rehabilitative Medizin darf sich nicht nur am gesundheitlichen Schaden orientieren, sondern muß auch die sozialen und beruflichen Beeinträchtigungen erkennen, semiquantifizieren und vorhandene Fähigkeiten erfassen. Ärzte sind es nicht gewohnt, Fähigkeiten zu erfassen. Sie sind geschult, mit detektivischer Akribie und hohem technischen Aufwand Krankhaftes, Abweichungen von anatomischen und physiologischen Normen zu finden. In der Rehabilitation gilt es aber, vorhandene Fähigkeiten zu erkennen und sie zu nutzen.

Exakte Krankheitsbezeichnungen, womöglich basierend auf Kenntnissen der Ätiologie und der Pathogenese, sind zwar wichtige Voraussetzungen ärztlichen Tuns, doch erlauben weder Krankheitsnomenklaturen noch Krankheitsklassifizierungen eine auch nur annähernde Beschreibung der Krankheitsfolgen für die betroffenen Organe, für die betroffenen Menschen oder für deren soziale bzw. ökonomische Situation.

Die Auswirkungen einer gegebenen Krankheit sind oft mehrdimensional, physischer, psychischer, sozialer und wirtschaftlicher Art. Um dem betroffenen Menschen therapeutisch gerecht zu werden, lohnt es sich, einige wichtige Begriffe von Krankheitsauswirkungen zu kennen.

Internationale Klassifikation der Schädigungen, Fähigkeitsstörungen und Beeinträchtigungen (IKSFB)

(International Classification of Impairments, Disabilities and Handicaps, [ICIDH])

Diese im Auftrag der Weltgesundheitsorganisation (WHO) 1980 erstellte Klassifikation hat heute international Gültigkeit. Ihre Bedeu-

---

[1] Für wertvolle Anregungen danken die Autoren Herrn PD Dr. med. Gerold Stucki, Leitender Arzt, Rheumatologische Klinik, Universitätsspital Zürich

tung liegt darin, daß hinter dem Bild von Erkrankungen sehr unterschiedliche Folgen für das betroffene Individuum genauer bezeichnet werden können:

■ Schädigung (englisch: impairment)

> Eine Schädigung ist eine Störung, ein Defekt oder ein Verlust psychischer, physiologischer oder anatomischer Strukturen oder Körperfunktionen.

▶ *Beispiele:*
  – deformierende Gonarthrose, chronisches Sehneneinklemmungssyndrom der Schulter, intellektuelle, sprachliche, Hör-, Seh-, viszerale, muskuloskelettale, sensorische und andere Schädigungen.

Die Schädigung bezieht sich somit auf die *Ebene der betroffenen Organe*.

■ Fähigkeitsstörung (englisch: disability, functional limitation)

> Die Fähigkeitsstörung ist eine Einschränkung oder ein Verlust der Fähigkeit, Aktivitäten auszuführen, die für einen Menschen als normal angesehen werden.

▶ *Beispiele:*
  – Gebehinderung infolge einer deformierenden Gonarthrose,
  – Behinderung für Überkopfarbeiten infolge eines Sehneneinklemmungssyndroms der Schulter,
  – Greif-, Hebe-, Trag-, Verhaltens-, Kommunikations-, Körperpflege-, Fortbewegungs-, berufliche Behinderung usw.

Fähigkeitsstörungen beziehen sich auf die Funktionstüchtigkeit des betroffenen Menschen als Ganzes. Sie liegen somit auf der *Ebene der betroffenen Person*.

▰ Beeinträchtigung (englisch: handicap)

> Die Beeinträchtigung ist eine Einschränkung oder ein Verlust der üblichen Fähigkeiten zu sozialer Betätigung. Manchmal äußert sie sich als gestörte soziale Interaktion oder Integration.

▶ *Beispiele:*
  – Berufsunfähigkeit als Bauarbeiter infolge einer Gehbehinderung wegen deformierender Gonarthrose,
  – Berufsunfähigkeit als Friseurin infolge des Verlusts der Armhebefähigkeit wegen eines chronischen Sehneneinklemmungssyndroms der Schulter,
  – gesellschaftliche, Orientierungs-, körperliche oder wirtschaftliche Selbsterhaltungsbenachteiligungen usw.

Beeinträchtigungen sind somit Benachteiligungen und beziehen sich auf die sozialen Folgen für den betroffenen Menschen, d. h. sie beziehen sich auf die *Sozialebene*, nämlich auf Beruf, Familie, Gesellschaft, Einkommen usw.

Zur Erfassung einfach gelagerter Beeinträchtigungen (die ersten beiden Beispiele) genügt meist eine ärztliche Beurteilung. Komplexer gelagerte Beeinträchtigungen (drittes Beispiel) erfordern hingegen meist eine multidisziplinäre Beurteilung, die neben der ärztlichen auch andere, z. B. psychologische, berufsberaterische oder sozialdienstliche Aspekte einbezieht.

Die Kausalkette, die von Krankheit über die Organschädigung zu einer Funktionsstörung und schließlich zu einer sozialen Beeinträchtigung führen kann, läßt sich vereinfacht wie folgt darstellen (Begriffe sind international anerkannt).

Krankheit → Schädigung → Fähigkeits-Störung → Beeinträchtigung
Maladie → Déficience → Incapacité → Désavantage
Disease → Impairment → Disability → Handicap

Testverfahren

■ Quantifizierung von Krankheitsauswirkungen

Jede Krankheitsdimension kann semiquantifiziert werden, z.B. in einer *numerischen Skala:*

- 0 = keine Störung/Benachteiligung,
- 1 = inkonstante leichtgradige Störung/Benachteiligung,
- 2 = leichte permanente,
- 3 = starke permanente,
- 4 = usw.

■ Quantifizierung von Schmerzen

In der ärztlichen Praxis hat sich die Verwendung semiquantitativer Schmerzskalen bewährt. Verwendet werden sowohl visuelle Analogskalen als auch numerische Skalen:

- *Analoge Schmerzskala:* Der Untersucher bittet den Patienten, auf einer 10 cm langen visuellen Analogskala (VAS) mit einem Kreuz die Intensität der schlimmsten Schmerzen während der letzten 7 Tage oder, je nach Konvention, seine aktuellen Schmerzen zu markieren. Skalenanfang (links) = keine Schmerzen. Skalenende (rechts) = Schmerzen, die nicht stärker sein könnten. Der Untersucher quantifiziert, indem er den Abstand der Strichmarke von links her mißt.
- *Numerische Schmerzskala:* Der Untersucher bittet den Patienten, auf einer Zahlenskala, z.B. 0–10, den Schweregrad seiner stärksten Schmerzen während der letzten 7 Tage bzw. seine aktuellen Schmerzen anzukreuzen.

■ Quantifizierung von Fähigkeitsstörungen im Alltag

Die physische Aktionsfähigkeit eines individuellen Patienten kann auf relativ einfache, empfindliche und recht zuverlässige Art beurteilt werden z.B. mit einem strukturierten Patientenfragebogen (Health Assessment Questionnaire [HAQ]). Wichtige Alltagsfunktionen, d.h. Komplexfunktionen, lassen sich damit semiquantitativ erfassen:

- Aufstehen,
- Gehen,
- Ankleiden,
- Körperpflege,
- Greifen,
- Nahrungsaufnahme,
- Sphinkterfunktionen,
- andere Aktivitäten wie Einkäufe besorgen, Autofahren usw.

Während der Patientenfragebogen die Selbstbeurteilung durch den Patienten erhebt, erfassen andere, ebenfalls evaluierte und validierte, international gebräuchliche Methoden die objektive Beobachtung durch einen Untersucher. Eine dieser relativ einfachen Methoden, eine Fähigkeitsstörung global zu erfassen, kann mit dem *FIM-Index (Functional Independence Measure; funktioneller Selbständigkeitsindex)* geschehen.

Der Vergleich zwischen Selbsteinschätzung und Fremdeinschätzung hat ergeben, daß Männer dazu tendieren, ihre körperlichen Fähigkeiten zu überschätzen, während Frauen ihre Fähigkeiten realistischer einstufen. Psychologische Variablen wie Angst und Depression beeinflussen ebenfalls die funktionelle Selbsteinschätzungsresultate. Auch soziale Kovariablen spielen eine Rolle, indem z. B. Patienten mit einer rheumatoiden Arthritis mit Lebenspartner einen niedrigeren Grad von Behinderungen und eine langsamere Progredienz aufweisen als vergleichbare Patienten ohne Lebenspartner. Patienten mit einer rheumatoiden Arthritis mit mehr gesellschaftlichen Kontakten weisen weniger depressive Züge auf als zurückgezogen lebende Patienten, was sich wiederum auf die Selbsteinschätzung auswirkt und die Bedeutung psychologischer und sozialer Faktoren bei der Beurteilung von Krankheitsauswirkungen unterstreicht. Eine weitere wesentliche Kovariable der Krankheitsauswirkungen ist die Fähigkeit zur Krankheitsbewältigung (coping strategy).

Erfassung des globalen Gesundheitszustands

Neben den oben erwähnten physischen Funktionsfähigkeiten können in einem ähnlich strukturierten Fragebogen weitere Dimensionen des aktuellen Zustands erfaßt werden:

Beeinflussung der Gemütslage durch die Krankheit. Angst vor der Zukunft, vor Verlust von Freunden, vor Partnerverlust, vor Verlust von intimen Beziehungen, Mühe sich mit der Krankheit abzufinden usw.

Beeinflussung sozialer Aktivitäten durch die Krankheit. Arbeitsfähigkeit, Erwerbsfähigkeit, Rentenbedürftigkeit, Gesellschaftsfähigkeit (Teilnahme an Veranstaltungen, Benutzung öffentlicher Verkehrsmittel usw.).

Auswirkungen auf Freizeitaktivitäten. Befähigung für Gartenarbeiten, Handarbeiten, handwerkliche oder sportliche Betätigung.

Mit der semiquantitativen Erfassung dieser zusätzlichen Dimensionen erhält der Untersucher Auskünfte nicht nur über die Krankheitssymptome, sondern auch über die Lebensqualität sowie über die physische, psychische und soziale Gesundheit.

Quantifizierung der Muskelkraft

Das Ausmaß des Kraftverlusts infolge einer Krankheit oder eines Unfalls bzw. des Kraftgewinns im Rehabilitationsverlauf kann isometrisch mit Kraftmeßgeräten („Kraftmeßzellen", „Dynamometer") gemessen werden. Der Meßwert wird als Prozentwert in Beziehung gesetzt zur entsprechenden Maximalkraft gesunder altersgleicher Probanden.

Assessmentmethoden für die Erfassung der Berufsfähigkeit

Um den Grad der beruflichen Arbeitsfähigkeit erfassen zu können, liegen verschiedene Untersuchungsmethoden vor. Ihr Prinzip beruht darauf, daß für verschiedene Komplexfunktionen ein Vergleich zwischen der effektiven gegenwärtigen funktionellen Befähigung einerseits und dem beruflichen Anforderungsprofil andererseits vorgenommen wird.

▶ *Beispiel:*
  – Bandscheibengeschädigter Bauarbeiter, der auf Umschulungsmöglichkeiten für leichtere Fabrikarbeit in einer Stanzerei getestet wird (Tab. 13.**1**).

Im vorliegenden Fall sind für den Beruf eines Stanzers 2 Funktionen ungenügend: längeres Sitzen und längeres Stehen.

Tabelle 13.1 Beispiel für die Erfassung beruflicher Arbeitsfähigkeit (Bandscheibengeschädigter Bauarbeiter, der für Fabrikarbeit in Stanzerei umgeschult werden soll).

Befähigungsgrad (Skala 1–10)	Funktion	Anforderungsgrad für ganztägige Stanzarbeit
4	Sitzen	8
6	Stehen	10
10	Gehen	10
7	Intellekt	5
10	Sprechen	0
usw.	usw.	usw.

Somit wäre der Getestete als Stanzer höchstens teilzeitlich einsetzbar, z. B. 50%, oder sein Bandscheibenleiden müsste mit therapeutischen Maßnahmen verbessert werden: mit Verhaltenstherapie, Rückenergonomie, Arbeitsplatzadaptation, Hilfsmitteln oder evtl. sogar operativer Spondylodese.

Die erwähnten funktionellen Tests erlauben die Anwendung präziser Kriterien für die Gesamtplanung der Rehabilitation sowie zur Zusprache sozialer Leistungen, z. B. Pflegeleistungen, technische Hilfsmittel, Umschulung, Rente.

Grenzen dieser Klassifikations- und funktionellen Testsysteme:

▸ Diskrepanz zwischen Betroffenem- und Untersucherurteil,
▸ geschlechtliche Unterschiede der Selbstbeurteilung,
▸ Einfluß des persönlichen Umfelds,
▸ Einfluß des beruflichen und gesellschaftlichen Umfelds,
▸ Einfluß emotionaler und psychischer Faktoren (Krankheitsbewältigung).

Hauptdeterminanten für die Auswirkungen einer gegebenen Erkrankung sind somit oft viel weniger die Krankheit selbst, als vielmehr das Krankheitsterrain.

▸ *Beispiel:*
Ein Volksschullehrer, ein Diplomlandwirt und ein ungelernter Bauarbeiter sind Träger je einer degenerativen Lendenbandscheibe. Die Schädigung ist weitgehend identisch. Alle 3 stehen im 40. Lebensjahr. Die aus

dem Bandscheibenschaden resultierenden Funktionsverluste beim Bücken und Lastenheben sind identisch. Dagegen sind die gesundheitlichen Auswirkungen und somit auch die Behandlungsbedürftigkeit sowie die sozialen Folgen dieser 3 Patienten sehr unterschiedlich:

Der Volksschullehrer kann seinen körperlich wenig belastenden und bzgl. der Körperhaltung abwechslungsreichen Beruf ohne Behandlungen und ohne Einschränkung seiner Erwerbstätigkeit ausüben. Es resultieren weder Behandlungs- noch Rentenkosten.

Der Diplomlandwirt hingegen erleidet aufgrund seiner hohen physischen Belastung unzählige behandlungsbedürftige Lumbalgierückfälle (Behandlungskosten!) und muß sich beruflich für eine Tätigkeit in einer landwirtschaftlichen Verkaufsgenossenschaft (einmalige Umschulungskosten!) umschulen lassen.

Der ungelernte Bauarbeiter hingegen hat keine Umschulungschancen. Er versucht solange wie möglich im Beruf zu bleiben, benötigt dabei unzählige Behandlungen und Arbeitsurlaube (Behandlungs- und Tagegeldkosten!), muß schließlich seinen Beruf aufgeben und eine volle Invalidenrente erhalten (Sozialkosten!).

Dieses Beispiel zeigt, daß trotz identischer Krankheit und hoher Übereinstimmung der Funktionseinschränkung völlig unterschiedliche soziale Beeinträchtigungen resultieren, je nach Intelligenz, Bildungsgrad, Beruf, physischer Belastung, Arbeitsmarkt usw.

Folgende *Kofaktoren* bestimmen somit die Auswirkungen einer Krankheit:

- Alter,
- Geschlecht,
- Körperkonstitution,
- Herkunft,
- Intelligenz,
- manuelle Geschicklichkeit,
- brachliegende Fähigkeiten,
- Zivilstand,
- soziales Umfeld,
- Bildung,
- Beruf,
- wirtschaftliches Umfeld,
- Neigungen.

Klassifizierung der häufigsten Behinderungsarten

- Körperliche Behinderung,
- geistige Behinderung,
- charakterliche Behinderung,
- Kombinationen der oben erwähnten Behinderungen.

Definition der Arbeitsunfähigkeit

Einschränkung des funktionellen Leistungsvermögens im bisherigen Beruf oder Aufgabenbereich aufgrund eines Gesundheitsschadens.

Arbeitsunfähigkeit bezieht sich im Sozialversicherungsrecht ausschließlich auf den bisherigen Beruf und meist auch auf den bisherigen Arbeitsplatz. Sie wird in der Regel durch den Arzt abgeschätzt.

Definition der Erwerbsunfähigkeit

Durch einen Gesundheitsschaden bedingte Unfähigkeit, auf dem gesamten der betroffenen Person zur Verfügung stehenden Arbeitsmarkt erwerblich verwertbare Arbeit zu leisten.

Die Erwerbsunfähigkeit bezieht sich auf einen hypothetisch „ausgeglichenen" Arbeitsmarkt, der dem Betroffenen zur Verfügung steht, nachdem er behandelt und evtl. umgeschult wurde. Sie wird durch die Sozialversicherung, evtl. durch den Richter, aufgrund der Angaben folgender Personen bemessen:

- der Arzt formuliert die funktionellen, leistungsbezogenen Auswirkungen des Gesundheitsschadens,
- der Berufsberater formuliert das Ausmaß des Funktionsausfalls in einem Beruf,
- ein Arbeitsmarktspezialist beurteilt die für den Betroffenen in Frage kommenden Berufe sowie die darin vorhandenen Verdienstmöglichkeiten.

Der *Invaliditätsgrad* berechnet sich aus der Differenz zwischen dem Erwerbseinkommen ohne Eintritt der gesundheitlichen Störung (Valideneinkommen) und dem theoretisch noch möglichen Erwerbseinkommen bei anhaltender gesundheitlicher Beeinträchtigung (Invalideneinkommen). Er wird in Prozenten des Valideneinkommens ausgedrückt.

Definition des Valideneinkommens

Das Valideneinkommen ist der Betrag, den der Versicherte in seinem Beruf, den er vor Eintritt des Gesundheitsschadens ausgeübt hat, heute verdienen würde.

Definition des Invalideneinkommens

Das Invalideneinkommen ist der Betrag, den der Versicherte trotz Gesundheitsschadens bei optimaler Eingliederung und ausgeglichener Arbeitsmarktsituation heute verdienen könnte.

Krankheitsfremde Faktoren

In der täglichen Praxis werden sowohl die Arbeitsfähigkeit wie auch die Erwerbsfähigkeit von zahlreichen krankheitsfremden Faktoren beeinflußt. Während solche krankheitsfremde Faktoren bei der Berechnung einer Invalidenrente nicht berücksichtigt werden können, sind sie in der Rehabilitation zu erfassen, da sie bei der Rehabilitationsplanung von großer Bedeutung sind. Bei den krankheitsfremden Ursachen von Erwerbsunfähigkeit spielen nicht nur persönliche, sondern auch soziale, juristische und sogar geographische Umweltfaktoren eine Rolle, z. B.

- rezessionsbedingte Arbeitslosigkeit,
- fehlende Berufsschulung,
- fehlende Fremdsprachenkenntnisse,
- fortgeschrittenes Alter,
- juristische Hindernisse (z. B. bei Gastarbeitern),
- fehlender Zugang zum Arbeitsmarkt (z. B. in entlegenen Wohnlagen).

Krankheitsbezogene Faktoren

Eine krankheitsbezogene Ursache von Erwerbsunfähigkeit ist die *strukturelle Arbeitslosigkeit.*

- *Beispiel:*

Ein Sehbehinderter verliert seine Arbeitsstelle, da in seiner Berufssparte generell Bildschirmarbeit eingeführt wird. Durch diese Strukturänderung erhält er Anspruch auf Umschulung. Falls er aber nicht umgeschult werden kann, wird er bezugsberechtigt für eine Invalidenrente.

Definition der Rehabilitation

(gemäß der Schweizerischen Arbeitsgemeinschaft für Rehabilitation [SAR])

Rehabilitation befaßt sich mit Behinderten und ihrer Umwelt. Ihr Ziel besteht darin, Menschen mit Behinderungen soweit wie möglich in eine normale gesellschaftliche oder Arbeitsumwelt einzugliedern, unter bestmöglicher Nutzung ihrer vorhandenen Fähigkeiten.

Unter Rehabilitation versteht man den koordinierten Einsatz medizinischer, sozialer, pädagogischer, beruflicher und technischer Maßnahmen zur Funktionsverbesserung, Schulung und Umschulung sowie zur Anpassung des Betroffenen und seines Umfelds. Dies alles im Hinblick auf die Wiedererlangung der bestmöglichen Funktionstüchtigkeit und eines angemessenen Platzes in der Gesellschaft.

Das Rehabilitationsziel wird nicht kurativ, sondern kompensatorisch erreicht.

Rehabilitationspartner sind außer dem Patienten und dessen Angehörigen die beteiligten Ärzte, Sozialarbeiter, Arbeitgeber, die Invalidenversicherung, Berufsberater, Ergotherapeuten, Physiotherapeuten, Logopäden und weiteres medizinisches Personal.

▶ *Beispiele:*
Rehabilitation nach bakterieller Spondylitis, nach einem vaskulären Zerebralinsult, nach einer Schädel-Hirn-Verletzung, nach einer Beinamputation usw.

Rehabilitationsgrundsätze:

- Rehabilitation kommt vor der Rente!
- Rehabilitation kommt vor der Dauerpflege!
- „Der Arzt ist verpflichtet mehr als das kranke Organ, mehr als den kranken Menschen zu betrachten, er muß den ganzen Menschen in seiner Umwelt erfassen" (Harvey Cushing, Neurochirurg [1869–1939]).

Definition der Nachbehandlung

Nachbehandlung befaßt sich mit den Erkrankten, Verunfallten oder Operierten, die an *temporären,* aber nicht an bleibenden Funktionsstörungen leiden.

Unter Nachbehandlung versteht man medikamentöse, pflegerische, verhaltensorientierte, instrumentelle, physiotherapeutische und andere Behandlungsprinzipien zur Wiedererlangung oder zur Erhaltung der ursprünglichen Funktionstüchtigkeit sowie der beruflichen und sozialen Integration bzw. zur Verhinderung von sekundären Schädigungen und Fähigkeitsstörungen. Die Nachbehandlung umfaßt somit kurative und sekundär-prophylaktische Maßnahmen. Sie ist nicht mit der Rehabilitation gleichzusetzen.

▶ *Beispiele:*
Bewegungstherapeutische Maßnahmen nach Einsetzen einer Gelenkendoprothese, nach Frakturen, Sportverletzungen usw.

Literatur

Fries, J. F., P. W. Spitz, R. G. Kraines, H. R. Holman: Measurement of patient outcome in arthritis. Arthr. and Rheum. 23 (1980) 137–145

Heinz, Ch.: Die Rolle rehabilitativen Denkens und Handelns im heutigen Gesundheitswesen. SUVA-CNA-INSAI. Rehabilitation 9 (1996) 7–12

Ramey, D. R., J. P. Raynould, J. F. Fries: Health assessment questionnaire 1992. Status and review. Arthr. Care Res. 5 (1992) 119–129

Stucki, G., P. Brühlmann, B. A. Michel: Verlaufsbeurteilung bei chronischer Polyarthritis: Neue quantitative Ansätze für die Praxis. Schweiz. med. Wschr. 125 (1995) 2003–2014

World Health Organization: International Classification of Impairments, Disabilities and Handicaps. Huber, Bern 1980

World Health Organization: Disability prevention and rehabilitation. Technical Report Series 668, Genf 1981

World Health Organization: Classification internationale des handicaps: déficience, incapacité et désavantage. INSERM/CTNERHI/OMS (Diffusion PUF), Paris 1988

World Health Organization: Internationale Klassifikation der Schädigungen, Fähigkeitsstörungen und Beeinträchtigungen. Ullstein Mosby, Berlin 1995

Glossar

Ankylose	Versteifung.
Anlaufschmerzen	Gelenkschmerzen der unteren Extremitäten, die sich bei den ersten Schritten nach dem Aufstehen bemerkbar machen und nach kurzer Zeit trotz Weiterbewegung wieder verschwinden. Verdächtig auf degenerativ bedingte Binnenläsion (z.B. Arthrose).
Arbeitsunfähigkeit	Einschränkung des funktionellen Leistungsvermögens im bisherigen Beruf oder Aufgabenbereich aufgrund eines Gesundheitsschadens.
Arthralgie	Gelenkschmerzen ohne offensichtliche Gelenkveränderung.
Arthritis	Gelenkentzündung.
Arthropathie	Objektivierbare Gelenkerkrankung irgendwelcher Ursache.
Arthrozentese	Gelenkpunktion.
Belastungsschmerzen	Typischerweise beim Gehen und Treppensteigen auftretende Hüft- oder Knieschmerzen, die in Ruhe wieder verschwinden. Indiz für degenerativ bedingte Binnenläsion (z.B. Arthrose).
Bursitis	Schleimbeutelentzündung.
Chondropathie	Knorpelerkrankung irgendwelcher Ursache.
Duchenne-Zeichen	Durch eine Störung in der Hüftregion (Koxarthrose usw.) verursachtes charakteristisches Hinken. Es ist dadurch gekennzeichnet, daß sich bei jedem Schritt der Oberkörper über die betroffenen Standbeinseite neigt, wobei die Standbeinphase auf der betroffenen Seite massiv verkürzt ist (benannt nach dem Erstbeschreiber G. Duchenne, Neurologe, Paris, 1806–1875).
Dysplasie	Pränatal oder im Kindesalter entstandenes Fehlwachstum, entweder infolge einer Anlagestörung oder einer Krankheit oder eines Traumas.

Enthesiopathie	Krankhafte Veränderung eines Sehnen-Knochen-Übergangs (z. B. Achillessehneninsertion am Kalkaneus).
Enthesitis	Entzündliche Sehnen-Knochen-Übergangspathologie (z. B. Entzündung der Achillessehneninsertion am Kalkaneus im Rahmen der Spondylitis ankylosans Bechterew).
Erwerbsunfähigkeit	Durch Gesundheitsschaden bedingte Unfähigkeit, auf dem gesamten der betroffenen Person zur Verfügung stehenden Arbeitsmarkt erwerblich verwertbare Arbeit zu leisten.
Globaltests zur Beweglichkeitsprüfung	Sie ermöglichen eine rasche Groborientierung zur Erfassung von Funktionsstörungen der Wirbelsäule und Gelenke. Zu ihnen gehören: ▶ Kauertest, ▶ Strecktest, ▶ Nackengriff, ▶ Rückenkratztest, ▶ Gehtest.
Goniometer	Winkelmeßgerät zur Quantifizierung des Bewegungsumfangs eines Gelenks oder eines Wirbelsäulenabschnitts. Durchsichtige Plastikgoniometer erlauben eine approximative, während Hydrogoniometer eine exakte Messung ermöglichen.
Krepitation	Hör-, fühl- oder tastbares Knarren eines Gelenks oder einer Sehne. Bei Gelenken oft harmlose Folge einer banalen Oberflächenrauhigkeit, häufig aber auch Folge arthrotischer Knorpelveränderungen oder postinflammatorischer Adhäsionen zwischen Sehnen und Sehnenscheiden bzw. Auflagerungen auf Sehnen.
Monoarthritis	Entzündung eines einzelnen Gelenks.
Morgensteifigkeit	Steifigkeitsgefühl der Gelenke, oft schmerzhaft, manchmal bewegungseinschränkend, das nach längerer Ruhe auftritt und sich progredient durch Bewegung vermindert.
Myopathie	Muskelerkrankung irgendwelcher Art.

Myositis	Entzündliche Muskelerkrankung.
Nachbehandlung	Kurative oder sekundär-prophylaktische Maßnahmen medikamentöser, pflegerischer, verhaltensorientierter, instrumenteller, physiotherapeutischer oder anderer Art zur Wiedererlangung oder zur Erhaltung der ursprünglichen Funktionstüchtigkeit.
Neutral-0-Durchgangsmethode	Registriermethode, die es erlaubt, den Bewegungsumfang oder die Fehlstellung eines Gelenks in einer definierten Ebene zu protokollieren, unter Angabe des Winkelgrads für Extension/Flexion, Ab-/Adduktion, Außen-/Innenrotation usw.
Oligoarthritis	Entzündung von maximal 3 Gelenken (kleine Gelenke, z. B. die Fingergrundgelenke, die Zehengrundgelenke oder die proximalen Interphalangealgelenke einer Extremität, werden als ein einziges Gelenk gerechnet).
Olisthesis	Oberbegriff für Weggleiten/Subluxieren eines Wirbelkörpers. Man unterscheidet: ▶ Anterolisthesis (Vorgleiten), ▶ Retrolisthesis (Rückgleiten) ▶ Laterolisthesis (Seitwärtsgleiten). Siehe auch bei *Spondylolisthesis* und *Pseudospondylolisthesis*
Periarthropathie	Erkrankung der Weichteile, die ein Gelenk umgeben (Muskeln, Sehnen, Bänder, Schleimbeutel). Oft unzutreffend mit „Periarthritis" gleichgesetzt.
Polyarthritis	Entzündung von mindestens 4 Gelenken.
Pseudoradikuläre Schmerzen	Schmerzen, die streifenartig am Arm oder Bein lokalisiert sind, mit keinem radikulären Dermatom übereinstimmen, oft mehrere Dermatome überqueren und auf Valsalva-Druckmanöver nicht reagieren. Ursache: gereizte Intervertebralgelenke, Sehnenengpässe am Schultergelenk usw. Vermutlich liegt der Schmerzempfindung ein ähnlicher Perzeptionsirrtum zugrunde wie den *Übertragungsschmerzen* (s. dort).

Pseudospondylolisthesis	Ventrale Wirbeldislokation bei erhaltener Kontinuität des Wirbelbogens. Ursache ist meist eine Bandscheibenruptur, seltener eine Spondylitis oder Spondarthrose.
„Psychosomatisches" Schmerzsyndrom	Schmerzzustand, dem nur eine geringfügige oder keine somatische Ursache zugrunde liegt, für welchen hingegen triftige psychische und/oder soziale Störfaktoren verantwortlich sind. Synonyme: ▶ Somatisierungssyndrom, ▶ somatoformes Schmerzsyndrom, ▶ psychosoziales Schmerzsyndrom, ▶ „psychogene" Schmerzen.
Rehabilitation	Koordinierter Einsatz medizinischer, sozialer, pädagogischer, beruflicher und technischer Maßnahmen zur Funktionsverbesserung, Schulung und Umschulung sowie zur Anpassung des Betroffenen und seines Umfelds.
Rotatorenmanschette	Den Humeruskopf überdachende Sehnenmuskelplatte, zusammengesetzt aus: ▶ M. supraspinatus, ▶ M. subscapularis, ▶ M. infraspinatus, ▶ M. teres minor.
Schwungbeinphase	Jene Bewegungsphase eines Beins, in welcher der Fuß keinen Bodenkontakt aufweist. Die Schwungbeinphase beginnt nach der letzten Standbeinsequenz, d. h. nach der Zehenabstoßsequenz, und endet beim Aufsetzen der Ferse auf den Boden, d. h. bei der ersten Standbeinsequenz.
Skoliose	Unphysiologische Schweifung der Wirbelsäule in der Frontalebene. Man unterscheidet funktionelle Skoliosen (antalgische Fehlhaltung aus Schmerzgründen) von strukturellen Skoliosen (aus anatomischen Gründen wegen Fehlentwicklung von Wirbelkörpern oder wegen extravertebraler Gründe, z. B. Beinlängendifferenz). Ferner wird zwischen kompensierten Skoliosen (Dornfortatz von C7 liegt im Lot über Dornfortsatz L5) und dekompensierten Skoliosen (Dornfortsatz von C7 liegt neben dem Lot) unterschieden.

Somatisierungssyndrom	Siehe *psychosomatisches Schmerzsyndrom*.
Spondylogen	Von der Wirbelsäule ausgehend.
Spondylolisthesis	Ventrale Wirbeldislokation infolge dysplastischer oder traumatischer Spaltbildung des Wirbelbogens.
Subchondrale Knochenzysten	Unmittelbar unter dem Gelenkknorpel im Knochen befindliche Synovialzyste. Synonyme: ▶ Geröllzyste, ▶ Überdruckzyste. Meist Folge eines erworbenen Knorpeldefekts, der das Eindringen von Gelenkergüssen (oder bei der Hämophilie von Blut) in den subchondralen Knochenbereich begünstigt.
Synovialitis/Synovitis	Entzündung in Gelenkkapsel, Sehnenscheide oder Bursa.
Standbeinphase	Jene Bewegungsphase der Beine, in welcher Berührungskontakt zwischen Fuß und Boden besteht. Die Standbeinphase wird unterteilt in Fersenaufsetz-, Sohlenkontakt-, Fersenabhebe- und Zehenabstoßsequenz des Fußes.
Tendinitis/Peritendinits	Entzündung einer Sehne oder peritendinösen Gewebes.
Tendinopathie/ Tendopathie	Sehnenerkrankung irgendwelcher Ursache.
Tendovaginitis	Sehnenscheidenentzündung.
Thomas-Handgriff	Untersuchungsmanöver, das durch Beckendrehung ermöglicht, eine versteckte Beugekontraktur der Hüfte zu erkennen. Der in Rückenlage befindliche Patient flektiert das kontralaterale Hüftgelenk maximal, wobei er das flektierte Knie mit beiden Händen gegen seinen Thorax zieht. Dadurch wird das Becken nach dorsal gedreht und eine wegen evtl. Beugekontraktur entstandene kompensatorische Hyperlordose der Lendenwirbelsäule aufgehoben, so daß sich der in Beugefehlstellung fixierte kontralaterale Oberschenkel von der Unterlage abhebt (benannt nach dem Erstbeschreiber: H.O. Thomas, Orthopäde, London, 1834–1891).

Trendelenburg-Zeichen	Bei Insuffizienz des M. glutaeus medius (infolge Schmerzhemmung, Atrophie oder Lähmung) erfolgt im Einbeinstand ein Absinken der „gesunden", kontralateralen Beckenhälfe (benannt nach dem Erstbeschreiber F. Trendelenburg, Chirurg, Rostock, 1844–1924).
Übertragungsschmerz	Meist an der Körperoberfläche empfundene Schmerzen, deren Ursprung fern davon in einer Läsion eines viszeralen Organs oder der Wirbelsäule liegt. Sie werden als Perzeptionsirrtum im sensorischen Kortex erklärt, der Signale aus einem Myotom oder Sklerotom irrtümlich auf das embryonal zugehörige Feld der Körperoberfläche bezieht. ▶ Myokard → präkordial (Th3–Th4), ▶ Niere → Beckenkammregion (Th10–L1), ▶ Zwerchfellprozeß rechts → rechte Schultergegend (C4), ▶ Pankreas → gürtelförmiger Oberbauchschmerz (Th6–Th10).

Weiterführende Handbücher

Fehr, K., W. Miehle, M. Schattenkirchner, K. Tillmann: Rheumatologie in Praxis und Klinik. Thieme, Stuttgart 1989

Kalden, J. R.: Klinische Rheumatologie. Springer, Berlin 1988

Kelley, W. N., E. D. Harris, S. Ruddy, C. B. Sledge: Textbook of Rheumatology. Saunders, Philadelphia 1993

Klippel, J. H., P. A. Dieppe: Rheumatology. Mosby, St. Louis 1994

Maddison, P. J., D. A. Isenberg, P. Woo, D. N. Glass: Oxford Textbook of Rheumatology, Vol. 1 and 2. Oxford University Press, Oxford 1993

McCarty, D. J., W. J. Koopmann: Arthritis and Allied Conditions, Vol. 1 u. 2 Lea & Febiger, Philadelphia 1993a

Nashel, D.: Atlas of Clinical Rheumatology. *Bestellnummer: 1-57276-991-2 (CD-ROM Bild-Atlas)*

Peter, H. H.: Klinische Immunologie. Urban & Schwarzenberg, München 1996

Wiesel, S. W., D. G. Borenstein: Low Back Pain! Medical Diagnosis and Comprehensive Management. Saunders, Philadelphia 1989

Sachverzeichnis

A

Abhebetest 25
Acetaminophen 214
Achillessehne, Peritendinitis 205
Acrodermatitis chronica atrophicans 138
Adjektivskala, verbale 7
Akromioklavikulargelenk, Erkrankung 199
Aktivität, soziale, Beeinflussung durch die Krankheit 234
Algodystrophie 209
– Behandlung 211
– Hand, Schulter-Arm-Syndrom 210
– klinische Sonderformen 209
– radiologische Merkmale 210
Amaurose 115
Analgetika 214ff
– rheumatoide Arthritis 86
– Schmerzen mechanischer Ursache 214
– systemischer Lupus erythematodes 97
Analgetikatherapie, Prinzipielles 216
Analogskala, visuelle 6
Anamnese 1ff
– persönliche 3
Anamneseglierung 1ff
Anamnesetechnik, Regeln 1f
Anlaufschmerz 7
Antigen, neutrophilenzytoplasmatisches 117
Antikoagulanzien, systemischer Lupus erythematodes 97
Antikörper, antinukleäre 84
Antiphlogistika
– nichtsteroidale 214ff
– – anscheinende Ineffizienz, Kontrollfragen 222
– – Auswahl 217f
– – galenische Modifikation 221f
– – gemeinsame Eigenschaften 219
– – injizierbare 221
– – Komedikation mit anderen Medikamenten 219
– – Magenprotektion, praktische Empfehlung 222
– – psoriasisassoziierte Arthritis 130
– – rheumatoide Arthritis 86
– – systemischer Lupus erythematodes 97
– – unerwünschte Wirkungen 220f
Antistreptodornase-Titer 141
Antistreptolysin-O-Titer 141
Anti-U1-RNP-Autoantikörper, Mischkonnektivitis 111
Apatit 67
Arbeitsfähigkeit
– berufliche 234
– – Beispiele für die Erfassung 235
– – krankheitsbezogene Faktoren 238
– – krankheitsfremde Faktoren 238
Arbeitslosigkeit, strukturelle 238
Arbeitsunfähigkeit
– Definition 237
– längerdauernde, Rückenschmerzen 163
Arteria(-ae)
– ciliares posteriores, entzündlicher Verschluß 115
– ophthalmica, entzündlicher Verschluß 115
Arteriitissymptome 115
Arthralgie 78
– chronische 64
Arthritis 78
– infektiöse 132ff
– – Antibiotikabehandlung 136
– – Blutuntersuchung 135
– – extraartikuläres Material 134
– – Gelenkspülung 137
– – Gram-Färbung 134
– – Klinik 133f
– – Kulturen 134
– – Labor 134
– – Mobilisation 137
– – radiologischer Befund 135f
– juvenile 145
– – chronische 145ff
– – – medikamentöse Maßnahmen 154
– – – oligoartikuläre Form Typ I 149f
– – – – erste Befunde 150
– – – – Gonarthritis 150
– – – – radiologischer Be 151
– – – – Sprunggelenkbefall 150
– – – – ungünstige Folgen 151

Arthritis, juvenile, chronische, oligoartikuläre Form, Typ II 151f
– – – – – Klinik 152
– – – polyartikuläre Form 148
– – – – Klinik 149
– – – systemische Form 146ff
– – – Therapie 154
– – psoriasisassoziierte 146, 153f
– – rheumatoide 145, 152f
– – – Klinik 153
– – – rheumatoide 145
– klinische Frühzeichen 78
– – Spätzeichen 79
– mikrobielle 132ff
– psoriasisassoziierte 129f
– – axiale Formen 129
– – gemischte periphere und axiale Formen 130
– reaktive 122, 139f
– – nach intestinalem Infekt 142f
– – nach urogenitalem Infekt 142f
– rheumatoide 73ff
– – Basismedikamente 86
– – Differentialdiagnose 80f
– – Eisenmangel 81
– – Ergotherapie 87
– – Frühstadium 74
– – genetische Faktoren 73f
– – Handchirurgie 87
– – hormonelle Faktoren 74
– – immunologische Blutbefunde 83f
– – Klassifikationskriterien 80
– – Klinik 78
– – Labor 81f
– – mechanische Belastung 76
– – organische Krankheitsfolgen 85
– – orthopädische Chirurgie 87
– – Pathogenese der Gelenkzerstörung 76
– – Physiotherapie 87
– – radiologischer Befund 81
– – relatives Risiko, Genotyp 74
– – Spätstadium 75
– – Synovialflüssigkeit 84
– – therapeutische Mittel 86
– – Therapie 85f
– – Verlauf und Prognose 84f
– – zelluläre Interaktion, Synovialmembran 75
– septische 57
– tuberkulöse 137f
– – radiologischer Befund 138
– virale 144
Arthropathie 122
– chronisch entzündliche Darmerkrankung 131
– destruierende 65
– psoriasisassoziierte 122
Arthrose 43ff
– aktivierte symptomatische 46
– asymptomatische 46
– Behandlung 45f
– destruktive 69
– Labor 45
– orthopädietechnische Maßnahmen 45f
– physikalische Therapie 45
– primäre 43
– sekundäre 43
– mit sekundärer Periarthropathie 46
– Symptome und Befunde 44
– Verlaufsformen 46
Arthrozentese 41f
– diagnostische 42
Augenentzündung, rheumatoide 80
Außenrotationskraft, Schulterschmerz 25
Autoantikörper, rheumatoide Arthritis 83
Automobiladaption 228

B

Baker-Zyste s. Synovialzyste, popliteale
Bakterien, Arthritis 132
Beckenstand 17
Beeinträchtigung, Definition 231
Behandlungsbeginn, grundsätzliche Fragen 212f
Behandlunsprinzipien 212ff
Behinderungsarten, häufigste, Klassifizierung 237
Beinlängendifferenzschätzung, Stehen 32
Beinschmerzsyndrom, kindliches 155
Belastungsschmerz 17
Berufsfähigkeit, Erfassung, Assessmentmethoden 234ff
– – – Grenzen 235
Beweglichkeitsmessung, Neutral-0-Durchgangsmethode 14f
Beweglichkeitsprüfung, klinische Untersuchung 9
Bewegungsapparat
– gezielte klinische Tests 13f
– kindlicher, weitere Störungen 155
Bizepssehne, lange, Ruptur 200
Borrelienarthritis 138f
– ELISA 139
– Stadien 138
Brucellenarthritis 138
Brustwirbelsäule
– Besonderheiten 167f

– Beweglichkeitsprüfung 19f
Bursa
– subacromialis, Erkrankung 199
– subdeltoidea, Apatitablagerung 71
– – Erkrankung 199
Bursitis, rheumatoide 79

C

Cauda equina, Kompression 171
Chlamydia trachomatis 142
Chondrokalzinose 50
– Handgelenk 66
– Hüftgelenk 66
Chondrose 168
Colitis ulcerosa 122, 131
Cotrimoxazol, Wegener-Granulomatose 119
CREST-Syndrom 70

D

Darmerkrankung, chronisch entzündliche, Arthropathie 131
Daumensattelgelenkarthrose 46
Dermatomyositis 105f
– Behandlung 110
– Diagnose und Labor 108
– Differentialdiagnose 109
– Formen 105f
– Klinik 106f
– Malignom 107
– primäre idiopathische 106
Diabetiker, Apatitablagerung 70
Diplopie 115
DISH s. Hyperostose, diffuse idiopathische skelettale
Diskarthrose 168
Diskusdegeneration, Ruptur des Anulus fibrosus 170
Diskushernie 170
– Computertomographie 170
– Magnetresonanztomographie 170
– zervikale 167
Diskushernienmassenprolaps 170
DM s. Dermatomyositis
Duchenne-Hinken 12
Dynamometer s. Kraftmeßgerät

E

Ehlers-Danlos-Syndrom 155
Einbeinstand 12
Eispackung 8

Elektromyogramm
– Dermatomyositis 108
– Polymyositis 108
ELISA 139
Ellenbogen
– Epikondylopathie 203
– tophöse subkutane Uratanhäufung 59
Ellenbogenschmerz
– Globalfunktionstest 27
– Neurostatus 28
– Palpation 27
– Untersuchung 27ff
EMG s. Elektromyogramm
Endokarditis 141
Endphasenflexionsschmerz 44
Enteritis, durch Mikroben ausgelöste 142
Enterocolitis regionalis 131
Enteroviren 144
Enthesiopathie s. Insertionstendopathie
Enthesitis 205
Entkleidevorgang, Beobachten 9
Enzym, knorpelzerstörendes 76
Enzyme-linked immunosorbent assay s. ELISA
Epicondylopathia humeri lateralis 203
Epikondylopathie
– Ellbogen 203
– resistive Prüfung 28
Epikondylopathietest 29
Ergotherapie 227
Erguß, Kniegelenk 36
Ergußpalpation, Kniegelenk 37
Erwerbsfähigkeit, krankheitsfremde Faktoren 238
Erwerbsunfähigkeit
– Definition 237
– krankheitsbezogene Faktoren 238
– krankheitsfremde Faktoren 238
Escherichia coli 133
Extremität, untere, Neurostatus 23

F

Fähigkeitsstörung
– Alltag, Quantifizierung 232f
– Definition 230
Familienanamnese 3
Femurfraktur, Osteoporose 187
Femurkopf, Epiphysiolyse 159
Femurkopf-Epiphysenfugen-Lösung 157
Fibromyalgiesyndrom 205f
– Psychotherapie 206
– typische Druckschmerzpunkte 207

Fieber
- rheumatisches 140ff
- - Behandlung 142
- - Jones-Kriterien 141
- - Labor 141f
FIM-Index 233
Fingerarthrose 51f
- Verteilungsmuster 51
Fingerflexoren, Sehnenscheidenentzündungen 30
Fingergrundgelenkdruckschmerztest 29
Fingerläsion, ischämische 105
Fingerpolyarthrose 44
- erosive 51
Fingerschwellung, Mischkonnektivitis 111
Finkelstein-Zeichen 31
Fortbewegungshilfen 227f
Fraktur, osteoporosebedingte 174
Freizeitaktivität, Beeinflussung durch die Krankheit 234
Frozen shoulder s. Schulter, eingefrorene
Früharthritis, rheumatoide 76
Führungsgespräch, ärztliches 228
Functional Independence Measure s. FIM-Index
Fuß
- Palpation 40
- Untersuchung 38ff

G

Gang, hinkender 11
Gangstörungen 10f
Gänslen-Drucktest 40
Gänslen-Zeichen 29
Gastrointestinalblutung, nichtsteroidale Antiphlogistika 216
Gegenschultergriff 24
Gehtest 10, 32
- Fuß 38f
Gelenk, gezielte Beweglichkeitsprüfung 14
Gelenkaspiration 40f
- Vorbereitung und Durchführung 40f
Gelenkdestruktion
- radiologische Stadien 82f
- Stadien 77
Gelenkhyperlaxität
- benigne, generalisierte 155f.
Gelenkhypermotilität, Definition 156
Gelenkinfektion, spezielle 137ff
Gelenkkapselschwellung 36
Gelenklaxizität, generalisierte, Definition 156

Gelenkpunktion 40f
- Vorbereitung und Durchführung 40f
Gemütslage, Beeinflussung durch die Krankheit 233
Gesundheitszustand, globaler, Erfassung 233f
Gicht 55ff
- Behandlung 60f
- chronische nichttophöse 57
- bei Enzymstörungen 56
- extraartikuläre Erscheinung 58
- Formen 55f
- idiopathische 55
- Labor 60
- radiologische Befunde 59f
- sekundäre 56
- septische Arthritis, Differentialdiagnose 57
- tophöse 57f
- - distales Zeigefingergelenk, Schwellung 58
Gichtanfall
- akuter 56f
- - auslösende Faktoren 57
- - Behandlung 60f
Glandula-parotis-Schwellung, Sjögren-Syndrom 99, 101
Globaltest, klinischer 9f
Glossar 241ff
Golferellbogen s. Epikondylopathie
Gonarthrose 49f
- begleitende Periarthropathie 49
- bilaterale 50
- radiologischen Befunde 50
- Symptome und Befunde 49f
Goniometer s. Winkelmesser
Gonokokken, Arthritis 133
Gottron-Papeln 107
Großzehengrundgelenkarthrose, Hallux valgus 53

H

Hallux valgus, Großzehengrundgelenkarthrose 53
Hallux-valgus-Arthrose 52ff
Halskragen, abnehmbarer 167
Halswirbelsäule
- Besonderheiten 167
- Beweglichkeitsprüfung 19f
Hämochromatose 68
Hand, Neurostatus 32
Handgelenk, Chondrokalzinose 66
Handprobleme
- gezielte Beweglichkeitsprüfung 31
- Globalfunktionstests 28f

- Palpation 29f
- Untersuchung 28ff
Handschwellung, akute, Pseudogichtattacke 65
Harnsäure, Zufuhrverminderung 61
Harnsäuresynthese, Hemmung 61
Haut, Psoriasis 130
Hautausschlag, makulopapulöser 147
Hautläsion, pustulöse 133
Heizkissen 8
Hepatitis 144
Hepatitis-B-Virus-Infektion, Panarteriitis nodosa 116
Herpesviren 144
HGPRT s. Hypoxanthin-Guanin-Phosphoribosyl-Transferase
Hinken
- arthrogenes 13
- dermatogenes 13
- psychogenes 13
- spondylogenes 13
Hinkursachen, artikuläre 11f
Horton-Erkrankung 113
Hüftfraktur, Osteoporose 188
Hüftgelenk
- Chondrokalzinose 66
- Motilitätsprüfung, Flexion und Extension 35
- Palpation 34
- passive Beweglichkeitsprüfung 33
- transiente Synovialitis 159
- – – Ultraschall 159
Hüftprobleme, Untersuchung 32ff
Hüftschnupfen 159
Hüpftest im Einbeinstand 34
Hustenschmerz 7
Hydroxyapatitkrankheit 69ff
- Behandlung 71f
- diagnostische Kriterien 70f
- Formen 70
- Nachweismethodik 70f
Hydroxyapatitkristalle, Alizarinprobe 42
Hyperkyphose, strukturelle thorakale 174
Hyperostose
- diffuse idiopathische skelettale 128, 170
Hyperparathyreoidismus 68, 190ff
- radiologischer Befund 192
- sekundärer 189
- – Kalzium 192
Hypokalzämie, sekundärer Hyperparathyreoidismus 190
Hypoxanthin-Guanin-Phosphoribosyl-Transferase 56

I

IgM-Rheumafaktor 122
- Nachweis 83
IKSFB s. Klassifikation, internationale, Schädigung, Fähigkeitsstörung, Beeinträchtigung
Immunsuppressiva, Wegener-Granulomatose 119
Inguinalschmerz, Koxarthrose 47
Innenrotationskraft, Schulterschmerz 25
Insertionstendopathie 202f
Instabilitätshinken 13
Interkostalneuritis 167
Interphalangealgelenk, distales, juvenile chronische Arthritis 149
Interphalangealgelenkarthrose, distale 51
Intervertebralarthrose, radiologische Zeichen 168
Intervertebralgelenkschmerzen 172
Invalideneinkommen, Definition 238
Invaliditätsgrad 237
Iridozyklitis
- akute 151
- chronische 150

K

Kalziumphosphatkristalle, Ablagerung 65f
Kalziumpräparat, Osteoporose 186f
Kapsulitis, retraktive 200
Karditis, Kind 141
Karpaltunnelsyndrom 208
- Klinik 208f
Kauertest 9ff
Kind
- Kollagensynthese, erbliche Defekte 196
- rheumatologische Probleme 145ff
Klassifikation, internationale, Schädigung, Fähigkeitsstörung, Beeinträchtigung 229f
Kleinwuchs, unsachgemäße Kortikosteroidbehandlung 154
Klemmtest 30
Kniegelenkuntersuchung
- gezielte 36ff
- Kreuzbänder 38
- Prüfung der Bandstabilität 37f
- Seitenbänder 37f
Kniegelenk-Winkelmessung 15
Knieprobleme, Untersuchung 32

Knochen
- Tumorbefall 196
- - transkutane elektrische Nervenstimulation 196
Knochenabbauhemmung, medikamentöse 186
Knochenbildung, Stimulation 186f
Knochenbiopsie
- Osteomalazie 191
- Osteoporose 191
Knochenerkrankungen 177ff
Knochenerosion, rheumatoide Arthritis 76
Knochenumbauparameter 181f
Knochenverlust, menopausaler 185
Kodein 215
- Einzeldosis 215
- Tagesdosis 215
Kollagenose s. Konnektivitis
Kollagensynthese, erbliche Defekte 196
Kompression, radikuläre 170
Konnektivitis 70, 88ff
Kopffehlhaltung 18
Kortikosteroidbehandlung, unsachgemäße 154
Kortikosteroiddosen, hohe 225
Kortikosteroide 223ff
- Dosierungsäquivalenz 224
- Dosisreduktion, Strategie 226
- Kontraindikation 223
- Lokalinjektion 223f
- nichtfluorierte 224
- orale systemische Verabreichung 223
- - - - Präparatewahl 224
- parenterale systemische Verabreichung 223
- rheumatoide Arthritis 86f
- systemischer Lupus erythematodes 97
- Überwachungsnotwendigkeit 225
Kortikosteroidtherapie, Checkliste für periodische Überwachung 225
Kortikosteroidverabreichung, mehrwöchige tägliche, Gefahren 224f
Koxarthrose 47ff
- Beckenübersicht 48
- Gehbehinderung 48
- radiologische Befunde 48f
- Röntgenzeichen 49
- sekundäre 47
- Symptome und Befunde 47f
Kraftmeßgerät 234
Kraftmeßzelle s. Kraftmeßgerät
Krankheit, Auswirkungen, Kofaktoren 236

Krankheitsauswirkung, Quantifizierung 232
Krankheitsfolgen, Definition, Kriterien, Assessment 229ff
Kristallablagerungskrankheiten 55ff
Kristallsuche, polarisationsmikroskopische 42
Kyphose 180

L

Lähmung, Rückenmuskulatur 18
Lähmungshinken 12f
Lasègue-Zeichen 23
Lendenwirbelsäule
- Beweglichkeitsprüfung 19f
- Osteoporose 184
Leukozytose 82
Lift-off-Test s. Abhebetest
Lupus
- akuter kutaner 89
- chronischer kutaner 90
- erythematodes, systemischer 88ff
- - - abgrenzende Formen 94
- - - ACR-Klassifikationskriterien 93
- - - Allgemeinsymptome 89
- - - Antikörper 95f
- - - Behandlung 96f
- - - Diagnose 93f
- - - Gelenkmanifestation 89
- - - gynäkologische Komplikation 93
- - - hämatologische Manifestation 93
- - - Hautmanifestation 89
- - - Hautveränderung 90
- - - kardiovaskuläre Manifestation 91
- - - Klinik 88f
- - - lymphatische Organe 91
- - - Medikamentenwahl 97
- - - muskuläre Manifestation 91
- - - neonataler 94
- - - neuropsychiatrische Manifestation 91f
- - - ophthalmologische Manifestation 91f
- - - pleuropulmonale Manifestation 91
- - - Prognose 98
- - - renale Manifestation 91
- - - Schleimhautmanifestation 89
- - - Schwangerschaftskomplikation 93
- - - Thoraxröntgenbild 92
- subakuter kutaner 89f

Lyme-Arthritis s. Borrelienarthritis
Lymphknotenschwellung, rheumatoide 80

M

Magnetresonanztomographie
- Dermatomyositis 108
- Polymyositis 108
- Rückenschmerz 23
Marfan-Syndrom 155
Matrixmetalloproteinase 76
McMurray-Test 39
Medikament, urikosurisches 61
Medikamentenanamnese 3
Mennell-Handgriff 124
Mennell-Test 34f
Meningokokken 133
Meniskus, Prüfung 38f
Mikrognathie 149
Mikrokristallsuche, färbetechnische 42
Milzschwellung, rheumatoide 80
Mischkonnektivitis 110ff
- Differentialdiagnose 112
- Fingerschwellung 111
- Labor 111
- Rheumafaktor 111
- Verlauf mit viszeralem Befall 112
Morbus Bechterew s. Spondylitis ankylosans
- Crohn s. Enterocolitis regionalis
- Freiberg 157
- Kienböck 157
- Köhler 157
- Osgood-Schlatter 157
- Perthes 157
- - Früh- und Spätstadium 158
- Scheuermann s. Osteochondrosis juvenilis
- Sever 157
- Still 146ff
- - Fieberkurve 147
- - Klinik 147
- - Labor 148
Morphin 215
- Bioverfügbarkeit 215
- Einzeldosis 215
- orale Verabreichung 215
- parenterale Verabreichung 215
Muskelkraft, Quantifizierung 234
Muskelkraftsemiquantifizierung 16
- Grade 16
Muskelrelaxanzien 226
Mycobacterium tuberculosis 134
Myokarditis 141
Myorelaxanzien 226

N

Nachbehandlung, Definition 239f
Nachtschmerz 7
Nackengrifftest 24
Nägel, Psoriasis 130
Nahrungsmittel, Kalziumgehalt 179
Natrium-Urat-Kristalle, Nachweis 60
Nebelsehen 2
Nebenschilddrüsenadenom
- chirurgische Parathyreoidektomie 192
- primärer Hyperparathyreoidismus 190
Nerveneinklemmungssyndrome 208ff
Nervenstimulation
- transkutane elektrische 196
Nervenwurzeln, funktionelles Ausbreitungsgebiet 171
Nervus medianus, Kompression 208
Neutral-0-Durchgangsmethode 14f
Niesschmerz 7
No-touch-Injektionstechnik 41
NSA s. Antiphlogistika, nichtsteroidale
NTPP s. Nukleosid-Triphosphat-Pyrophospho-Hydrolase
Nukleosid-Triphosphat-Pyrophospho-Hydrolase 63
- Erhöhung 63

O

Oberflächensensibilität, verminderte, Gangstörung 13
Oberschenkelprobleme, Untersuchung 32ff
Okzipitozervikalgelenk 167
Oligoarthritis, asymmetrische 129
Organsysteme, krankhafte Mitbeteiligung, Anamnese 2
Orthese 227
Osteitis deformans
- Paget 193ff
- - - Behandlung 194
- - - Blutuntersuchung 194
- - - Klinik 194
- - - radiologischer Befund 194
- - - Urinuntersuchung 194
- fibrosa 190ff
- - radiologischer Befund 192
Osteoblastenparameter 181
Osteochondrose 156, 168
Osteochondrosis juvenilis 173
Osteodensitometrie 183
Osteogenesis imperfecta 196

Osteoidosteom 157f
Osteomalazie 188ff
- Blutuntersuchung 189
- Knochenbiopsie 190
- Urinuntersuchung 189
Osteonekrose, idiopathische 156f
Osteoporose 177ff
- Anamnese 179f
- Blutuntersuchung 180
- Ernährungsberatung 184
- fleckige, Karpalknochenzerstörung, Staphylokokkeninfekt 135
- Frakturrisiko 187
- Frakturursachen 179
- Kalziumsupplemente 184
- Klassifikation 177f
- Klinik 180
- Knochenbiopsie 183
- Knochenumbaurate 181
- physische Aktivität 185
- postmenopausale 179
- primäre 178
- - Osteomalazie 188
- radiologischer Befund 183
- sekundäre 178
- - Blutuntersuchung 182
- transitorische 210
- unsachgemäße Kortikosteroidbehandlung 154
- Urinuntersuchung 181ff
- Vitamin-D-Supplemente 184
Osteoporosefraktur, Präventivmaßnahmen 184f
Osteoporoseursachen, eruierbare 178f
Östrogen, Osteoporose 185

P

Panarteriitis nodosa 116ff
- - antivirale Therapie 118
- - immunsuppressive Therapie 118
- - klinische Zeichen 117
Pancoast-Tumor 201
Paracetamol 214
Parathyreoidektomie, Nebenschilddrüsenadenom 192
Parvoviren 144
Patella, tanzende 36f
Patient, physische Aktionsfähigkeit, Beurteilung 232
Patientenfragebogen, strukturierter 232
Patienteninformation 213f
Patrick-Test 33
Periarthritis
- entzündliche Schübe 69
- kalzifizierende, akuter Anfall 71
Periarthropathia
- coxae s. Periarthropathie, Hüfte
- humeroscapularis ankylosans s. Schulter, eingefrorene
- - pseudoparetica s. Schulter, Periarthropathie
- - calcarea 200
- tendopathica s. Periarthropathie, infolge Sehnendegeneration
Periarthropathie
- akute 200
- Hüfte 203f
- infolge Sehnendegeneration 200
- Schulter 71, 198ff
- - Alter 200
- - Behandlung 202
- - homogene kalkdichte Apatitablagerung 71
- sekundäre 44
Perikarditis 141
Peritendinitis
- Achillessehne 205
- Daumenextensorsehnen 31
- Daumenabduktorsehnen 31
Phalen-Zeichen 209
Pilze, Arthritis 132
Pinch-Test 30
PM s. Polymyositis
Pneumokokken 133
Pneumopathie
- interstitielle 105
- rheumatoide 80
Polyarthritis
- rezidivierende subakute 65
- symmetrische, seronegative 129
Polymyalgia rheumatica 78, 113ff
- - Behandlung 115f
- - Differentialdiagnose 115
- - Klinik 114
Polymyositis 105f
- Behandlung 110
- Diagnose und Labor 108
- Differentialdiagnose 109
- Formen 105f
- Klinik 106f
- Malignom 107
- Muskelbiopsie 108
- primär idiopathische 106
Preßschmerz 7
Progestagen, Osteoporose 185
Proktitis, nichtsteroidale Antiphlogistika 221
Proteus 133
Pseudogicht 64
Pseudogichtattacke, akute Handschwellung 65

Pseudo-Klaudikationssymptomatik 172
Pseudomeningitis 65
Pseudomonas aeruginosa 133
Pseudospondylolisthese 168, 173
Psoriasis 18
- Haut 130
- Nägel 130
Psoriasisarthropathie sine Psoriasi 130
Psychopharmaka 226
Punktionsschmerz 41
- minimieren 41
Pyrophosphatablagerungskrankheit 62ff
- Behandlung 68f
- Klinik 64
- Labor 68
- pathologische Anatomie 67
- radiologische Befunde 67f
- Schulter, Röntgenbild 68
- sekundäre 68
Pyrophosphatase, Mangel 63

Q

Quantifizierung
- Fähigkeitsstörung, Alltag 232f
- Krankheitsauswirkung 232
- Muskelkraft 234
- Schmerz 232

R

Radikuläre Syndrome 170f
Radiusfraktur, Osteoporose 188
Raynaud-Phänomen 105
Rehabilitation
- Definition 239
- - Kriterien, Assessment 229ff
Rehabilitationsgrundsätze 239
Reiter-Syndrom 122, 143
Reklinationsschmerz, Rücken 7
Rheumaknoten 79
Rhizarthrose 51
Riesenzellarteriitis 113ff
- Klinik 114
Riesenzelltumor, benigner 193
Rippen-Wirbel-Gelenke, Beweglichkeitsprüfung 22
Rollgestelle 227
Rollstuhl 228
Rotatorenmanschettenläsion 199, 202
- Prüfung 25f
- Verlauf und Prognose 202
Röteln 144

Rücken
- Schmerzsyndrome, topographische Nomenklatur 161ff
- - Häufigkeit 161
- Struktur, Eigeninnervation 161
Rückenbeschwerden, statische 172
Rückenkratztest 24
Rückenmark, Kompression 171
Rückenschmerz
- akuter, praktisches Vorgehen 164
- analgetische Therapie 165f
- Anamnese 165
- chronischer und akuter somatischer, Unterscheidung 164
- Elektroneuromyographie 171
- extravertebragener 164
- Fehlen spezifischer Zeichen 165
- Inspektion der Haltung 16
- Laboruntersuchung 23
- Linderung 7f
- nichtorganischer, Befunde und Symptome 163
- organischer, Befunde und Symptome 163
- Palpation 22
- physikalische Behandlung 166f
- Rückenschule 166
- Schmerzursachen, Unterscheidung 16
- Sekundärprophylaxe 166
- spezifische Ursachen 162
- spezifische 161, 165
- symptomatischer 161
- undifferenzierter 161
- unspezifischer 161
- - lumbaler, Arztbesuch 162
- - psychosoziale Aspekte 161f
- Untersuchung 16ff
- vertebragener 164
- - bildgebende Verfahren 23
- Wiederaufnahme der normalen Alltagsaktivität 166
- Zusatzuntersuchungen 166
Rückenschule 166
- Selbstmobilisierungsübungen 166
- Ziele 166

S

Sakroiliakalgelenk, Untersuchung 34f
Sakroiliakalgelenkbefall 126
Sakroiliakalstreßtest 34f
Sakroiliitis
- bilaterale 126
- Erosion, Computertomographie 127

SAR s. Schweizerische Arbeitsgemeinschaft für Rehabilitation
Sarkom, osteogenes 193
Schädigung, Definition 230
Schlafanamnese 8
Schlafstörung 8
Schleimhautulzera 90
Schmerz
- Entzündungstyp 5
- maligner Tumor 5
- mechanischer Typ 4
- pseudoradikulärer 5f
- Quantifizierung 232
- radikulärer 5
- Untersuchung 9
Schmerzanaloge 6
Schmerzausstrahlung 5ff
Schmerzcharakteristika 4ff
Schmerzlinderung 7f
Schmerzlokalisation 5ff
Schmerzquantifizierung 6f
Schmerzsyndrome
- femoropatelläres 159f
- psychosoziale Genese 4
- Rücken 161ff
Schmerzursache, viszerogene 175f
Schmetterlingsexanthem 90
Schuhe, Inspektion 40
Schulter
- Anatomie 199
- eingefrorene 201
- - Verlauf und Prognose 202
- Periarthropathie 198ff
Schulter-Arm-Schmerz, ohne Auffälligkeiten 26
Schulter-Arm-Syndrom 209
Schulter-Hand-Syndrom 209
Schulterperiarthropathie
- akute, Verlauf und Prognose 202
- pseudoparetische 201f
- (s. auch Periarthropathie, Schulter), akute 202
Schulterschmerz
- Globalfunktionstests 24
- kursorischer Neurostatus 26
- Motilitätsprüfung der Gelenke 25
- Palpation 25f
- Untersuchung 24ff
Schürzengriff 24
Schweizerische Arbeitsgemeinschaft für Rehabilitation 239
Schwungbeinphase 10
Sehnenentzündung 204ff
Sehnenkrepitation, Suche 30f
Sehnenscheidenentzündung 204ff
Selbständigkeitsindex, funktioneller s. s. FIM-Index

Serositis, rheumatoide, viszeraler Höhlen 79
Serumharnsäurespiegel, zu rasche Senkung 62
SFTR-Protokollierung 15
Sharp-Syndrom s. Mischkonnektivitis
Sicca-Syndrom 99
- Behandlung 100f
Sinterfraktur
- osteoporotische 180
- vertebrale 187
- - Osteoporose 187
Sjögren-Syndrom 98ff
- Behandlung 100f
- Differentialdiagnose 99
- Labor 100
- primäres 99
- sekundäres, häufigste Krankheiten 100
- seltenere Krankheitsmanifestationen 99
Skelett, wachsendes 156
Sklerodermie s. Sklerose, systemische
Sklerose
- diffuse systemische 104
- systemische 102ff
- - Behandlung 105
- - Diagnose 104
- - Kapillarmikroskopie 104
- - Klassifikation 102
- - Klinik 103f
- - klinische Manifestationen 103
- - Lungenbefall 105
Skoliose
- strukturelle 173ff
- - Kindesalter 173
- Wirbelsäule 17f
SLE s. Lupus erythematodes, systemischer
Slow-Virus-Infektion, Osteitis deformans Paget 193
Sozialanamnese 3
- psychosoziale Genese 4
Spinalkanal, enger 172
Spitzfußstellung 12
Spondylarthritis, seronegative 143
Spondylarthropathie, Peritendinitis 205
Spondylarthrose 168
Spondylitis
- ankylosans 121ff
- - aktive Physiotherapie 128
- - Bandscheibe 127
- - entzündungshemmende Medikamente 128
- - ergonomische Beratung 128
- - juvenile Form 151

– – Komplikationen 125
– – Labor 128
– – radiologischer Befund 126
– – Sakroiliakalgelenke 126
– – Schub, Allgemeinsymptome 124
– – seltene Symptome 124
– – Symptome bei etablierter Krankheit 124
– – Veränderung in spezifischen Geweben 126
– – Wirbelsäule 126f
– psoriatica 129
Spondyloarthritis 121ff
– seronegative 121
– Überlappungen der Krankheitsbilder 121
Spondylodiszitis 175
– bakterielle, konventionell-radiologische Darstellung 136
– – Magnetresonanztomographie 136
– Nadelbiopsie 134
Spondylolisthese 173
Spondylose 168, 173
Standbeinphase 10
Staphylococcus aureus 133
Steroidkatarakt, unsachgemäße Kortikosteroidbehandlung 154
Stöcke 227
Störung
– psychosoziale, Behandlungsstrategie 212f
– rein körperliche, Behandlungsstrategie 212f
Strecktest 9ff
Streptokokken 133
Stützgespräch, ärztliches 228
Supraspinatussehne, Ruptur 200
Syndrom der benignen Gelenkhyperlaxität 155f
Synovialitis
– transiente, Hüftgelenk 159
– – – Ultraschall 159
Synovialzyste, popliteale 50
Synoviauntersuchung 42
Synoviorthese, rheumatoide Arthritis 87
Systemanamnese
– aktuelle 2
– – Allgemeinsymptome 2

T

Taillendreieck 17
Tannenbaumphänomen 181
Tendomyalgie, generalisierte s. Fibromyalgiesyndrom

Tendovaginitis
– Daumenextensorsehnen 31
– Daumenabduktorsehnen 31
– de Quervain 31, 204
– rheumatoide 79
Tennisellbogen s. Epikondylopathie
TENS s. Nervenstimulation, transkutane elektrische
Testverfahren 242
Thayer-Martin-Agar 134
Thenarthrophie 51
– mit Kraftabschwächung 208
Therapie
– schmerzlindernde 212
– schmerzstillende physikalische 227
Thrombozytenaggregationshemmer, systemischer Lupus erythematodes 97
Thrombozytose 82
Tiefensensibilität, verminderte, Gangstörung 13
Tinel-Zeichen 209
Tumor, maligner, Schmerz 5

U

Übertragungsschmerz 6
Unkovertebralgelenke 167
Untersuchung, klinische, problemorientierte 8ff
Untersuchungstechnik, klinische 1ff
Urat, Erhöhung der Löslichkeit 61
Uratkristalle 58
– Ablagerung 59

V

Valideneinkommen, Definition 238
VAS s. Analogskala, visuelle
Vaskulitis 112f
– Klassifikation 114
– rheumatoide kutane 79
Verkürzungshinken 12
Versteifungshinken 13
Vierzeichen 33
Viren, Arthritis 132
Vitamin-D-Mangel, Osteomalazie 190
Vitamin-D-Rezeptor-Polymorphismus 179

W

Wegener-Granulomatose 118f
– Diagnose und Labor 119

Weichteilkalzinose, Dermatomyositis 109
Weichteilrheumatische Syndrome 198 ff
Wickel, kalter 8
Winkelmesser 14
Wirbelfraktur, osteoporotische, Behandlung 185 f
Wirbelkanalstenose 172
Wirbelkörperfraktur 174
Wirbelsäule
– Alter 168
– Beweglichkeitsprüfung 19
– Hautveränderungen 18
Wirbelsäulenarthrosen 168 f
– radiologische Merkmale 168 f
Wirbelsäulenfehlbildung 174
Witwenbuckel 180
Wurzelkompression 170

X

Xerophthalmie 80, 99
Xerostomie 80, 99

Z

Zecken 138
Zeigefingergelenk, distales, Schwellung, tophöse Gicht 58